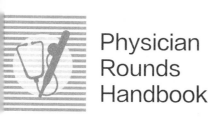

Physician
Rounds
Handbook

内 科
医师查房手册

姚定康　梅长林 ○ 主编

U0223966

化学工业出版社

·北京·

本书结合病例，以临床需要为内容取舍标准，对内科疾病的主要知识点作了较为全面和深入的阐述，突出临床查房实践中的重点知识和逻辑思维，但又不仅是临床查房工作的简单再现，还广泛涉及内科疾病诊治的最新的研究进展和循证医学证据。本书图文并茂，设置问题目录便于读者查阅。

适合初上临床的轮转医师、临床型研究生、见习/实习医学生，也适合内科的主治医师和住院医师阅读、参考。

图书在版编目（CIP）数据

内科医师查房手册/姚定康，梅长林主编. —北京：化学工业出版社，2014.11（2025.2重印）
ISBN 978-7-122-22005-9

Ⅰ.①内… Ⅱ.①姚…②梅… Ⅲ.①内科-疾病-诊疗-手册 Ⅳ.①R5-62

中国版本图书馆 CIP 数据核字（2014）第 233174 号

责任编辑：戴小玲　　　　　　　　　　装帧设计：史利平
责任校对：边　涛

出版发行　化学工业出版社
　　　　　（北京市东城区青年湖南街 13 号　邮政编码 100011）
印　　装　北京云浩印刷有限责任公司
850mm×1168mm　1/32　印张 13½　字数 414 千字
2025 年 2 月北京第 1 版第 14 次印刷

购书咨询：010-64518888　　　　　　售后服务：010-64518899
网　　址：http://www.cip.com.cn
凡购买本书，如有缺损质量问题，本社销售中心负责调换。

定　　价：49.00 元　　　　　　　　　版权所有　违者必究

编写人员名单

主　　编	姚定康	梅长林			
副主编	谢渭芬	石勇铨			
编　　者	陈　杨	王湘芸	施晓倩	赵黎明	汪沁沁
	崔海明	杨　靖	丛晓亮	黄志刚	陈　玮
	蒋彩凤	曾　欣	蔡洪培	施　斌	陈伟忠
	施　健	林　勇	尹　川	王雨田	陈岳祥
	盛　夏	胡平方	毛志国	郁胜强	卞蓉蓉
	庹素馨	吴　俊	陶　煜	马熠熠	徐成钢
	李　嵩	刘亚迪	袁振刚	宝　轶	邹俊杰
	郑骄阳	张　贝	陈海燕	孙亮亮	叶　菲
	薛　嵩	汤　玮	陈向芳	姜　磊	周　凌
	叶玲英	刘耀阳	李　婷	林　丽	吴　歆
	陈　凌	汪培钦	杨　博	孙丽君	李　荣
主编助理	谢渭芬	石勇铨	吴　颖		

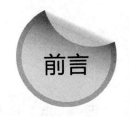

前言

为了培养和提高年轻内科医师的逻辑思维能力，并规范查房，我们组织第二军医大学长征医院内科资深教员编写了《内科医师查房手册》。

《内科医师查房手册》分为七章，涵盖呼吸系统、循环系统、消化系统、泌尿系统、血液系统、内分泌系统等的常见疾病病例，以临床病例为主线，采用问答形式模拟临床查房，收录相关的诊疗问题，力求使临床第一线的医师增加临床经验，全面地熟悉全科知识，了解新的诊疗技术及研究进展；力求帮助低年资医师提高临床工作能力，开拓诊疗视野。本书描述的重点，在作出正确诊断和鉴别诊断上，在治疗方案的选择上；在内科医师查房时应解决和掌握的疑点、难点和重点上；力求动态地反映查房全过程。

本书系统全面，重点突出，逻辑性强，力求反映出当代医学的新理论、新概念、新技术，同时又兼顾知识面的广度及临床实用性，不仅可以作为临床医师规范查房参考，也适用于临床见习和实习生、住院医师规范化培训以及基层医师使用，对了解和掌握临床思维方法、提高临床思维能力具有很好的指导意义。

由于本书编写人员较多，文风各异，我们在要求基本格式一致情况下尽量保留作者编写风格，因此各章节有不同特点；也难免有差错，不当之处，希望读者批评指正。

编者

2014 年 8 月

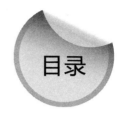

目录

第三章　消化系统疾病　112

第四章 泌尿系统疾病 ●184

第五章　血液系统疾病 ⬤238

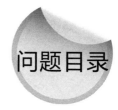

问题目录

❓ 支气管扩张症 ①

❓ 支气管哮喘 ⑥

结核性胸膜炎 26

胸腔积液 31

非小细胞肺癌 ³⁷

高血压性心脏病，慢性心功能不全 ⁴⁵

室性心动过速 63

阵发性室上性心动过速 68

急性心肌梗死（AMI） 72

原发性高血压 77

限制型心肌病 83

❓ 心房间隔缺损   88

❓ 心脏瓣膜病，感染性心内膜炎   93

❓ 急性心包炎   98

❓ 胃癌 �123

❓ 结核性腹膜炎 ⒥127

? 乙型肝炎后肝硬化   147

? 原发性肝癌   154

上消化道出血 177

急进性肾小球肾炎 184

肾病综合征 188

❓ IgA 肾病　　197

❓ 狼疮肾炎　　201

过敏性紫癜肾炎　　206

糖尿病肾病　　210

？ 骨髓增生异常综合征　　　　247

？ 急性白血病　　　　254

弥漫大 B 细胞淋巴瘤　263

多发性骨髓瘤　270

急性早幼粒细胞白血病合并弥散性血管内凝血　　280

特发性血小板减少性紫癜　　285

垂体瘤　　294

❓ 性腺分化异常   299

❓ 甲状腺功能亢进症(甲亢)   304

❓ 甲状腺功能减退症(甲减)   310

❓ 亚急性甲状腺炎　　315

❓ 甲状腺结节　　320

痛风 389

第一章　呼吸系统疾病

中年男性，反复咳嗽、咳痰十余年，加重伴发热、咯血1周——支气管扩张症

 [实习医师汇报病历]

　　患者男性，40岁，因"反复咳嗽、咳痰十余年，加重伴发热、咯血1周"入院。门诊血常规示白细胞（WBC）15×10^9/L，中性粒细胞百分比（N%）83.4%，血红蛋白（Hb）85g/L，胸部X线片（图1-1）示双肺纹理增多、紊乱，双肺可见多个不规则环状透亮阴影。查体：贫血貌，口唇发绀，杵状指（图1-2），无颈静脉怒张，双肺呼吸音粗，双下肺可闻及吸气相湿啰音，未闻及干啰音及哮鸣音，心浊音界无扩大，心率85次/分，律齐，未闻及病理性杂音，双下肢不肿。患者吸烟20年，400年支。入院诊断：支气管扩张症。

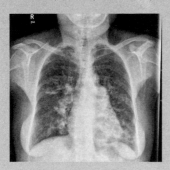

图1-1　胸部X线片

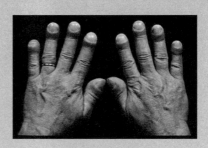

图1-2　杵状指

主任医师常问实习医师的问题

● 目前考虑的诊断是什么？

　　答：支气管扩张症（双侧）；贫血（中度）。

● **诊断为支气管扩张症的依据是什么?**

答:(1) 中年男性,慢性病程,急性起病。

(2) 咳嗽、咳痰十余年,近期出现发热、咯血症状。

(3) 查体 口唇发绀,杵状指,双肺呼吸音粗,双下肺可闻及吸气相湿啰音。

(4) 辅助检查 血白细胞(RBC)、中性粒细胞百分比(N%)升高,胸部X线片提示双肺纹理增多、紊乱,双侧支气管多个不规则环状透亮阴影。

(5) 长期吸烟史。

● **应做哪些检查?各有什么临床意义?**

答:血炎性指标、血气分析、痰涂片及培养、胸部CT、气管镜检查、肺功能检查。

(1) 血炎性指标 红细胞沉降率(血沉,ESR)、C反应蛋白(CRP)、降钙素原等,反映细菌感染的程度及疾病活动性。

(2) 血气分析 判断是否合并低氧血症和(或)高碳酸血症。

(3) 痰涂片及培养 明确病原学,指导使用抗生素。

(4) 胸部CT 进一步明确支气管扩张症的部位、范围及其病变严重程度。

(5) 气管镜检查 明确咯血部位,促进痰液引流,完善痰微生物学化验。

(6) 肺功能检查 评估肺功能受损状态。

❀ [住院医师补充病历]

中年男性,长期吸烟史,十余年前反复出现咳嗽、咳大量黄绿色脓痰,痰量最大时可达200ml/d,多次至当地医院予静脉抗感染治疗后症状缓解。1周前再发上述症状,每日痰量80~120ml,同时出现发热、咯血,体温最高39.5℃,无畏寒、寒战,咯血量5~6口/日,总量约15ml,无头晕、乏力,无胸闷、胸痛,无呼吸困难,无盗汗、消瘦。否认高血压病、糖尿病史,否认百日咳、肺结核、支气管哮喘等。入院后血沉98mm/h,C反应蛋白112mg/L,降钙素原0.72μg/L,血气分析(未吸氧)提示Ⅱ型呼吸衰竭[pH 7.38,动脉血氧分压(PaO$_2$)58mmHg,动脉血二氧化碳分压(PaCO$_2$)52mmHg,

SaO_2 92%]，胸部 CT（图 1-3～图 1-5）示双肺多发支气管扩张伴感染，气管镜检查（图 1-6）提示双侧支气管炎性改变，肺功能提示中度阻塞性通气功能障碍。

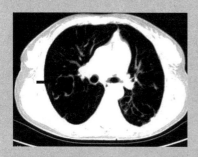

图 1-3 胸部 CT（肺窗），示支气管囊状扩张（实心箭头）

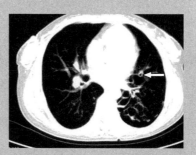

图 1-4 胸部 CT（肺窗），示支气管柱状扩张（实心箭头）及印戒征（空心箭头）

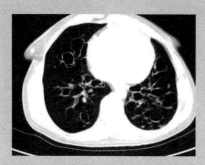

图 1-5 胸部 CT（肺窗），示双下肺支气管扩张症

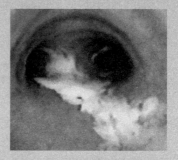

图 1-6 气管镜检查，示双侧主支气管大量黄绿色脓性分泌物

 主任医师常问住院医师的问题

● **该患者目前的诊断是什么？**

答：支气管扩张症（双侧），Ⅱ型呼吸衰竭；贫血（中度）。

● **需要与哪些疾病进行鉴别？**

答：（1）与咳嗽、咳痰作鉴别

① 慢性阻塞性肺疾病：中年发病，症状缓慢进展，以咳嗽、咳白色黏痰为主要表现，多有长期吸烟史，活动后气促，肺功能可有不完全可逆的气流受限。

② 肺结核：所有年龄均可发病，可有低热、乏力、盗汗和消瘦等结核中毒症状及慢性咳嗽、咳痰、咯血和胸痛等呼吸系统症状，约半数患者有不同程度的咯血，病变多位于双肺上野，影像学检查提示肺浸润性病灶或结节状空洞样改变，痰抗酸染色阳性可确诊。

③ 肺脓肿：起病初期多有吸入因素，表现为反复不规则发热、咳脓臭痰、咯血、消瘦、贫血等全身慢性中毒症状明显，影像学检查提示厚壁空洞，形态不规则，内可有液平面，周围有慢性炎症及条索状阴影。

（2）与咯血作鉴别

① 支气管肺癌：多见于40岁以上患者，可伴有咳嗽、咳痰、胸痛，多为痰中带血，影像学检查可见肺内占位，痰细胞学检查找到肿瘤细胞，气管镜等检查有助于诊断。

② 肺栓塞：多见于长期卧床、手术后及下肢深静脉血栓等，有咯血、胸痛及呼吸困难表现，影像学检查可见尖端指向肺门的楔形阴影，D-二聚体明显升高，可行支气管动脉造影明确诊断。

③ 心血管疾病：多有心脏病史，包括急性左心衰竭、风湿性心脏病、二尖瓣狭窄、肺动脉高压等，体检提示心脏杂音，咯血量可多可少，肺水肿时咳大量浆液性粉红色泡沫样血痰为其特点。

具体的治疗方案是什么？

答：（1）抗感染治疗。

（2）促进痰液引流，保持呼吸道通畅。

（3）止血处理。

（4）手术治疗。

？ 主任医师常问主治医师的问题

支气管扩张症的常见病原菌有哪些？如何选择初始经验性治疗抗菌药物？

答：（1）无假单胞菌感染高危因素

① 常见病原体：肺炎链球菌、流感嗜血杆菌、卡他莫拉菌、金黄色葡萄球菌、肺炎克雷伯杆菌、大肠杆菌等。

② 抗菌药物选择：具有对流感嗜血杆菌有活性的抗菌药物（如氨苄西林/舒巴坦，阿莫西林/克拉维酸，第二代、第三代头孢菌素，莫西沙星、左氧氟沙星等）；根据痰培养药物敏感试验调整抗生素。

（2）有假单胞菌感染高危因素［a. 近期住院；b. 频繁（每年 4 次以上）或近期（3 个月以内）应用抗生素；c. 重度气流阻塞；d. 口服糖皮质激素（最近 2 周每日口服泼尼松＞2 周）；至少符合上述 4 条中的 2 条］。

① 常见病原体：肺炎链球菌、流感嗜血杆菌、卡他莫拉菌、金黄色葡萄球菌、肺炎克雷伯杆菌、铜绿假单胞菌、大肠杆菌等。

② 抗菌药物选择：具有抗假单胞菌活性的 β-内酰胺类抗生素（如头孢他啶、头孢吡肟、哌拉西林/他唑巴坦、头孢哌酮/舒巴坦、亚胺培南、美罗培南等）、氨基糖苷类、喹诺酮类（如环丙沙星或左氧氟沙星）可单独应用或联合应用；根据痰培养、药物敏感试验调整抗生素。

● 如果患者出现大咯血应如何处理？

答：大咯血是支气管扩张症致命的并发症，一次咯血量超过 100ml 或 24h 咯血量超过 500ml 为大咯血，大咯血的主要死因是窒息，其次是失血性休克。

（1）紧急处理　保证气道通畅，改善氧合状态，稳定血流动力学状态。

① 咯血量少：安抚患者，缓解紧张情绪，嘱患侧卧位休息。

② 出现窒息时：头低足高 45°的俯卧位，用手取出患者口中的血块，轻拍健侧背部促进气管内血液排出。若上述措施无效时，应迅速行气管插管，必要时行气管切开。

（2）药物治疗　针对不同止血机制选择、联合应用 3～5 种药物。

① 作用于血管或减少毛细血管通透性的药物

a. 垂体后叶素：强烈收缩血管起止血作用，为最常用最有效的止血药物，孕妇、心力衰竭、高血压病、冠状动脉粥样硬化性心脏病（冠心病）、肺源性心脏病等患者应慎用或禁用。

b. 普鲁卡因、酚妥拉明：扩张血管，降低肺循环压力而止血，多在垂体后叶素无效或有禁忌证时考虑使用。有呼吸衰竭、严重肝肾功能不全、房室传导阻滞以及室内传导阻滞者禁用普鲁卡因。

c. 卡巴克洛（安络血）、维生素 C、芦丁等：降低毛细血管通透性，增加毛细血管抵抗力，可选用一种。

② 作用于血小板（PLT）和抗纤溶系统药物

a. 酚磺乙胺（止血敏）。

b. 巴曲酶（立止血）。

c. 氨基己酸、氨甲苯酸、氨甲环酸。

③ 其他：云南白药。

（3）介入治疗（经支气管镜止血、气管动脉栓塞术）或外科手术治疗。

● **支气管扩张症手术治疗的适应证有哪些？**

答：（1）积极药物治疗仍难以控制症状者。

（2）大咯血危及生命或经药物、介入治疗无效者。

（3）限性支气管扩张，术后最好能保留 10 个以上肺段。

主任医师总结

（1）支气管扩张症是一种常见的慢性呼吸道疾病，病程长，是由各种原因引起的支气管树的病理性、永久性扩张，导致反复发生化脓性感染的呼吸道慢性炎症。由于反复感染，特别是广泛性支气管扩张可严重损害患者肺组织和肺功能，严重影响患者的生活质量，造成沉重的社会负担、经济负担。

（2）加强对支气管扩张症患者的教育及管理，使其了解支气管扩张症的特征，及早发现急性加重，并向其介绍支气管扩张症治疗的主要手段及痰检查的重要性，制订个性化的随访及监测方案；预防方面，应劝戒烟，适当用一些免疫调节药增强抵抗力，有助于减少呼吸道感染和预防支气管扩张症急性发作；治疗方面，应在循证医学的指引下，以抗感染、化痰、体位引流、加强主动呼吸训练为基础，缓解症状，提高患者的生活质量。

（施晓倩）

中年女性，反复发作性咳嗽、咳痰、胸闷二十余年，加重 3 天——支气管哮喘

❀ ［实习医师汇报病历］

患者女性，56 岁，因"反复发作性咳嗽、咳痰、胸闷二十余年，加重 3 天"入院。入院前我院急诊血常规提示嗜酸粒细胞 $0.64 \times 10^9/L$，嗜酸粒细胞百分比 9.3%，其余未见异常，胸部 X 线片检查

未见明显异常。查体：双肺呼吸音粗，满布哮鸣音。给予激素、平喘药物后症状稍有改善，仍有反复咳嗽、咳痰。入院初步诊断：支气管哮喘。

 主任医师常问实习医师的问题

● **目前考虑的诊断是什么？**

答：支气管哮喘（急性发作期）。

● **诊断为支气管哮喘的依据是什么？鉴别诊断是什么？**

答：（1）诊断依据

① 中年女性。

② 主诉是反复发作性咳嗽、咳痰、胸闷二十余年，加重 3 天。

③ 查体：双肺呼吸音粗，满布哮鸣音。

④ 胸部 X 线片未见异常。血常规提示嗜酸粒细胞升高。

⑤ 给予激素、平喘药物后症状稍有改善。

（2）需要与以下疾病鉴别

① 心源性哮喘：较常见于有高血压病、冠心病等患者，反复咳嗽、咳粉红色泡沫痰，不能平卧，胸部 X 线片可见心脏增大，脑钠肽（BNP）升高。查体：心率增快，左心界增大。该患者不符合。

② 慢性阻塞性肺疾病：有长期吸烟史，反复咳嗽、咳痰。查体有桶状胸，肋间隙增宽，叩诊呈过清音，肺功能提示通气功能呈阻塞性减退，支气管扩张阴性。

③ 变应性支气管肺曲霉病：反复气喘，影像学检查提示肺部浸润阴影或中心性支气管扩张表现，1,3-β-葡聚糖检测（G试验）阳性，痰真菌培养找到曲霉菌。

● **应做哪些检查？各有什么临床意义？**

答：血常规检查、痰液检查、肺功能检查、胸部 X 线片、动脉血气分析检查。

（1）血常规检查 哮喘发作时血常规检查可有嗜酸粒细胞增高，如并发感染，可有白细胞和中性粒细胞增高。

（2）痰液检查 哮喘患者痰液涂片在显微镜下可见较多嗜酸粒细

胞，也可见尖棱结晶、黏液栓和透明的哮喘珠，如合并感染，痰涂片革兰染色、细菌培养、药物敏感试验有助于病原菌的诊断及指导治疗。通过诱导痰中细胞因子和炎性介质含量的测定，有助于哮喘的诊断和病情严重程度的判断。

（3）肺功能检查　哮喘发作时，有关于呼气流速的全部指标均显著下降，第一秒用力呼气量（FEV_1）、第一秒用力呼气量占用力肺活量百分率（$FEV_1/FVC\%$）、最大呼气中期流速（MMER）、呼气流量峰值（PEF）等值均减小。其中以 FEV_1 最为可靠，PEF 最为方便。PEF 和 PEF 昼夜变异率是判断支气管哮喘病情严重程度的两项有用指标。对于呼吸功能基本正常的患者，如支气管激发试验阳性，可有助于哮喘判断。对于通气功能低于正常的患者，行支气管舒张试验提示阳性，也可有助于哮喘判断。

（4）胸部 X 线片　哮喘发作时胸部 X 线片可见两肺透亮度增加，呈过度通气状态，缓解期多无明显异常。如并发呼吸道感染，可见肺纹理增加及炎性浸润阴影，急性发作期还要注意是否出现肺不张、气胸、纵隔气肿等并发症。

（5）动脉血气分析检查　严重哮喘发作时可有不同程度的低氧血症、PaO_2 降低，$PaCO_2$ 一般正常或降低，如 $PaCO_2$ 升高，提示气道阻塞非常严重或呼吸肌过度疲劳。

✿ ［住院医师补充病历］

> 　　患者中年女性，反复发作性咳嗽、咳痰、胸闷二十余年，加重 3 天入院。入院后血气分析（未吸氧）示 PaO_2 78mmHg，$PaCO_2$ 40mmHg，SaO_2 95%，复查胸部 CT 未见异常。降钙素原、IgE、IgG 试验均正常。肺功能检查提示通气功能轻度阻塞性减退，弥散功能正常，气道阻力增加。支气管舒张试验阳性。痰真菌培养：光滑念珠菌。痰细菌培养：无致病菌生长。

🖳 主任医师常问住院医师的问题

● 该患者目前的诊断和治疗原则是什么？

答：根据患者临床症状，有反复发作性咳嗽、咳痰、胸闷，查体双肺可闻及哮鸣音，以呼气相为主，血常规提示嗜酸粒细胞升高，给予平喘、支气管扩张药物后症状可缓解，肺功能检查示支气管舒张试验阳性，血气分析（未吸氧）示 PaO_2 78mmHg，$PaCO_2$ 40mmHg，SaO_2 95％，诊断为支气管哮喘（急性发作期，中度）。

治疗原则：有效控制哮喘症状，解除气流受限，防止病情加重和恶化。

● 具体的治疗方案是什么？

答：主要以用药控制哮喘急性发作，全身静脉和吸入糖皮质激素联合茶碱、长效 β_2 受体激动药。具体方案为：给予布地奈德（普米克令舒）联合异丙托溴铵（爱全乐）雾化吸入，甲泼尼龙抗炎，氨茶碱平喘，氨溴索化痰，沙美特罗替卡松吸入剂（舒力迭）吸入，监测 SaO_2。

❓ 主任医师常问主治医师的问题

● 临床中慢性咳嗽日益增加，什么是咳嗽变异性哮喘？

答：咳嗽变异性哮喘是指以慢性咳嗽为主要或唯一临床表现的一种特殊类型哮喘，多有较明确的家族过敏史或有其他部位的过敏性疾病史，如过敏性鼻炎、湿疹等。发作大多有一定的季节性，以春秋为多。临床表现主要为长期顽固性干咳，常在运动、吸入冷空气、上呼吸道感染后诱发，在夜间或凌晨加剧，体检时无哮鸣音，肺功能损害介于正常人与典型哮喘之间，皮肤变应原（过敏原）试验可以阳性。支气管激发试验或支气管舒张试验阳性，提示气道高反应性的存在，一般的止咳化痰药物和抗生素治疗无效，而用抗组胺药、β_2 受体激动药、茶碱类或糖皮质激素可缓解。

● 为什么推荐吸入型长效 β_2 受体激动药和吸入型糖皮质激素联合使用？

答：因为两者治疗支气管哮喘有互补、协同作用。两者的作用机制不同，分别从不同角度治疗哮喘，吸入型长效 β_2 受体激动药通过对 β_2 受体激动，使气道平滑肌细胞松弛、肥大细胞颗粒减少和胆碱能神经递质分泌减少而缓解哮喘症状；糖皮质激素通过对细胞质内激素受体的活化而发挥抗炎作用。

主任医师总结

支气管哮喘是由多种细胞及细胞组分参与的慢性呼吸道炎症，此种炎症常伴随引起呼吸道反应性增高，导致反复发作的喘息、气促、胸闷和（或）咳嗽等症状，多在夜间和（或）凌晨发生，此类症状常伴有广泛而多变的气流阻塞，可以自行或通过治疗而逆转。

（1）典型的哮喘根据反复发作性伴有哮鸣音的喘息等症状、具有可逆性的特点，排除其他可引起喘息、胸闷、咳嗽的疾病，可明确诊断。症状不典型患者应具备至少以下一项肺功能阳性结果，并排除其他可引起喘息、胸闷、咳嗽的疾病才能明确诊断。

① 支气管激发试验或运动试验阳性。

② 支气管舒张试验：吸入 β_2 受体激动药时 FVC_1 增加 12%，且 FVC_1 绝对值 $>$ 200ml。

③ 呼气流量峰值（PEF）日内变异率或昼夜变异率 $\geqslant$ 20%。

（2）支气管哮喘的治疗目的不是根治，而是通过长期规范使用药物控制症状，减少发作，提高生活质量。一方面确定并减少危险因素，脱离变应原，另一方面通过药物治疗。药物治疗分为控制药物和缓解药物。控制药物是通过控制呼吸道慢性炎症使哮喘得以临床控制，需要每日使用，具体有吸入性激素、全身激素、缓释茶碱、长效 β_2 受体激动药、白三烯调节剂等。缓解药物是通过迅速缓解支气管收缩仅在哮喘症状时按需使用，具体有短效-速效 β_2 受体激动药、抗胆碱能药物、全身激素、茶碱等。

（3）对于临床上一些重度、危重症哮喘患者，表现为呼吸费力、大汗、发绀、胸腹反常运动、心率增快，查体：双肺哮鸣音可消失，如双肺呼吸音消失，考虑"寂静肺"，提示病情危重。应立即给予以下治疗。

① 氧疗。

② 支气管扩张药，如雾化吸入 β_2 受体激动药、抗胆碱药物或静脉应用茶碱。

③ 静脉给予糖皮质激素，如琥珀酸氢化可的松、甲泼尼龙、地塞米松等，待病情控制后逐渐减量，改用口服给药。

④ 维持水、电解质平衡，纠正酸碱平衡紊乱。

⑤ 缺氧不能纠正后可行机械通气。

⑥ 预防下呼吸道感染。

⑦ 治疗并发症。

（王湘芸）

青年男性，反复发热伴咳嗽、
咳痰 1 周——肺炎

✿ ［实习医师汇报病历］

　　患者男性，32 岁，因"反复发热伴咳嗽、咳痰 1 周"入院。入院前外院急诊血常规提示 WBC 13.6×10^9/L，N% 78%。胸部 X 线片（图 1-7）示右下肺斑片状影。查体：双肺呼吸音粗，右下肺可闻及湿啰音。外院给予"头孢替安"等抗感染、退热等治疗后体温稍有下降，仍有反复咳嗽、咳痰。入院初步诊断：社区获得性肺炎（右下）。

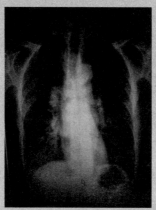

图 1-7　胸部 X 线片（外院）

主任医师常问实习医师的问题

● **目前考虑的诊断是什么？**

　　答：社区获得性肺炎（右下，PSI 32 分）。

● **诊断为肺炎的依据是什么？鉴别诊断是什么？**

　　答：（1）诊断依据

　　① 青年男性。

② 主诉是反复发热伴咳嗽、咳痰 1 周。

③ 查体：双肺呼吸音粗，右下肺可闻及湿啰音。

④ 胸部 X 线片示右下肺斑片状影，血常规提示 WBC 升高，以中性粒细胞为主。

⑤ 给予抗感染治疗后稍有改善。

（2）应与以下疾病鉴别

① 肺结核：患者无消瘦、盗汗等结核中毒症状，WBC 升高，以中性粒细胞为主，给予抗细菌感染治疗后稍有改善，不支持肺结核的诊断。

② 肺栓塞：患者无长期卧床等危险因素，无胸痛、咯血、呼吸困难等表现，给予抗细菌感染治疗后稍有改善，肺栓塞可能性不大，可行 D-二聚体等检查以排除。

③ 肺脓肿：患者有发热、咳嗽、咳痰，血象升高，但胸部 X 线片未见空洞样改变，不支持肺脓肿的诊断。

● **应做哪些检查？各有什么临床意义？**

答：血常规检查、痰液检查、胸部 X 线片或 CT 检查、动脉血气分析检查、气管镜检查。

（1）血常规检查　肺炎可行血常规检查，可有白细胞和中性粒细胞增高，并根据血象变化评估治疗效果。

（2）痰液检查　患者痰液涂片行革兰染色、细菌培养、药物敏感试验有助于病原菌的诊断及指导抗生素的治疗。

（3）胸部 X 线片或 CT 检查　影像学可见肺纹理增加，片状浸润阴影，可伴有局部渗出、胸腔积液，如进展迅速可出现多叶浸润或间质性改变。

（4）动脉血气分析检查　严重感染可有不同程度的低氧血症。

（5）气管镜检查　可明确病灶范围，并行刷检，进行细菌、真菌、结核等病原学检查。

❀ ［住院医师补充病历］

患者青年男性，反复发热伴咳嗽、咳痰 1 周入院，入院后复查血常规提示 WBC 13.1×10^9/L，N% 86%，结核抗体（±），降钙素原 0.976ng/ml↑，CRP 103.87mg/L↑，痰细菌培养未见致病菌。患者拒绝行支气管镜检查术。胸部 CT（图 1-8）提示右下肺斑片状影，可见支气管充气征。

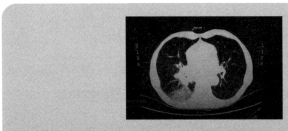

图 1-8 胸部 CT（肺窗）（我院）

主任医师常问住院医师的问题

● **该患者目前的诊断和治疗原则是什么？**

答：根据患者临床表现，反复发热伴咳嗽、咳痰 1 周。查体：双肺呼吸音粗，右下肺可闻及湿啰音，外院胸部 X 线片和我院胸部 CT 均提示右下肺斑片状影，血常规提示 WBC 升高，以中性粒细胞为主，外院给予抗感染治疗后体温稍有下降，诊断为社区获得性肺炎（右下，PSI 32 分）。

治疗原则：根据痰培养和药物敏感试验结果，加强抗感染、化痰及对症支持治疗。

● **具体的治疗方案是什么？**

答：患者入院后咳少量痰，拒绝行支气管镜检查，未找到致病菌，给予头孢西丁钠经验性抗感染治疗，氨溴索化痰，复方甘草合剂止咳，3 天后体温下降，咳嗽缓解。抗生素使用 72h 疗效评估有效，继续使用，1 周后复查胸部 CT（图 1-9），病灶较前吸收，准予出院并予左氧氟沙星口服，1 周后门诊随访。

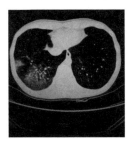

图 1-9 胸部 CT（肺窗）（我院治疗 1 周后）

❓ 主任医师常问主治医师的问题

● **重症肺炎的判断标准有哪些？**

答：出现下列征象中 1 项或以上者可诊断为重症肺炎。

（1）意识障碍。

（2）呼吸频率≥30 次/分。

（3）$PaO_2 < 60mmHg$，$PaO_2/FiO_2 < 300$，需行机械通气治疗。

（4）动脉收缩压<90mmHg。

（5）并发脓毒性休克。

（6）胸部 X 线片显示双侧或多肺叶受累，或入院 48h 内病变扩大≥50%。

（7）少尿　尿量<20ml/h，或<80ml/4h，或并发急性肾功能衰竭需要透析治疗。

● **社区获得性肺炎和医院获得性肺炎的病原菌有哪些区别？**

答：社会获得性肺炎（CAP）的病原主要有细菌、支原体、衣原体和病毒 4 大类。就细菌病原来说，临床较为常见的社会获得性肺炎的致病细菌是肺炎链球菌、结核分枝杆菌、流感嗜血杆菌、金黄色葡萄球菌、军团菌、克雷伯杆菌和卡他莫拉克菌等。社会获得性肺炎的致病病毒有甲、乙型流感病毒，1、2、3 型类流感病毒，呼吸道合胞病毒和腺病毒等。其他微生物病原有肺炎支原体、肺炎衣原体和鹦鹉热衣原体等。没有多重耐药菌危险的医院获得性肺炎的常见病原体为肺炎链球菌、流感嗜血杆菌、甲氧西林敏感的金黄色葡萄球菌和对抗生素敏感的肠杆菌科细菌（如大肠杆菌、肺炎克雷伯菌、变形杆菌、沙雷菌等）。有多重耐药菌危险的医院获得性肺炎常见病原菌有铜绿假单胞菌、产超广谱 β 内酰胺酶（ESBL）的肺炎克雷伯菌、不动杆菌属等细菌，或合并甲氧西林耐药的金黄色葡萄球菌（MRSA）及嗜肺军团菌。

● **社区获得性肺炎治疗无效的判断标准是什么？有哪些原因？**

答：（1）经过 48～72h 经验抗感染治疗后患者症状恶化，需调整抗生素或进一步检查的 CAP 称为 CAP 治疗无效。可表现为以下症状。

① 仍有发热（体温>38.5℃）或咳嗽、咳痰等症状持续存在。

② 进展性肺炎，对经验性治疗后临床病情恶化，病灶进展，发展为急性呼吸衰竭需要通气支持，或出现脓毒血症休克，需进入重症监护

病房（ICU）治疗。

（2）CAP 治疗无效的可能原因有以下几点。

① 宿主因素：高龄和基础疾病是影响 CAP 疗效的重要原因，如果患者为老年人，纤毛清除功能下降，排痰减少，合并高血压病、糖尿病等多种基础疾病，加上吸烟、反复感染、肺功能低下，可导致 CAP 治疗无效。

② 病原体因素：有耐药菌、不常见病原体和混合感染是重要因素，如免疫低下或接受抗肿瘤治疗等患者，需考虑不常见病原体感染。

③ 非感染因素：诊断错误也是 CAP 治疗无效的重要原因。肿瘤、肺栓塞、隐源性机化性肺炎、血管炎等疾病可能表现为肺内浸润性阴影，被误诊，导致治疗无效。

主任医师总结

（1）由于肺炎感染途径不同，不同宿主的肺炎在病原菌上具有不同的分布规律和不同临床特点，按照肺炎的获得环境首先需要区分社区获得性肺炎和医院获得性肺炎。社区获得性肺炎（community-acquired pneumonia，CAP）是指在医院外罹患的感染性肺实质（含肺泡壁，即广义上的肺间质）炎症，包括具有明确潜伏期的病原体感染而在入院后潜伏期内发病的肺炎。医院获得性肺炎（hospital acquired pneumonia，HAP）亦称医院内肺炎（nosocomical pneumonia，NP），是指患者入院时不存在、也不处于感染潜伏期，而于入院 48h 后在医院（包括老年护理院、康复院）内发生的肺炎。

（2）CAP 的临床诊断依据包括五点

① 新近出现的咳嗽、咳痰或原有呼吸道疾病症状加重，并出现脓性痰，伴或不伴胸痛。

② 发热。

③ 肺实变体征和（或）闻及湿啰音。

④ WBC$>10\times10^9$/L 或$<4\times10^9$/L，伴或不伴细胞核左移。

⑤ 胸部 X 线片显示片状、斑片状浸润性阴影或间质性改变，伴或不伴胸腔积液。

以上 1～4 项中任何 1 项加第 5 项，并排除肺结核、肺部肿瘤、非感染性肺间质性疾病、肺水肿、肺不张、肺栓塞、肺嗜酸粒细胞浸润症及肺血管炎等后，可建立临床诊断。

HAP 的诊断依据和 CAP 相同，起病时间、地点符合院内感染，再结合肺炎的临床表现、实验室检查和影像学检查所见做出判断。

(3) 入院后应完善各项检查，评估全身情况，积极行病原学检查。准确的病原学诊断对于肺炎至关重要，可行呼吸道分泌物的痰细菌、真菌、结核等病原体检查，在发热>38.5℃行血培养。为减少上呼吸道菌群污染，在有些患者采用侵袭性下呼吸道防污染采样技术。根据病原学检查结果调整抗生素治疗。

(4) 重症肺炎者，需予密切观察，积极救治，有条件时，建议收住ICU治疗。

(5) 如患者治疗无效，需考虑以下因素。

① 有耐药菌、不常见病原体和混合感染。

② 非感染因素：如肿瘤、肺栓塞、隐源性机化性肺炎、血管炎等疾病可能表现为肺内浸润影，被误诊后导致治疗无效。

(王湘芸)

老年男性，反复咳嗽、咳痰30年，活动后气促10年，加重伴双下肢水肿半个月——慢性阻塞性肺疾病（COPD），肺源性心脏病（肺心病）

[实习医师汇报病历]

患者男性，72岁，因"反复咳嗽、咳痰30年，活动后气促10年，加重伴双下肢水肿半个月"入院。患者30年前开始出现受凉后咳嗽，咳白色泡沫痰，晨起咳痰明显，每逢秋冬季节加重，每年累计发作时间超过3个月，10年前开始出现气促，活动时加重，休息可缓解，近2～3年自觉症状发作频繁，无咯血、胸痛。半个月前无明显诱因上述症状加重，咳黄色脓痰，气促明显，双下肢水肿，并伴有乏力、心悸、腹胀。查体：神志清楚，半卧位，双侧球结膜轻度充血水肿，唇发绀，颈静脉轻度怒张，桶状胸，双肺叩诊呈过清音，双肺呼吸音粗，可闻及干啰音，双下肺少量湿啰音，心率78次/分，律齐，P2>A2，各瓣膜听诊区未闻及杂音，腹软，无压痛，双下肢可凹性水肿。吸烟史1200年支，已戒烟2年余。

主任医师常问实习医师的问题

● **目前考虑的初步诊断是什么?**

答：COPD 急性加重期（重度）；慢性肺源性心脏病。

● **COPD 常见的并发症有哪些?**

答：（1）慢性呼吸衰竭　常在 COPD 急性加重期出现，表现为低氧血症和（或）高碳酸血症。

（2）自发性气胸　表现为突发的呼吸困难，并伴有明显发绀，患侧肺部叩诊呈鼓音，听诊呼吸音减弱或消失。

（3）慢性肺源性心脏病　由于 COPD 引起肺血管床减少，缺氧导致肺动脉痉挛、血管重塑，导致肺动脉高压、右心室肥大，最终发生右心功能不全。

● **慢性肺源性心脏病有哪些心电图表现?**

答：主要表现：额面平均电轴$\geqslant+90°$；V_1 导联 $R/S\geqslant1$；中度顺时针方向转位，V_5 导联 $R/S\leqslant1$；aVR 导联 $R/S\geqslant1$；$RV_1+SV_3\geqslant1.05mV$；$V_1\sim V_3$ 导联呈 QS、Qr、qr 型；肺型 P 波。次要表现：肢体导联低电压；不完全性或完全性右束支传导阻滞。具有一条主要表现即可诊断，两条次要表现为可疑诊断。

● **该患者的鉴别诊断有哪些?**

答：（1）其他类型肺气肿　如老年性肺气肿、间质性肺气肿、代偿性肺气肿等。

（2）其他气流受限疾病　支气管哮喘、弥漫性泛细支气管炎、闭塞性细支气管炎等。

（3）其他心脏疾病　冠心病、高血压心脏病等。

● **应做哪些检查?**

答：血常规、胸部 X 线片、血气分析、肺功能、心电图。

❀ ［住院医师补充病历］

　　患者老年男性，有吸烟史多年，反复咳嗽、咳痰 30 年，近十年有活动后气促，10 天前受凉后症状加重并出现发热。入院后胸部 X

线片（图 1-10）示双侧透亮度增加，双肺纹理增多紊乱，双下肺片状阴影，右下肺动脉干增宽，心影见心尖上翘。心电图提示肺型 P 波，中度顺时针方向转位，肢体导联低电压。肺功能提示 $FEV_1/FVC\ 60\%$，$FEV_1\%\ 68\%$，残气量（RV）/肺总量（TCL）48%。血常规示白细胞 $12.0\times10^9/L$；血气分析：pH 7.28，PaO_2 50mmHg，$PaCO_2$ 70mmHg，$SaO_2\ 89\%$。

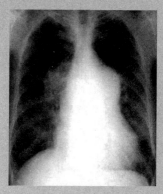

图 1-10　胸部正位 X 线片

？ 主任医师常问住院医师的问题

● **该患者目前的完整诊断是什么？依据是什么？**

答：（1）诊断：COPD 急性加重期（极重度）；Ⅱ型呼吸衰竭；慢性肺源性心脏病（肺、心功能失代偿期）。

（2）诊断依据

① 老年男性患者，既往吸烟史 1200 年支，慢性病程，急性加重。

② 症状：反复咳嗽、咳痰 30 年，每年秋冬季节好发，10 年来有活动后气促，近 2~3 年症状发作频繁，半个月前症状加重，咳黄脓痰，并有双下肢水肿、乏力、食欲缺乏、腹胀等表现。

③ 体征：神志清楚，半卧位，双侧球结膜轻度充血水肿，唇发绀，颈静脉轻度怒张，桶状胸，双肺叩诊呈过清音，双肺呼吸音粗，可闻及干啰音，双下肺少量湿啰音，心率 78 次/分，律齐，P2＞A2，各瓣膜听诊区未闻及杂音，腹软，无压痛，双下肢可凹性水肿。

④ 实验室及影像学检查：血常规示白细胞 $12.0 \times 10^9/L$，中性粒细胞百分比 89%；血气分析：pH 7.28，PaO_2 50mmHg，$PaCO_2$ 70mmHg，SaO_2 89%。肺功能检查提示 FEV_1/FVC 60%，$FEV_1\%$ 68%，RV/TCL 48%；胸部 X 线片示双侧透亮度增加，双肺纹理增多紊乱，双下肺片状阴影，右下肺动脉干增宽，心影见心尖上翘。心电图提示肺型 P 波，中度顺钟向转位，肢体导联低电压。

● **COPD 急性加重期（AECOPD）的治疗要点是什么？**

答：（1）病因治疗　最常见的病因是细菌或病毒，应予积极合理使用抗生素或抗病毒药物。

（2）根据患者症状、动脉血气、胸部 X 线片等评估病情严重程度，决定是否需要住院治疗，是否需要入住呼吸重症监护病房（RICU）。

（3）根据患者血气分析结果选择呼吸支持治疗（控制性氧疗、无创机械通气、有创机械通气），监测血气分析。

（4）药物治疗　应用支气管扩张药，注意给药剂量和速度；使用口服或静脉糖皮质激素，有效抗炎。

（5）保持机体水、电解质平衡，积极排痰治疗，积极处理各种并发症及伴随疾病。

 主任医师常问主治医师的问题

● **该患者的治疗原则是什么？该患者预后如何？**

答：（1）治疗原则　积极控制感染，通畅呼吸道，改善呼吸功能，纠正缺氧和二氧化碳潴留，控制呼吸衰竭及心力衰竭，处理并发症。

（2）预后　慢性肺源性心脏病患者常反复加重，经积极治疗后症状可缓解，但每次急性发作对患者的肺、心功能都会造成严重打击，随着肺功能的损害病情逐渐加重，远期预后不佳。积极治疗不能从根本上逆转慢性肺心病的自然病程，但能改善患者的生存质量，延长患者寿命。

● **COPD 急性加重期如何进行机械通气？**

答：COPD 急性加重期患者出现急性呼吸衰竭，临床上可通过无创或有创通气进行改善。但机械通气并不是一种治疗，而是生命支持的一种方式，是为纠正清除病因使呼吸衰竭得到逆转的一种保护措施。进行机械通气的患者需要有动脉血气分析检测。

（1）无创性正压通气（NIPPV）的应用标准　中重度呼吸困难，伴有辅助呼吸机参与呼吸并出现胸腹矛盾运动；呼吸频率＞25 次/分，血气分析中 pH 7.30～7.35，$PaCO_2$ 45～60mmHg。给予 NIPPV 应从低压力开始逐渐增高吸气压。

（2）有创性机械通气　在积极的药物和 NIPPV 治疗条件下，患者呼吸衰竭仍进行性恶化，出现危及生命的酸碱异常或神志改变时宜用有创性机械通气。但终末期的 COPD 患者是否使用机械通气需要充分考虑到病情好转的可能性。目前使用广泛的三种通气模式包括辅助控制通气（A-CMV）、压力支持通气（PSV）和同步间歇强制通气（SIMV），因 COPD 患者广泛存在内源性呼吸末正压（PEEPi），为减少其带来的吸气功耗和人机不协调，可常规加用呼吸末正压（PEEP）。

● **慢性肺源性心脏病使用洋地黄类强心药的原则及指征是什么？**

答：（1）慢性肺心病由于长期慢性缺氧及感染，对洋地黄类药物的耐受性很低，疗效较差，且易发生心律失常，这与处理一般的心力衰竭不同。其应用原则如下。

① 小剂量：常规剂量的 1/3～1/2。

② 选用起效快排泄快的药物，如毛花苷 C。

③ 用药前要了解患者血钾，偏低时及时补充。

（2）使用指征

① 感染已被控制，呼吸功能已得到改善后仍存在反复水肿，且单纯利尿效果不佳。

② 以右心衰竭为主要表现而无明显急性感染的诱因。

③ 伴有左心衰竭。

④ 伴有室上性心动过速。

对于慢性肺心病患者的心力衰竭，不宜选用心率减慢作为评价洋地黄是否有效的指标，因为低氧血症和感染等因素都可使心率加快。

● **慢性肺源性心脏病呼吸衰竭患者如何应用呼吸兴奋药？**

答：呼吸兴奋药主要适用于中枢抑制为主、通气不足引起的呼吸衰竭，不宜用于肺部病变引起的以换气功能障碍为主的呼吸衰竭者。在使用过程中，必须保持呼吸道通畅，否则易发生呼吸肌疲劳，进而加重二氧化碳（CO_2）潴留。对于病情较重，支气管痉挛或者痰液引流不畅的患者，在使用呼吸兴奋药的同时应配合其他有效的改善呼吸功能的措施。持续使用会产生耐药现象，一般用药不超过 3～5 天，或者间隔 12h 给药。使用过程中应严密监测血气，若用药后 $PaCO_2$ 下降 10～20mmHg 而

PaO_2 无下降，提示药物有效，若无反应或血气分析恶化，应及时更换其他抢救措施。

主任医师总结

针对 COPD 的诊断和治疗，目前采用 2011 年慢性阻塞性肺疾病全球倡议（GOLD）推出的新版指南，与 2007 年 ACP 指南相比，新指南重点强调了病史和体检对气流阻塞的预测价值、肺功能测定对 COPD 筛选和诊断的价值；COPD 治疗策略，尤其是对各种吸入治疗方案、肺康复方案以及氧疗的评价。具体有以下几点。

（1）新指南强调了病史和体检在预测气流阻塞中的重要性；对于无症状患者不推荐应用肺功能检查筛选 COPD；对于无症状患者，无论是否存在气流阻塞的危险因素，肺功能检查显示有或无气流阻塞，均不推荐积极的药物治疗；对于呼吸系统症状患者，肺功能检查应被用于气流阻塞的诊断，但应根据患者临床表现（临床症状、实验室检查），而不能仅依靠肺功能检查结果来监测疾病或调整治疗。

（2）具有呼吸道症状、存在气流阻塞及 FEV_1 占预计值百分比<60%的患者可从吸入治疗（如抗胆碱药、长效 β 受体激动药、糖皮质激素）中获益。

（3）对于伴有呼吸道症状且 FEV_1 占预计值百分比为 60%～80%的稳定期 COPD 患者，吸入支气管扩张药（抗胆碱药、长效 β 受体激动药）治疗的证据有限，但推荐可以使用。

（4）对于有呼吸道症状且 FEV_1 占预计值百分比<60%的稳定期 COPD 患者，推荐应该用吸入抗胆碱药或长效 β 受体激动药等支气管扩张药单药治疗，有助于降低急性加重，改善生活质量。新指南不推荐单用吸入激素治疗，但可以采用联合治疗，但联合治疗的时机尚不确定，临床医师需要权衡利弊采取个体化治疗。

（5）对于 FEV_1 占预计值百分比<50%的重度 COPD 患者，肺康复有助于改善症状。对于 FEV_1 占预计值百分比>50%的患者，如果药物充分治疗后仍然有症状或活动受限，临床医师也可以考虑进行肺康复。

（6）对于存在重度静息低氧血症（$PaO_2 \leq 55mmHg$ 或 $SaO_2 \leq 88\%$）的 COPD 患者，推荐每天 15h 以上的持续氧疗。

（陈 杨）

反复咳嗽、咳痰 15 年，加重伴呼吸困难 1 天——COPD 急性加重期，Ⅱ型呼吸衰竭

❀ [实习医师汇报病历]

患者男性，65 岁，因"反复咳嗽、咳痰 15 年，加重伴呼吸困难 1 天"入院。此次因"淋雨"受凉后出现咳嗽、咳痰加重，既往"慢性支气管炎"病史十余年，未规范治疗，吸烟 1200 年支。查体：神志欠清楚，对答不切题，面色潮红，巩膜水肿，双肺可闻及散在哮鸣音，四肢湿冷，指甲发绀。血常规示 WBC 13.8×10^9，N％ 88％；胸部 CT 示肺气肿、肺大疱（图 1-11、图 1-12）。血气分析示 pH 7.33，PaO_2 55mmHg，$PaCO_2$ 74 mmHg，SaO_2 86％。入院初步诊断：COPD，Ⅱ型呼吸衰竭。

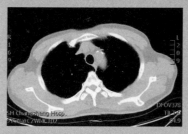
图 1-11　胸部 CT 片（纵隔窗）

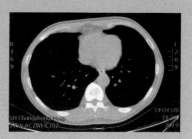
图 1-12　胸部 CT 片（肺窗）

❓ 主任医师常问实习医师的问题

● **目前考虑的诊断是什么？**

答：COPD 急性加重期，Ⅱ型呼吸衰竭。

● **诊断为呼吸衰竭的依据是什么？**

答：（1）老年男性，慢性病程，急性发作。

（2）因"反复咳嗽、咳痰 15 年，加重伴呼吸困难 1 天"入院。

（3）查体：神志欠清楚，对答不切题，面色潮红，巩膜水肿，双肺可闻及哮鸣音，指甲发绀，四肢湿冷。

（4）既往有重度吸烟史，"老年慢性支气管炎"病史十余年。

（5）血常规示 WBC13.8×10^9，N％ 88％；胸部 CT 示肺气肿、肺大疱；血气分析示 pH 7.33，PaO_2 55mmHg，$PaCO_2$ 74mmHg，SaO_2 86％。

● 如何区分急慢性呼吸衰竭？

答：急性和慢性呼吸衰竭可依据以下几点进行判断。

（1）原无呼吸系统疾病，PaO_2 在短时间内下降到 60mmHg，或者 $PaCO_2$ 上升到 50mmHg 以上，可以诊断为呼吸衰竭。

（2）原无慢性呼吸系统疾病，如 PaO_2<60mmHg，或已经出现失代偿或者代偿不完全的呼吸性酸中毒，才能考虑急性呼吸衰竭的诊断。有些严重慢性阻塞性肺疾病的患者 PaO_2 较长时间<60mmHg，但机体没有出现失代偿的表现，则仍属于慢性呼吸衰竭。

（3）如 $PaCO_2$ 在短时间内（数小时至数天）从正常范围升高到 50mmHg，可以诊断为急性呼吸衰竭。

（4）无论何种原因，病程呈慢性经过，PaO_2 逐渐下降到 60mmHg，或同时有 $PaCO_2$ 升高到 50mmHg 以上，都可以考虑诊断为慢性呼吸衰竭。

（5）急性和慢性Ⅱ型呼吸衰竭也可以根据动脉血气分析 pH 的变化程度来判断：急性Ⅱ型呼吸衰竭 $PaCO_2$ 每上升 10mmHg，pH 下降 0.08；慢性Ⅱ型呼吸衰竭 $PaCO_2$ 每上升 10mmHg，pH 下降 0.03。

❀ ［住院医师补充病历］

> 入院后予心电监护、吸氧，左氧氟沙星经验性抗感染治疗，短效 β 受体激动药硫酸沙丁胺醇吸入，长效 β 受体激动药和激素预混制剂沙美特罗替卡松粉吸入剂吸入，并静脉应用甲泼尼龙 40mg 抗炎治疗，氨茶碱扩张支气管，调整水电解质平衡后复查血气：pH 7.30，PaO_2 117mmHg，$PaCO_2$ 78 mmHg，SaO_2 97％，给予经面罩无创通气 4h 后（吸氧2L/min），复查血气分析：pH 7.38，PaO_2 105mmHg，$PaCO_2$ 58 mmHg，SaO_2 98％。

❓ 主任医师常问住院医师的问题

● COPD 急性加重期（AECOPD）的诊断要点有哪些？

答：目前 COPD 急性加重期的诊断完全依赖于临床表现，即患者主诉症状的突然变化［呼吸困难、咳嗽和（或）咳痰情况］超过日常变异范围。COPD 急性加重期是一种临床排除诊断，临床和（或）实验室检查排除可以解释这些症状的突然变化的其他特异性疾病。

● **呼吸衰竭患者的治疗原则是什么？**

答：（1）加强呼吸支持，包括保持呼吸道通畅、纠正缺氧和改善通气等。

（2）呼吸衰竭病因和诱发因素的治疗。

（3）加强一般支持治疗和对其他重要脏器功能的监测与支持。

● **该 COPD 患者一定要控制性给氧吗？**

答：COPD 患者低流量吸氧后仍处于呼吸衰竭状态时，不管有无呼吸机，都应该加大氧流量，至少应该使 PaO_2 达到 60mmHg，或 SaO_2 达到 90%，此时缓解呼吸衰竭是首位。因为 COPD 患者对于 CO_2 潴留的敏感性降低，平时刺激呼吸主要是靠缺氧维持，一旦缺氧改善，呼吸驱动就会下降，导致 CO_2 潴留，所以，在初步缓解呼吸衰竭后，就应该注意 $PaCO_2$ 的变化了，并调整所需的氧浓度。

 主任医师常问主治医师的问题

● **COPD 急性加重期患者应用抗生素的指征是什么？**

答：COPD 急性加重期患者抗生素的应用仍然存在争议。现在推荐COPD 急性加重期患者接受抗菌药物治疗的指征如下：

（1）在 COPD 急性加重期时，以下 3 种症状同时出现：呼吸困难加重、痰量增加和痰液变脓。

（2）患者仅出现以上 3 种症状中的 2 种但包括痰液变脓这一症状。

（3）严重的急性加重，需要有创或无创机械通气。

● **无创通气在呼吸衰竭患者中的使用条件及意义有哪些？**

答：（1）患者应具备以下基本条件：①清醒能够合作。②血流动力学稳定。③不需要气管插管保护（即患者无误吸、严重消化道出血、气道分泌物过多且排痰不利等情况）。④无影响使用鼻罩/面罩的面部创伤。⑤能够耐受鼻罩/面罩。

（2）意义　经鼻罩/面罩行无创正压通气，无需建立有创人工气道，简便易行，与机械通气相关的严重并发症的发生率低。

● **该患者是否适用无创通气？使用时机是什么时候？**

答：患者经吸氧、抗感染、抗炎和扩张支气管等治疗后，复查血气分析提示呼吸衰竭得到有效控制，二氧化碳潴留状态改善，病情好转，可暂不使用无创通气。如患者病情恶化，吸氧不能改善血氧饱和度和氧分压或二氧化碳分压持续上升，可予以无创通气改善血氧和二氧化碳潴留。

主任医师总结

呼吸衰竭是呼吸系统常见危重症，诊断主要依据病史和血气分析，治疗主要是针对原发病，及时纠正呼吸衰竭和酸碱、电解质平衡紊乱。该患者有咳嗽、咳痰加重，并伴有呼吸困难，明确诊断为 COPD 急性发作期（AECOPD）、Ⅱ型呼吸衰竭。至今还没有一项单一的生物标志物可应用于 AECOPD 的临床诊断和评估，这应该是今后临床科研工作的目标之一。COPD 患者中，78%患者因感染性因素诱发急性发作，其他诱因包括吸烟、空气污染、吸入变应原、外科手术、应用镇静药物、气胸、胸腔积液、充血性心力衰竭、心律失常以及肺栓塞等。国内最新研究表明，37.4%的急性加重期患者痰液中可以检出细菌，最常见的是铜绿假单胞菌和肺炎克雷伯菌属。该患者发病前 3 个月内未应用抗生素，耐药铜绿假单胞菌感染的可能较小，应用氟喹诺酮覆盖非耐药铜绿假单胞菌经验性抗感染治疗，同时针对气道痉挛应在平时应用长效 β 受体激动药的基础上加用短效 β 受体激动药，并应用 10～14 天的糖皮质激素进行抗炎平喘治疗。治疗后患者咳嗽、咳痰症状好转，针对二氧化碳潴留如上述治疗无效，在符合应用无创通气治疗指征的情况下及早进行辅助通气治疗，如仍不能缓解，必要的时候需进行气管插管、有创通气治疗呼吸衰竭。除有效治疗措施以外，预防 COPD 急性发作也非常重要，减少急性加重及住院次数的措施通常有戒烟、接种流感和肺炎疫苗、单用吸入长效支气管扩张药或联用吸入糖皮质激素、应用磷酸二酯酶-4 抑制药等。

（汪培钦　赵黎明）

青年男性，反复低热、盗汗2个月，咳嗽、咯血1个月——结核性胸膜炎

❀ [实习医师汇报病历]

患者男性，28岁，因"反复低热、盗汗2个月，咳嗽、咯血1个月"入院。入院胸部X线片发现右上肺空洞，右下肺胸腔积液。胸部CT平扫示右侧胸腔积液，右下肺炎症（图1-13、图1-14）。结核菌素（PPD）试验（＋＋）。查体：营养中等，精神倦怠，体温38.2℃，右下肺呼吸音消失，叩诊呈浊音。既往有卡介苗接种史，否认结核患者接触史。入院初步诊断：右侧渗出性胸膜炎。

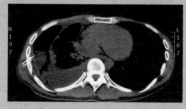

图1-13　胸部CT片（纵隔窗）

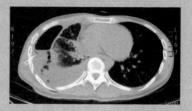

图1-14　胸部CT片（肺窗）

🄿 主任医师常问实习医师的问题

● **目前考虑的诊断是什么？**

答：右侧继发型肺结核（未涂，初治）；右侧结核性渗出性胸膜炎。

● **诊断肺结核的依据是什么？鉴别诊断是什么？**

答：（1）诊断依据

① 青年男性。

② 以低热、盗汗起病，反复咳嗽1个月，伴有咯血。

③ 查体：精神倦怠，中等热度，右下肺呼吸音消失，叩诊呈浊音。

④ 胸部X线片发现右上肺空洞，右下肺胸腔积液；PPD试验（＋＋）。

（2）需要与以下疾病鉴别

① 肺脓肿：起病急，有高热、咳嗽、大量脓臭痰；胸部X线片检查

可见局部浓密炎症阴影，内有空腔和液平面。急性肺脓肿经有效抗生素治疗后，炎症可吸收消退。若为慢性肺脓肿则以往多有急性肺脓肿的病史。

② 肺炎：起病急，常先有寒战、高热等毒血症状，然后出现咳嗽、胸痛等症状，合理抗感染治疗后可康复。

③ 肺癌：多发生于有长期吸烟史的中老年人，表现为刺激性咳嗽、痰中带血、胸痛和消瘦等症状。胸部 X 线片表现肺癌肿块常呈分叶状，有毛刺、切迹。癌组织坏死液化后，可以形成偏心厚壁空洞，累及胸膜可出现胸腔积液。

● **应做哪些检查？各有什么临床意义？**

答：痰抗酸染色、结核杆菌培养、血沉（ESR）、胸水腺苷脱氨酶（ADA）、结核杆菌感染 T 细胞斑点（T-SPOT. TB）、胸部 CT、支气管镜检查、胸腔镜。

（1）痰抗酸染色　是确诊肺结核病的主要方法。痰涂片检查阳性只能说明痰中含有抗酸杆菌，不能区分是结核分枝杆菌还是非结核分枝杆菌，由于非结核性分枝杆菌少，故痰中检出抗酸杆菌有极重要的意义。而痰涂片转阴则是治疗效果评估的重要手段。

（2）结核菌培养　常作为结核病诊断的金标准，但费时较长，一般为 2～6 周。

（3）血沉　结核活动常伴有血沉升高。肺结核经过治疗，随着病情的好转血沉也相应地下降。

（4）胸水 ADA　对鉴别良恶性胸腔积液有重要意义。结核性胸水 ADA 常大于 45U/L，但人类免疫缺陷病毒（HIV）感染合并结核性胸膜炎者 ADA 不升高。

（5）T-SPOT. TB　可以区分结核分枝杆菌自然感染与卡介苗接种和大部分非结核分枝杆菌感染。因此，T-SPOT. TB 诊断结核感染的灵敏性和特异性均明显高于结核菌素试验，文献报道 T-SPOT. TB 检测潜伏性结核感染的灵敏度、特异性达到 94％以上。

（6）胸部 CT　对肺结核各种形态显示的阴影与胸部 X 线片基本一致，但分辨率更高，能对病变细微特征进行评价，减少重叠影像，易发现隐匿的胸部和气管、支气管内病变，早期发现肺内粟粒阴影和减少微小病变的漏诊；能清晰地显示各型肺结核病变的特点和性质、与支气管关系、有无空洞以及进展恶化和吸收好转的变化；能准确地显示纵隔淋巴结有无肿大。对肺癌等疾病的鉴别诊断有重要价值。

(7) 支气管镜检查　可以在直视下对病灶进行取材，做病原学和病理学检查，从而显著提高肺结核，尤其是支气管内膜结核的诊断率。

(8) 胸腔镜　可以在直视下发现胸膜结节并进行活检，对于良恶性胸腔积液的诊断具有重要意义。

[住院医师补充病历]

　　患者男性，因低热、盗汗伴咳嗽、咯血1个月入院。入院后查相关肿瘤标志物阴性，气管镜刷检物抗酸染色阴性，血沉70mm/h；胸水呈渗出性，血清腺苷脱氨酶（ADA）55U/L；胸腔镜下可见胸膜表面充血明显，满布粟粒样结节（图1-15），活检物行病理学检查可见慢性肉芽肿伴坏死（图1-16）。

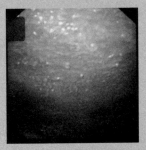
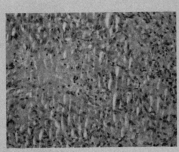

图 1-15　胸膜粟粒样结节　　　　图 1-16　胸膜肉芽肿性伴坏死

主任医师常问住院医师的问题

● **该患者目前的诊断和治疗原则是什么？**

答：根据临床症状、体征，结合相关辅助检查，目前诊断：右侧继发型肺结核（涂阴，初治）；右侧结核性渗出性胸膜炎。

肺结核需要化学治疗，原则是早期、规律、全程、适量、联合。

● **具体的治疗方案是什么？**

答：肺结核目前首选药物治疗。该患者属初治，目前强化期选用异烟肼（INH，H）＋利福平（REP，R）＋吡嗪酰胺（PZA，Z）＋乙胺丁醇（EMB，E）联合治疗。因累及胸膜，考虑加用小剂量泼尼松抗炎，减少胸膜渗出及结核中毒症状。

● **用药过程中可能出现的药物不良反应有哪些？**

答：（1）异烟肼　周围神经炎，偶有肝功能损害。

（2）利福平　肝功能损害、过敏反应。

（3）吡嗪酰胺　胃肠不适、肝功能损害、高尿酸血症、关节痛。

（4）乙胺丁醇　视神经炎。

 主任医师常问主治医师的问题

● **如何诊断痰菌阴性结核？**

答：3次痰涂片及1次培养阴性的肺结核诊断标准如下：

（1）典型的肺结核症状和胸部X线片表现。

（2）抗结核治疗有效。

（3）临床可排除其他非结核性疾病。

（4）PPD试验强阳性，血清抗结核抗体阳性。

（5）痰结核菌PCR和探针检查阳性。

（6）证实为肺外结核。

（7）肺泡灌洗液检出抗酸杆菌。

（8）支气管或肺部组织病理学检查证实为结核。

具备（1）～（6）中3条或（7）～（8）中任何1条可确诊。

● **抗结核药的不良反应有哪些？如何处理？**

答：（1）胃肠道反应　异烟肼、利福平、乙胺丁醇3种药物发生胃肠道反应的概率较高。一般情况下无需停药，可以调整饮食，应用甲氧氯普胺（胃复安）等进行对症处理，症状多能缓解。

（2）肝损害　抗结核药物中对肝有损害的药物主要有异烟肼、利福平、吡嗪酰胺，ALT<2～3倍正常值时，一般不停止抗结核药，可加用多烯磷脂酰胆碱、还原型谷胱甘肽等保肝治疗。ALT>2～3倍正常值，且胆红素轻度升高时可考虑停用有肝损害作用的抗结核药，同时用上述保肝药物治疗。如果ALT及胆红素>2～3倍正常值且持续升高，可以考虑暂停抗结核药，加强保肝治疗，恢复用药时应替换有可能引起肝损害的药物。

（3）神经系统不良反应　主要为异烟肼的不良反应，轻者出现下肢麻木等外周神经炎表现，给予甲钴胺（弥可保）等对症治疗。严重者出现记忆减退、反射亢进、精神失常、幻觉，如出现此类症状，应停用异烟肼，并加用神经营养药治疗。

(4) 视神经炎　服用乙胺丁醇的患者易出现球后视神经炎，其发生与剂量有关，表现为视敏度下降、辨色力减弱、视野缺损、出现暗点、视力减退，此时应立即停药，一般能自行恢复。

(5) 第Ⅷ对脑神经（听神经）损害　链霉素（SM）等可引起前庭功能障碍和听觉丧失、耳鸣，使用链霉素引起耳毒性的反应较多，可给予多种维生素、神经营养药治疗，以改善症状，若发现患者耳有堵塞感或耳鸣时应及时停药。

(6) 肾毒性　氨基糖苷类尤其是链霉素可导致肾功能异常，其受损程度随链霉素剂量和疗程的增加而增多。临床上可出现蛋白尿、管型尿，必要时可停药，一般停药后可恢复。

● 复治及耐药肺结核如何选择治疗方案？

答：(1) 复治　如对结核菌进行药物敏感试验，可根据试验结果进行药物选择，如未进行则根据既往用药史和联用情况，采用未曾用过的和估计可能有效的药物，至少要选用一种未曾用过的药物组成新的四联或五联治疗方案。

(2) 耐药结核治疗　无论是单耐药和多耐药结核，化疗方案均需遵守下列原则：首先需要了解地区结核耐药资料以及具备质量保证的实验室提供药物敏感试验结果，患者既往的各种药物应用总量及联合用药情况；对每一个个体必须有一线抗结核药物敏感试验结果，其中异烟肼和利福平的药物敏感试验结果是最基本的要求。

化疗方案中至少选择 4 种以上有效的药物组成方案，治疗耐多药（MDR）结核药物品种应达到 5 种或以上，应以二线注射剂和氟喹诺酮类药物各 1 种为核心，配以 2~3 种口服二线药和尚敏感的一线药组成方案。

主任医师总结 ··

自 20 世纪 90 年代以来，肺结核疫情死灰复燃，我国是肺结核疫情相对较严重的国家，全国存在约 600 万的活动性肺结核患者，每年因肺结核死亡的患者是其他所有传染病的两倍。控制肺结核最有效的办法就是及时有效的诊断、治疗结核患者，做到控制传染源和切断传播途径。由于抗生素的不合理应用，非上肺的不典型肺结核逐渐成为常见情况，确诊肺结核需要结合实验室检查和患者病史。该患者胸膜活检证实为结核，同时有低热、盗汗、咯血等症状，胸部 CT 提示有下肺高密度渗出性病变,肺结核诊断明确,但由于单耐药、多耐药、耐多药、广泛耐药的结核杆菌比例逐渐升高,还需要密切随访,防止由于结核杆菌耐药导致的治疗无效。目前可采用经典的异烟肼+利福平+吡嗪酰胺+乙胺丁醇四联方案抗结核治疗,并可每日服用泼尼松 20mg,促进胸水吸收。疗程需要持续 12 个月,必要时需要调整治疗方案。

(赵黎明)

中年女性,咳嗽伴胸痛 1 个月,发热、胸闷 4 天——胸腔积液

❀ [实习医师汇报病历]

　　患者女性,48 岁,农民,因"咳嗽伴胸痛 1 个月,发热、胸闷 4 天"入院。患者 1 个月前无明显诱因出现咳嗽,多为阵发性干咳,咳嗽时伴有右侧胸痛,深呼吸时亦感胸痛,疼痛程度不剧烈,无咳痰、咯血、气急等不适,未予重视。4 天前出现胸闷,左侧卧位时较明显,平卧或右侧卧位可稍缓解,伴有发热,多为午后低热,体温最高 37.8℃,无明显畏寒、寒战,伴有乏力、纳差,就诊于当地卫生院,血常规提示 WBC 8.2×10^9/L,N% 70.1%,L% 19.4%。口服双黄连口服液及解热镇痛片后,胸痛逐渐减轻,但体温仍未恢复正常,胸闷较前加重,遂就诊我院。**查体:**消瘦体型,右侧语音震颤减弱,右侧呼吸音减弱,心脏、腹部体检无异常。门诊胸部 X 线片(图 1-17)示右侧胸腔积液,血沉 70mm/h,PPD 试验(+++),拟"胸腔积液"收入科。入院初步诊断:右侧胸腔积液(原因待查)。

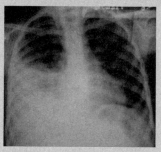

图 1-17　胸部正位片

主任医师常问实习医师的问题

● **该患者的诊断是什么？依据是什么？**

答：（1）诊断　右侧胸腔积液（结核性胸膜炎可能）。

（2）诊断依据　患者病程不长，起病隐匿，有结核病的呼吸道症状及全身中毒症状，查体为胸腔积液体征，PPD试验强阳性，血沉偏快，胸部X线片提示右侧胸腔积液，故结核性胸膜炎的可能性最大，可进一步做胸腔穿刺胸水化验以及胸腔镜活检行病理学检查。

● **胸腔积液的临床表现有哪些？**

答：（1）症状　少量胸水时可无明显症状或仅有胸痛，并随着呼吸运动疼痛加重，胸水量300～500ml以上时，可感到胸闷，随着胸水量增多，胸闷加重，大量胸水时可出现呼吸困难、心悸，但胸痛症状缓解或消失。

（2）体征　与胸水量相关。少量胸水时，可无明显体征或仅有因胸痛导致的患侧呼吸运动受限，患侧呼吸音减弱及胸膜摩擦音；中等量以上胸水患者叩诊呈浊音，呼吸音减弱，语音震颤减弱，大量胸水可导致气管健侧移位。

● **胸腔积液的常见病因是什么？**

答：（1）漏出液　充血性心力衰竭（右心衰竭或全心衰竭）；上腔静脉阻塞；缩窄性心包炎；肝硬化；肾病综合征；急性肾小球肾炎；腹膜透析；黏液性水肿；药物过敏；放射反应。

（2）渗出液

①浆液性：感染性疾病，包括结核性胸膜炎、细菌性肺炎（包括膈下感染）、病毒感染、真菌性感染和寄生虫感染；恶性肿瘤，包括胸膜间皮瘤、各种肿瘤转移至胸膜，最常见有肺癌、乳腺癌和淋巴瘤；肺栓塞；结缔组织疾病包括肉芽肿等；气胸；梅格斯（Meigs）综合征；胸部手术后。

②脓胸：结核性脓胸；肺部感染引起脓胸；外伤、食管穿孔、气胸、胸腔穿刺术后继发化脓性感染。

③血胸：恶性肿瘤包括胸膜间皮瘤和胸膜转移瘤；外伤；血气胸（包括粘连带撕裂）；胸主动脉瘤破裂；冠状动脉旁路移植术（搭桥术）后；肺栓塞。

④ 乳糜胸：外伤致胸导管破裂；丝虫病；癌细胞致胸导管阻塞。

 ［住院医师补充病历］

　　患者中年女性，农民，病程不长，起病隐匿，有咳嗽、胸痛、胸闷等呼吸道症状，有午后低热、盗汗、乏力等全身中毒症状，胸部 X 线片示右侧胸腔积液，ESR 偏快，考虑胸腔积液原因为结核性可能性大。入院后行胸腔穿刺，引出草黄色透明胸水 600ml。胸水常规示李凡他试验阳性，比重 1.018，白细胞 $1.28 \times 10^9/L$，单核细胞 86%，多核细胞 14%。胸水生化提示总蛋白 44g/L，葡萄糖 0.6mmol/L，腺苷脱氨酶（ADA）85U/L。胸水涂片见大量淋巴细胞，未见癌细胞。胸腔镜（图 1-18）下见大量草黄色胸水，吸出后见部分胸膜粘连，胸膜炎性增生性改变，伴有粟粒样结节，活检钳夹取 2 块做病理学检查，结果显示小块胸膜组织有干酪样坏死、上皮样细胞及朗格汉斯巨细胞，符合结核改变。

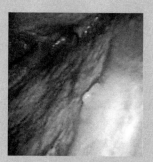

图 1-18　胸腔镜检查

主任医师常问住院医师的问题

● 该患者目前的诊断是什么？依据是什么？

　　答：患者目前的诊断是右侧结核性渗出性胸膜炎。依据为：结合患者病史、临床表现、影像学检查、实验室检查以及胸水常规及生化结果提示为渗出液，且胸水 ADA>45U/L，胸腔镜病理也证实。

● Light 诊断标准是什么？

　　答：Light 诊断标准是目前最广泛地用于区别漏出液和渗出液的标

准。根据该标准，符合以下 1 条或以上的即为渗出液：

（1）胸水蛋白/血浆蛋白比值大于 0.5。

（2）胸水乳酸脱氢酶（LDH）/血 LDH 比值大于 0.6。

（3）胸水 LDH 绝对值大于血清正常值高限的 2/3。

● 如何判断胸腔穿刺过程中发生的复张性肺水肿？如何处理？

答：（1）复张性肺水肿（RPE）是指继发于各种原因所致的萎陷性肺在迅速复张时或复张后所发生的急性肺水肿，多见于气胸或胸腔积液患者短期内大量排气、排液或巨大纵隔肿瘤切除后。有以下 3 项以上的表现即可诊断复张性肺水肿：

① 有胸腔积液、积气等肺受压萎陷病史。

② 有胸腔引流或手术肺急性复张诱发。

③ 肺复张后短时间出现呼吸困难的临床表现，如剧烈咳嗽、咳出或吸出大量白色或粉红色泡沫样痰或液体，呼吸急促表浅。

④ 患者单侧或双侧肺有细小水泡音、心率增快。

⑤ 若麻醉恢复期则表现自主呼吸浅快，气管导管咳出或吸出泡沫样痰或粉红色液体。

⑥ SaO_2 早期不稳定，继而持续下降。

⑦ 影像学检查患肺遍布点状、片状模糊阴影。

⑧ 特殊检查有血液浓缩、肺内分流、低氧血症、代谢性酸中毒等。

（2）复张性肺水肿的治疗重点在于维持患者有足够的氧合和血流动力学的稳定。主要措施如下：

① 保持呼吸道通畅，采用患侧向上的侧卧位，以利于排痰，对病情不同者分别采用吸引器吸痰、纤维支气管镜吸痰、气管插管或气管切开吸痰等方法。

② 给氧及呼吸支持治疗，对轻度低氧血症者吸氧后即可纠正，鼻导管及面罩给氧时，吸氧浓度≥50%，同时加入祛泡剂，如 50%乙醇（酒精）。若病情较严重，已行气管插管和气管切开者，选用呼吸末压正压机械通气，压力为 $5.0cmH_2O$（0.49kPa），以维持肺泡开放，降低由于肺泡表面活性物质不足所致的肺泡表面张力过大，改善通气/血流比例失衡，并减少肺内分流，减少肺毛细血管跨膜压和血流成分漏出，提高氧分压到临床可以接受的水平。

③ 维持血容量，深静脉置管，监测中心静脉压（CVP），有效控制输液量和输液速度。

④ 应用肾上腺皮质激素，增加肺毛细血管膜的稳定性，同时应用利尿药（呋塞米、氢氯噻嗪）、强心药（毛花苷 C）、氨茶碱等药物，并纠正水电解质和酸碱失衡。

⑤ 酌情应用糖皮质激素，控制液体入量，严格监测病情与酸碱平衡。

● **如何选择此患者的一线治疗方案？**

答：该患者为初治、无痰的结核性胸膜炎患者，选用 4HRZE/2HR 的方案进行抗结核治疗。

 主任医师常问主治医师的问题

● **肺结核患者使用激素治疗的指征有哪些？**

答：（1）肺结核中毒症状重者，如血行播散型肺结核、干酪性肺炎、重症结核患者中高热等中毒症状严重者。

（2）结核性渗出性胸膜炎，激素可减少肉芽组织增生与纤维粘连的形成。

（3）抗结核药物引起严重过敏反应，如过敏性皮疹、剥脱性皮炎、过敏性休克等。

（4）肺结核变态反应，如类白血病反应、类雅里希-赫克斯海默反应（赫氏反应）者在正规抗结核治疗的同时应加用激素。

（5）肺结核顽固性咯血，激素除了具有抗炎、抗过敏和降低毛细血管通透性的作用以外，还可使血中含大量组胺和肝素的肥大细胞失去颗粒，从而使血中肝素水平下降，凝血时间缩短，从而达到止血的目的。

（6）肺结核合并慢性肺源性心脏病、呼吸衰竭、肺性脑病的患者，抗结核治疗的同时使用激素可改善通气，保护毛细血管，有利于减轻脑水肿。

● **什么是耐多药结核（MDR-TB）？其治疗策略有哪些？**

答：（1）MDR-TB 是指结核病患者感染的结核杆菌体外被证实至少对异烟肼、利福平耐药。

（2）针对 MDR-TB 患者的治疗有以下策略。

① 标准化治疗方案：该方案是指根据某国家或某地区有代表性的耐药监测资料和不同类别患者而设计的一组治疗方案，同一国家（地区）或同一类别的所有患者使用同一种治疗方案。

② 个体化治疗方案：该方案则是根据每个患者抗结核治疗史和药物敏感试验结果来确定的，不同患者的方案不同。

③ 经验性治疗方案：该治疗方案是根据每个患者既往用药史和某国家（地区）既往有代表性的耐药监测资料进行确定，并可根据药物敏感试验结果进行调整，这类治疗方案主要适合于不能进行药物敏感试验的地区。该基本策略也适用于其他类型耐药结核病。

● **什么是结核性脓胸？如何治疗？**

答：（1）结核性脓胸是由于结核分枝杆菌或干酪样物质进入胸腔引起的胸膜腔特异性化脓性疾病，脓液常为淡黄色、稀薄、含有干酪样物质，普通涂片及培养无致病菌生长，脓液中找到结核杆菌则可确诊。

（2）结核性脓胸的治疗原则为消除脓腔与控制胸膜感染。应明确有无继发感染或支气管胸膜瘘。控制继发感染时青霉素注射液为治疗首选药物。

① 单纯性结核性脓胸：除全身抗结核治疗外，应反复胸腔抽脓、冲洗和局部注射抗结核药物。每周抽脓 2～3 次，每次用 2％碳酸氢钠或 0.9％氯化钠（生理盐水）冲洗脓腔，在脓腔内注入对氨基水杨酸钠、异烟肼或链霉素。脓液可逐渐减少、变稀，肺脏张开，脓腔逐渐缩小至消失。

② 结核性脓胸伴继发感染：除抽脓、冲洗、局部抗结核治疗外，应加用抗菌药物作周身和局部治疗。青霉素肌内注射、胸腔内注射或用其他抗生素治疗。继发感染控制后，按单纯性结核性脓胸治疗。

③ 支气管胸膜瘘：是严重的并发症。除继发感染外，可能发生结核病灶的支气管播散。先予胸腔引流，情况好转后手术治疗。

④ 慢性结核性脓胸：慢性脓胸长期存在化脓性炎症，胸膜增厚，显著纤维化和脓性肉芽组织增生，肺不张，严重影响肺功能。伴支气管胸膜瘘者，病灶可发生支气管播散。外科手术治疗可消灭脓腔，使肺复张。术前须了解两肺有无活动性结核，以及健侧肺功能情况。若肺部病灶有手术切除指征，伴有支气管狭窄，估计肺不能复张者，在切除脓腔的同时，应做肺叶或全肺胸膜切除，加胸廓改形术。若肺部病灶已无活动性，只做脓胸残腔切除；若有支气管胸膜瘘，同时做瘘管修补术。

主任医师总结

（1）正常人胸膜腔内有 3～15ml 液体，在呼吸运动时起润滑作用，但胸膜腔中的积液量并非固定不变。即使是正常人，每 24h 亦有 500～1000ml 的液体形成与吸收。胸膜腔内液体自毛细血管的静脉端再吸收，其余的液体由淋巴系统回收至血液，滤过与吸收处于动态平衡。若由于全身或局部病变破坏了此种动态平衡，致使胸膜腔内液体形成过快或吸收过缓，临床产生胸腔积液。其病因有很多，发病机制总结为以下几点：①胸膜毛细血管内静水压增高；②胸膜毛细血管通透性增加；③胸膜毛细血管内胶体渗透压降低；④壁层胸膜淋巴引流障碍；⑤损伤所致胸腔内出血。

（2）针对不同病因，临床上将胸腔积液分为渗出液、漏出液两大类。目前最常用的诊断标准是 Light 标准。近年来随着内科胸腔镜技术的开展，很多不明原因的胸腔积液患者可以得到及时正确的诊断，尤其是对于肿瘤、结核或其他肉芽肿性病变的患者。

（3）胸腔积液为胸部全身疾病的一部分，病因治疗尤为重要。漏出液常在纠正病因后可吸收。渗出性胸膜炎的常见病因为结核病、恶性肿瘤和肺炎。该患者为结核性胸膜炎，此类患者多数经抗结核药物治疗效果满意，少量胸液一般不必抽液或仅做诊断性穿刺，胸腔穿刺不仅有助于诊断，且可解除肺脏、心脏。血管受压，改善呼吸，防止纤维蛋白沉着与胸膜增厚，使肺功能免受损伤。糖皮质激素可减少机体的变态反应及炎症反应，改善毒性症状，加速胸腔积液吸收，减少胸膜粘连或胸膜增厚等后遗症。但亦有一定不良反应或导致结核播散，故应慎重掌握适应证。此类患者经规范抗结核治疗，预后较好，服药期间定期复查肝肾功能及血常规，停药后定期复查胸部 X 线片。

（陈 杨）

老年男性，反复咳嗽、胸痛半年，加重伴消瘦、乏力1个月——非小细胞肺癌

❀ ［实习医师汇报病历］

患者男性，68 岁，因"反复咳嗽、胸痛半年，加重伴消瘦、乏力1个月"入院。入院前于外院门诊行胸部 X 线片示右上肺一类圆形阴影，大小约 4.0cm×3.0cm，周围毛刺状。查体：消瘦，神倦，左右锁骨上均可触及 1～2 个约 0.9cm×0.8cm 肿大淋巴结，质地硬，活动性差，表面欠光滑，边界欠清，无明显压痛。患者吸烟 40 年，每天 20～30 支。入院初步诊断：左上肺占位性病变（性质待定）。

主任医师常问实习医师的问题

● 目前考虑的诊断是什么？

答：肺癌（右上，周围型，T2bN3Mx，PS 0 分）。

● 诊断为非小细胞肺癌的依据是什么？鉴别诊断是什么？

答：（1）诊断依据

① 老年男性。

② 以反复发作咳嗽、胸痛，伴消瘦、乏力起病。

③ 有吸烟史 40 年。

④ 查体见消瘦、神倦，并且发现左右锁骨上淋巴结肿大。

⑤ 胸部 X 线片发现右上肺肿物，周围可见毛刺。

（2）需要与以下疾病鉴别

① 肺结核：结核可有咳嗽、消瘦的症状，但多见于年轻患者，多伴有发热等全身中毒症状，影像学检查示病灶边界清楚，密度较高，有时含有钙化点。

② 肺炎：起病急，常先有寒战、高热等毒血症状，然后出现咳嗽、胸痛等症状，抗生素治疗后病灶消失。

● 应做哪些检查？各有什么临床意义？

答：胸部增强 CT、头颅 MRI、腹部及锁骨上窝淋巴结超声检查、全身骨扫描及肿瘤标志物检查，必要时支气管镜检查。如果患者经济条件好的话，可以考虑全身正电子发射计算机断层显像（PET-CT）。

（1）胸部增强 CT　可以了解病灶的大小及其与周围组织的关系，如有无浸润至胸膜、有无与胸壁粘连、有无侵犯气管支气管；还可了解有无纵隔淋巴结转移等。如果周围型肺癌，病灶靠近胸壁，可以考虑通过 CT 引导穿刺取得标本行病理学检查确诊。CT 对病灶的测量也可以作为肿瘤治疗后疗效评价的重要指标。

（2）头颅 MRI　可以排除患者有无脑转移病灶。其优点是比 CT 检查更细致，容易发现小的转移病灶。

（3）腹部及锁骨上窝淋巴结超声检查　腹部超声可以排除有无肝脏、肾上腺转移灶，有无浆膜腔积液。淋巴结超声则可对肿大淋巴结的数量、大小、边缘、密度等进行初步评估，并且可以观察局部压迫程度。

（4）全身骨扫描　排除全身骨转移病灶。

（5）肿瘤标志物检查　标志物癌胚抗原（CEA）、神经元特异性烯醇化酶（NSE）、细胞角蛋白 19 片段（CYFRA21-1）、鳞状上皮细胞癌抗原（SCC）、糖链多肽抗原 125（CA-125）对肺癌的诊断有一定的帮助。

（6）支气管镜检查　对诊断、确定病变范围、明确手术指征与方式有帮助。纤维支气管镜可见的支气管内病变，刷检的诊断率可达 92％，活检诊断率可达 93％。经支气管镜肺活检、纤维支气管镜检查时的灌洗物、刷检物的细胞学检查也可对诊断提供重要帮助。

（7）PET-CT　氟代脱氧葡萄糖（FDG）的相对摄入量可以反映肿瘤细胞的侵袭性及生长速度，故可用于肺癌及淋巴结转移的定性诊断，诊断肺癌骨转移的价值也优于骨扫描。PET 扫描对肺癌的敏感性可达 95％，特异性可达 90％，对发现转移病灶也很敏感，但对肺泡细胞癌的敏感性较差。

⊛ ［住院医师补充病历］

　　患者男性，因咳嗽、胸痛伴消瘦入院，有吸烟史多年。入院后胸部增强 CT（图 1-19、图 1-20）示右肺上叶见一大小约 4.1cm×2.9cm×2.3cm 团块影，边界不清，灶周见毛刺及斑状密影，对比增强扫描后呈不均匀强化，CT 值 28～55Hu，纵隔及双肺门多发肿大淋巴结，部分融合成团，内见坏死及钙化。彩色 B 超示左右锁骨上各探及一个淋巴结，分别为 0.9cm×1.0cm 及 0.9cm×0.8cm，头颅 MRI、腹部超声及全身骨扫描未见明显异常。肿瘤标志物癌胚抗原（CEA）112.2μg/L、鳞状上皮细胞癌抗原（SCC）4.5μg/L、CYFRA21-1 41.86μg/L 明显升高。行肺内肿物穿刺病理结果为：低分化鳞癌（图 1-21）。

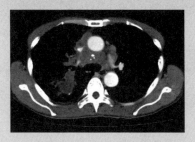 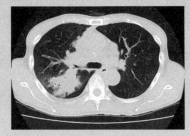

图 1-19　胸部 CT 片（纵隔窗）　　　图 1-20　胸部 CT 片（肺窗）

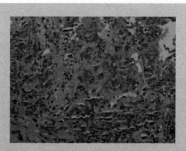

图 1-21 低分化鳞癌

 主任医师常问住院医师的问题

● **该患者目前的诊断和治疗原则是什么？**

答：根据临床症状体征结合影像学检查（胸部 CT 和 B 超提示右肺占位，纵隔、双肺门、右侧锁骨上窝淋巴结转移）和实验室检查及穿刺病理结果，目前诊断为原发性支气管肺癌（右上，周围型，低分化鳞癌，T3N3M0，ⅢB 期）。

因为患者已处于ⅢB 期，已无手术切除的指征，治疗上应该考虑给予同期化放疗，同时强烈要求患者戒烟。

● **具体的治疗方案是什么？**

答：以放化疗为主要手段，治疗目的为延长生命，提高生活质量。由于患者的一般情况尚可，但是年龄偏大，PS 评分 1～2 分，故考虑行同步化放疗，可以用顺铂/依托泊苷化疗，具体为：顺铂 $50mg/m^2$，d1、d8、d29、d36；依托泊苷 $50mg/m^2$，d1～d5、d29～d33，同期胸部适型放疗，总剂量 60～70Gy，分割剂量 2Gy，疗程为 6～7 周。

主任医师常问主治医师的问题

● **一线治疗失败，应如何选二线治疗？**

答：如果患者 PS 评分为 0～2 分，可考虑给予多西他赛化疗，同时检测 EGFR 基因有无突变，进一步决定是否口服小分子化合物酪氨酸激酶抑制药（TKI；吉非替尼或者厄洛替尼）。

● **如果患者出现大咯血应如何处理?**

答:肺癌大咯血,是肺癌最凶险的并发症之一,临床上也常见。一般一次咯血在100ml以上或24h内咯血大于500ml,称为大咯血。90%以上的大咯血来源于支气管动脉。大咯血的主要死因是窒息,其次是失血性休克。

大咯血的处理有以下几个方面。

(1)常规处理

① 体位:患侧卧位,禁止健侧卧位和坐位。

② 解除患者紧张情绪,鼓励患者尽量将血咯出,毋须强忍咽下,因过度紧张导致血压升高时,可少量应用镇静药。

③ 咳嗽剧烈的患者可用祛痰药或缓镇咳药,禁止使用吗啡等强镇咳药,对老年、体弱、肺功能中度减退以下患者,尽量不用镇咳药,避免抑制咳嗽反射而导致窒息。

④ 吸氧,保持呼吸道通畅。

⑤ 温凉饮食,保持大便通畅。

(2)止血药物 原则是针对不同止血机制选择、联合应用3~5种药物。

① 作用于血管或减少毛细血管通透性的药物:垂体后叶素,强烈收缩血管起止血作用,为最常用、最有效的止血药物;普鲁卡因、酚妥拉明通过扩张血管,降低肺循环压力而止血;卡巴克洛(安络血)、维生素C、芦丁等,降低毛细血管通透性,增加毛细血管抵抗力;肾上腺皮质激素有抗炎、抗过敏、降低毛细血管通透性作用。

② 作用于血小板和抗纤溶系统药物:酚磺乙胺(止血敏)能增加血小板循环量、血小板功能和血小板黏附性;巴曲酶(立止血)促进出血部位血小板聚集,有垂体后叶素禁忌证者可选用本药;氨基己酸、氨甲苯酸、氨甲环酸能抑制纤维蛋白溶解酶原的激活因子,阻止纤维蛋白溶酶的形成,抑制纤维蛋白溶解;亚硫酸氢钠甲萘醌、维生素K不直接参与止血,但是凝血酶原(凝血因子Ⅱ)合成的必需物质,并参与凝血因子Ⅶ、凝血因子Ⅸ、凝血因子Ⅹ的合成。

③ 其他药物:阿托品、山莨菪碱(654-2)主要是通过减少回心血量和肺循环血量,使肺动脉压降低而止血;云南白药可缩短凝血时间,有止血作用,可作为大咯血时的辅助用药。

(3)亚冬眠疗法 通过中枢镇静作用,扩张周围小动脉,减慢心率，从而降低肺循环压和支气管动脉压而达到止血目的。对于高度紧张患者及有垂体后叶素禁忌证者可以使用，禁用于呼吸功能差、呼吸衰竭、严重动脉硬化、严重肝肾功能障碍、血液病等。

（4）支气管镜　可用于局部用药止血，气囊导管止血，冷盐水灌洗止血。

（5）支气管动脉栓塞术　通过造影，对活动性出血小动脉栓塞。

（6）输血。

（7）肺切除术。

大咯血最紧急的状况是窒息，多由于血块阻塞主气管所致或血液广泛淹溺双肺，应立即采取抢救措施，最简单、最有效的方法之一是倒立患者，清除口咽部的积血，拍击背部，尽可能使气道内血液"倒出来"，达到恢复气管通畅的目的，如患者呼吸恢复，放平患者后高流量给氧，补充血容量，应用止血药物和呼吸兴奋药，也可用硬质气管镜或切开气管清除气道内积血。

● 治疗肺癌时，应如何使用小分子化合物酪氨酸激酶抑制药（TKI)？

答：大规模多中心随机对照Ⅳ期临床实验已证实了小分子化合物TKI能够显著延长患者的总生存率和提高疾控率。表皮生长因子受体（EGFR)-TKI（如吉非替尼、厄洛替尼和国产埃克替尼等）可考虑用于化疗失败者或无法接受化疗的非小细胞肺癌患者。对于 EGFR 基因突变检测阳性的患者，一线治疗也可选择 EGFR-TKI。

主任医师总结

对转移性或者局部晚期非小细胞肺癌（NSCLC）的治疗，应在循证医学的指引下，同时兼顾个体化的原则。但还要以综合治疗为基础。

（1）对于肺癌患者，在一线治疗上究竟是应该先进行化疗，还是直接口服 TKI。这个问题，2010 年的美国临床肿瘤学会（ASCO）会议的答案是应先进行一线化疗，进展后再口服 TKI。但是 2011 年 ASCO 指南认为在开始接受治疗前，晚期非小细胞肺癌患者应当进行肿瘤表皮生长因子受体（EGFR）的基因突变检测，然后根据检测结果决定一线治疗方案是选择 EGFR-TKI 还是化疗，EGFR 基因突变检测应当是 NSCLC 患者的标准检测，以便使其能够接受最佳治疗。

（2）对于肺癌伴有孤立转移灶的患者

① 孤立性脑转移而肺部病变又为可切除的非小细胞肺癌，脑部病

变可手术切除或采用立体定向放射治疗，胸部原发病变则按分期治疗原则进行。

② 孤立性肾上腺转移而肺部病变又为可切除的非小细胞肺癌，肾上腺病变可考虑手术切除，胸部原发病变则按分期治疗原则进行。

③ 对侧肺或同侧肺其他肺叶的孤立结节，可分别按两个原发瘤各自的分期进行治疗。

（3）对于初治患者，根据患者的机体状况、肿瘤的细胞学、病理学类型、侵及范围（临床分期）和发展趋向，采取多学科综合治疗模式，有计划、合理地应用手术、化疗、放疗和生物靶向等治疗手段，以期达到根治或最大程度控制肿瘤，提高治愈率，改善患者的生活质量，延长患者生存期的目的。

（4）如果出现肿瘤阻塞支气管，应考虑放疗及气管镜下新生物烧灼，必要的时候可以放置气管内支架，缓解气管阻塞。

（5）对于晚期肺癌患者，全身化疗不适于 PS 为 3 分或 4 分的患者，但这类患者如 EGFR 基因突变阳性可使用厄洛替尼或吉非替尼，并且厄洛替尼或吉非替尼可作为 EGFR 基因突变阳性患者的一线用药方案。对 EGFR 基因野生型或突变状况未知的Ⅳ期非小细胞肺癌，如果功能状态评分为 PS＝0～1 分，应当尽早开始含铂的两药全身化疗。对不适合铂类治疗的患者，可考虑非铂类两药联合化疗。PS＝2 的晚期非小细胞肺癌患者应接受单药化疗，但没有证据支持对 PS＞2 分的患者使用细胞毒类药化疗。在一线治疗期间或之后疾病进展的患者，单药多西他赛、培美曲塞或厄洛替尼、吉非替尼可作为二线药物。对于未用过 TKI 的患者，吉非替尼可作为三线治疗药物。在全身治疗基础上针对具体的局部情况可以选择恰当的局部治疗方法以求改善症状、提高生活质量。

（汪培钦 赵黎明）

参 考 文 献

[1] 葛俊波，徐永健. 内科学 [M]. 第 8 版. 北京：人民卫生出版社，2013.

[2] 陈灏珠，林果为. 实用内科学 [M]. 第 14 版. 北京：人民卫生出版社，2013.

[3] 俞森洋. 呼吸内科临床诊治精要 [M]. 北京：中国协和医科大学出版社，2011.

[4] World Health Organization. Treatment of tuberculosis guidelines [M]. Fourth edition. Nonserial Publication，2010.

[5] 中华医学会结核病学分会. 肺结核诊断和治疗指南 [J]. 中华结核和呼吸杂志，2001，24（2）：70-74.

[6] Nava S1，Hill N. Non-invasive ventilation in acute respiratory failure [J]. Lancet，2009，374（9685）：250-259.

［7］ 中华医学会重症医学分会. 机械通气临床应用指南（2006）［J］. 中国危重病急救医学，2007，19（2）：65-72.

［8］ 蔡柏蔷，李龙芸. 协和呼吸病学［M］. 第 2 版. 北京：中国协和医科大学出版社，2011.

［9］ 曹子昂. 2014 第一版 NCCN 小细胞肺癌治疗指南解读［J］. 中国医学前沿杂志（电子版）. 2013，5（12）：79-80.

［10］ 卫生部. 原发性肺癌诊疗规范（2011 年版）（一）［J］. 全科医学临床与教育. 2011，9（5）：486-489.

［11］ 卫生部. 原发性肺癌诊疗规范（2011 年版）（二）［J］. 全科医学临床与教育. 2011，9（6）：605-608.

［12］ Timmerman R1，Paulus R，Galvin J，et al. Stereotatic Body Radiation Therapy for Inoperable Early Stage Lung Cancer［J］. JAMA，2010，303（11）：1070-1076.

［13］ Pal SK，Figlin RA，Reckamp K. Targeted therapies for non-small cell lung cancer：an evolving landscape［J］. Mol Cancer Ther，2010，9（7）：1931-1944.

第二章 循环系统疾病

老年男性，反复胸闷、气促 5 年余，加重伴双下肢水肿 1 个月——高血压性心脏病，慢性心功能不全

⚙ [实习医师汇报病历]

> 患者，男性，75 岁，因"反复胸闷、气促 5 年余，加重伴双下肢水肿 1 个月"入院。查体：慢性病容，血压 140/80mmHg，颈静脉充盈，心率 110 次/分，律齐，心尖区可闻及 II/VI 级吹风样收缩期杂音，双肺呼吸音粗，肺底可闻及细湿啰音，双下肢中度水肿。患者高血压病史 20 年，平时血压控制欠佳，服药情况下 150～160/80～100mmHg。吸烟史三十余年，已戒 4 年余。外院心脏 B 超示左心室、左心房增大，室间隔增厚，二尖瓣中度反流，左心收缩功能减退，射血分数（EF）为 38%。心电图提示窦性心律，左心室高电压，ST-T 改变。入院初步诊断：高血压病 II 级（极高危），高血压性心脏病（心功能 III～IV 级）。

❓ 主任医师常问实习医师的问题

● **目前考虑的诊断是什么？**

答：高血压性心脏病，慢性心功能不全。

● **诊断为高血压性心脏病、慢性心功能不全的依据是什么？鉴别诊断是什么？**

答：（1）诊断依据

① 老年男性，高血压病史多年，且血压控制欠佳。

② 主诉为"反复胸闷、气促 5 年余，加重伴双下肢水肿 1 个月"。

③ 查体提示颈静脉充盈，心率快，心尖区可闻及 II/VI 级吹风样收

缩期杂音，肺底可闻及细湿啰音，双下肢中度水肿。

④ 外院心脏 B 超示左心室、左心房增大，二尖瓣中度反流，左心收缩功能减退，EF 38%。心电图提示窦性心律，左心室高电压，ST-T 改变。

（2）鉴别诊断

① 心脏瓣膜病：常有风湿性心脏病、退行性瓣膜病、二尖瓣脱垂等病史，心脏 B 超可提示瓣膜增厚、结构异常、钙化等改变。

② 缺血性心肌病：可出现心脏扩大，心功能不全等表现，常伴有胸闷、胸痛等缺血症状，有时心脏 B 超提示节段运动异常，冠脉 CT 血管造影（CTA）或者冠脉造影可明确诊断。

③ 扩张型心肌病：以心脏扩大、心力衰竭、心律失常、栓塞为基本特征，多数发病于 30～50 岁。

● **应做哪些检查？各有什么临床意义？**

答：脑钠肽（BNP）、心肌酶谱；胸部 X 线片；腹部 B 超；冠脉 CTA；心脏 MRI。

（1）脑钠肽（BNP）、心肌酶谱　BNP 可以协助明确心力衰竭的诊断以及病情评估，心肌酶谱有助于排除急性心肌缺血坏死，亦可协助评估病情。

（2）胸部 X 线片　有助于明确有无合并肺炎、是否典型心功能不全的肺部改变，初步示胸腔积液、心脏大小、肺动脉段突出等信息。

（3）腹部 B 超：主要用于协助判断腹腔积液、肝脾淤血等。

（4）冠脉 CTA：对于有冠心病危险因素、有胸痛症状或者怀疑缺血性心肌病的患者价值较大，但是高龄、肾功能不全者做此项检查需谨慎，防止造影剂肾病。

（5）心脏 MRI　主要用于心肌病的协助诊断以及各部分心肌代谢活性评估，从而指导治疗方案。

✾ ［住院医师补充病历］

老年患者，因"反复胸闷、气促 5 年余，加重伴双下肢水肿 1 个月"入院。此次发病前有"受凉"史，吸烟史三十余年，已戒 4 年余。外院心脏 B 超示左心室、左心房增大，室间隔增厚，二尖瓣中度反流，左心收缩功能减退，射血分数低。心电图提示窦性心律，左心室高电压，ST-T 改变（图 2-1）。胸部 X 线片提示肺淤血（图

2-2)。腹部 B 超提示肝囊肿。BNP＞9000pg/ml，心肌酶谱阴性。入院初步诊断：高血压病Ⅱ级（极高危），高血压性心脏病（心功能Ⅲ～Ⅳ级）。

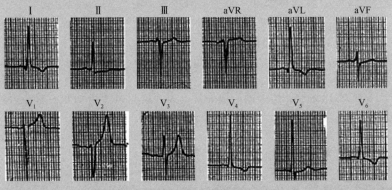

图 2-1　心电图

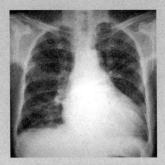

图 2-2　胸部正位 X 线片

主任医师常问住院医师的问题

● **纽约心脏病学会（NYHA）对慢性心力衰竭的心功能是怎么分级的？**

答：Ⅰ级：患者患有心脏病，但活动量不受限制，平时一般活动不引起疲乏、心悸、呼吸困难或心绞痛。Ⅱ级：心脏病患者的体力活动受到轻度的限制，休息时无自觉症状，但一般体力活动下可出现疲乏、心悸、呼吸困难或心绞痛。Ⅲ级：心脏病患者体力活动明显受限，小于平时一般活动即引起上述的症状。Ⅳ级：心脏病患者不能从事任何体力活动。休息状态下可出现心衰症状，体力活动后加重。

● 慢性心力衰竭急性发作的诱因有哪些？

答：（1）感染　感染可引起发热、心率加快，耗氧量加大，加重心脏负荷及毒素作用、抑制心肌舒缩功能而诱发心力衰竭。呼吸道感染还可因肺通气、换气障碍，使肺血管阻力增高，右心室负荷加重及缺氧而诱发心力衰竭。

（2）心律失常　快速型心律失常，因心肌耗氧量增加和心室充盈障碍，且因舒张期过短而妨碍冠状动脉血液灌流，故易诱发心力衰竭。

（3）其他诱因　如水、电解质和酸碱平衡紊乱、贫血、妊娠、分娩、过度劳累、情绪激动、输液过多过快、创伤及手术等均可诱发心力衰竭。

● 急性左心衰竭的处理原则有哪些？

答：（1）积极治疗原发病，消除心衰诱因。

（2）患者取坐位或半卧位，两腿下垂，高流量吸氧。

（3）开通静脉通路，利尿（如呋塞米）、扩血管（如硝酸酯类、硝普钠）、强心（如毛花苷 C），急性肺水肿可使用吗啡，如有呼吸抑制或诊断不清时禁忌，可用氨茶碱平喘。

（4）必要时可使用血管活性药物或选择其他正性肌力药物（如多巴胺、多巴酚丁胺、米力农等）。

（5）BiPAP 无创呼吸机可以改善氧合，从而有效改善临床症状。

 主任医师常问主治医师的问题

● β 受体阻滞药使用的时机及原则如何？

答：从 β 受体阻滞药（βB）发展的历史来看，βB 可以分为 3 代。第 1 代：非选择性 βB，与 β_1 或 β_2 受体亲和力相同，如盐酸普萘洛尔、噻马洛尔、纳多洛尔。第 2 代：选择性 β_1 受体阻滞药如阿替洛尔（氨酰心安）、比索洛尔、美托洛尔，但大剂量时也能阻断 β_2 受体。第 3 代：除 β 受体阻滞作用外，还有其他心血管作用，如卡维地洛、拉贝洛尔（柳苄心安）、奈必洛尔。β 受体阻滞药在充血性心力衰竭中的地位从禁忌到治疗基础，有着大量循证医学证据的支持，但在充血性心力衰竭治疗中有充分循证医学证据的 β 受体阻滞药仅有卡维地洛、比索洛尔及美托洛尔。心力衰竭患者伴有体液潴留，在充分利尿至干体重后，且临床症状明显改善，肺部啰音基本消失，可从小剂量开始加用 β 受体阻滞药，观察血压、心率等病情变化及患者反应，以 2～4 周剂量倍增的原则，逐步加至最大耐受剂量——即在逐步增量过程中患者无心力衰竭加重、体液潴留、症状性低血压、症状性心动过缓等严重危及患者生命的临床综合征，用药后清晨静息心率 50～60 次/分，且患者能够实际耐受的最大剂量。

● **药物治疗中，改善心力衰竭症状的药物和改善长期预后的药物种类分别有哪些？**

答：对于收缩性心力衰竭患者，β 受体阻滞药、ACEI/ARB 类和醛固酮受体拮抗药能改善心肌重构，从而改善长期预后；相对的，其他利尿药、洋地黄类、硝酸酯类、心肌代谢类及米力农、多巴胺等其他强心类药物目前无循证医学证据证明能改善疾病长期预后，只能改善临床症状。

● **心力衰竭患者心脏再同步化治疗（CRT）的指征是什么？**

答：（1）Ⅰ类适应证

① 窦性心律、QRS≥120ms 且呈完全性左束支传导阻滞（LBBB）图形、左心射血分数（LVEF）≤35%、预期存活寿命＞1 年、优化药物治疗后 NYHA 心功能Ⅲ～Ⅳ级者，推荐 CRT-P/CRT-D 以降低心力衰竭住院率和猝死风险（Ⅰ类适应证，证据级别：A）。

② 窦性心律、QRS≥130ms 且呈 LBBB 图形、LVEF≤30%、预期存活寿命＞1 年、优化药物治疗后 NYHA 心功能Ⅱ级者，推荐 CRT 甚至 CRT-D 以降低心衰住院率和猝死风险（Ⅰ类适应证，证据级别：A）。

（2）Ⅱa 类适应证

① 窦性心律、QRS≥150ms、LVEF≤35%、预期存活寿命＞1 年、优化药物治疗后 NYHA 心功能Ⅲ～Ⅳ级者，推荐 CRT-P/CRT-D 以降低心力衰竭住院率和猝死风险（Ⅱa 类适应证，证据级别：A）。

② 窦性心律、QRS≥150ms、LVEF≤30%、预期存活寿命＞1 年、优化药物治疗后 NYHA 心功能Ⅱ级者，推荐 CRT 甚至 CRT-D 以降低心力衰竭住院率和猝死风险（Ⅱa 类适应证，证据级别：A）。

③ 满足传统起搏适应证、LVEF≤35%、NYHA 心功能Ⅲ～Ⅳ级者，可应用 CRT 以降低心力衰竭恶化风险（证据级别：C）。

（3）Ⅱb 类适应证

① 房颤心律、QRS≥120ms、LVEF≤35％、预期存活寿命＞1 年、优化药物治疗后 NYHA 心功能Ⅲ～Ⅳ级者，若满足以下条件之一者可考虑 CRT-P/CRT-D 以降低心力衰竭恶化风险。

a. 固有心室率缓慢需要起搏。

b. 房室结消融后起搏依赖。

c. 静息心率≤60 次/分，活动时心率≤90 次/分（证据级别：C）。

② 满足传统起搏适应证、LVEF≤35％、NYHA 心功能Ⅱ级者，可考虑 CRT 治疗以降低心力衰竭恶化风险（证据级别：C）。

主任医师总结

对心力衰竭的治疗，应在积极病因治疗的基础上，在循证医学的指引下，同时兼顾个体化的治疗原则。

（1）关于慢性收缩性心力衰竭急性失代偿期（ADHF）β 受体阻滞药的使用　在 ADHF 的治疗过程中，首次应用 β 受体阻滞药或在剂量增加时可能因为其负性肌力作用而使临床症状恶化，心排血量降低，甚至可能诱发心功能不全（失代偿）。当患者需要正性肌力药物时，β 受体阻滞药有可能降低其药效。相应的临床证据很少，其中 B-CONVINCED 研究入选了 169 名因急性心力衰竭合并肺水肿入院且正在接受 β 受体阻滞药治疗的患者，随机分为继续服药组及停服药物组，结果表明，在症状加重、院内死亡、远期死亡和再住院率方面无差异，但在急性心力衰竭事件后 3 个月接受 β 受体阻滞药治疗的患者存活数，维持治疗组显著高于停药组，说明在 ADHF 中，如果不需要应用血管活性药物，继续维持应用 β 受体阻滞药并不会推迟临床症状的改善，具有良好的安全性和耐受性。结合临床经验，对于 ADHF 患者应先加强其他治疗，如增加利尿药的剂量（往往是暂时的），同时继续服用 β 受体阻滞药（经常使用低剂量），或短期静脉应用正性肌力药。对于生命体征不平稳的患者，应避免突然撤药，减量过程需缓慢，在紧急情况下，可以考虑暂时中断使用 β 受体阻滞药。

（2）顽固性心力衰竭的治疗　顽固性心力衰竭又称难治性心力衰竭（refractory heart failure，RHF），是指心力衰竭经常规治疗，包括去除诱因、休息、氧疗、限盐、强心、利尿、扩张血管等措施而效果较差，症状持续存在的情况，常需要持续静脉给药和（或）特殊非药物治疗。

① 静脉滴注多巴胺、多巴酚丁胺、米力农等正性肌力药和硝酸甘

油、硝普钠等血管扩张药，作为姑息疗法，可缓解短期（3～5天）症状，情况一旦稳定，改用口服治疗方案。如果容量负荷不能解除，必要时可考虑超滤治疗。

② 符合适应证者可以考虑置入 CRT 甚至 CRT-D，左心室辅助装置适用于内科治疗无效、长期依赖静脉正性肌力药物、LVEF＜25％、预期一年存活率＜50％，且不适于心脏移植术者。心脏移植适用于无其他可选治疗方法的重度心力衰竭患者，作为终末期心力衰竭的一种治疗方式，与传统治疗相比，它会增加生存率、改善运动耐量和生活质量。心脏移植的主要问题是移植排斥，这也是术后一年死亡的主要原因。免疫抑制药及并发症影响着长期预后。

（3）心力衰竭时常见的并发症及其治疗

① 呼吸道感染：较常见，由于心力衰竭时肺部淤血，易继发支气管炎和肺炎，必要时可给予抗生素。

② 血栓形成和栓塞：长期卧床可导致下肢静脉血栓形成，脱落后可引起肺栓塞。肺栓塞的临床表现与栓子大小有密切关系。小的肺栓塞可无症状或者仅表现为胸闷，大的肺栓塞可表现为突发呼吸急促、胸痛、心悸、咯血和血压下降，同时肺动脉压升高，右心衰竭加重。相应肺部呈现浊音，呼吸音降低伴有湿啰音，部分患者有胸膜摩擦音或胸腔积液体征，巩膜可有黄染，或有短暂心房颤动发作。巨大的肺动脉栓塞可在数分钟内导致心源性休克和猝死。心力衰竭伴有心房颤动者，易发生心房内血栓，栓子脱落而引起脑、肾、四肢或肠系膜动脉栓塞。长期卧床的患者应注意及时翻身，按摩肢体，做被动活动，预防血栓形成，对有栓子脱落引起动脉栓塞者，轻症者可用抗凝治疗，重症者考虑溶栓或介入治疗。

③ 心源性肝硬化：由于长期右心衰竭，肝脏长期淤血缺氧，小叶中央区肝细胞萎缩和结缔组织增生，晚期出现门静脉高压，表现为大量腹水、脾脏增大和肝硬化。经强心、利尿等治疗，腹水仍不减退，大量腹水影响心肺功能者，可行穿刺适量放液。

④ 电解质紊乱：常发生于心力衰竭治疗过程中，尤其多见于多次或长期应用利尿药后，其中低钾血症和失盐性低钠综合征最为多见。

a. 低血钾症：轻者全身乏力，重者可出现严重的心律失常，常加重洋地黄毒性，必须及时补充钾盐，轻症可口服氯化钾 3～6g/d，重者可用氯化钾 1～1.5g 溶于 5％ 葡萄糖液 500ml 内静脉滴注，必要时可重复给予。

b. 失盐性低钠综合征：由于大量利尿和限制钠盐摄入所引起，多发生在大量利尿之后。发病较急，出现软弱无力、肌肉抽搐、口渴及食欲缺乏等症状，严重者可有头痛、烦躁不安、意识不清；甚至昏迷等低钠性脑病表现。患者皮肤干燥、脉细速、尿量减少，甚至血压降低。化验：血钠、氯化物、二氧化碳结合力皆低，血细胞比容（HCT）增高。治疗：应不限制食盐，并可用 3‰氯化钠液 100～500ml 缓慢静脉滴入。

（汪沁沁）

老年男性，反复心悸 10 年，加重伴头晕
2 周——病态窦房结综合征

 ［实习医师汇报病历］

患者男性，64 岁，因"反复心悸 10 年，加重伴头晕 2 周"入院。既往有高血压病史，口服氨氯地平 5mg，1 次/日，血压控制稳定。10 年前开始无明显诱因出现心悸不适，未重视和就诊。近 2 周来心悸较前加重，伴有头晕，无黑矇和意识丧失，头晕时自测心率最低 31 次/分，外院心电图示窦性心动过缓，42 次/分。为进一步诊治来我院。入院诊断：病态窦房结综合征。

主任医师常问实习医师的问题

● **目前考虑的诊断是什么？诊断依据是什么？**

答：（1）诊断　窦性心动过缓（病态窦房结综合征?）

（2）诊断依据　反复心悸 10 年，加重伴有头晕，心率低于 50 次/分，心电图示窦性心动过缓。

● **鉴别诊断有哪些？**

答：（1）生理性心动过缓　常见于健康的青年人、运动员与睡眠状态。

（2）药物所致心动过缓　如美托洛尔（倍他乐克）、维拉帕米（异搏定）、洋地黄类药物、利血平等。

（3）房室传导阻滞　不同程度、不同位置的房室传导阻滞均可造成心动过缓，心电图可鉴别。

● **应做哪些检查?**

答：可行心电图检查，尤其是头晕发作时心电图或心电监护。还可行 24h 动态心电图。根据心电图的典型表现及临床症状与心电图改变存在明确的相关性，可以诊断。

✾ ［住院医师补充病历］

老年患者，既往有高血压病史，未服用 β 受体阻滞药等减慢心率的药物。阳性体征有心率减慢，40～50 次/分。查甲状腺功能未见明显异常。24h 动态心电图示平均心室率 45 次/分，最低 34 次/分，最高 86 次/分。

? 主任医师常问住院医师的问题

● **该患者目前的诊断是什么?**

答：心律失常，病态窦房结综合征。

● **病态窦房结综合征的常见病因有哪些?**

答：常见病因为心肌病、冠心病、心肌炎，亦见于结缔组织病、代谢或浸润性疾病，不少病例病因不明。

● **病态窦房结综合征的常见心电图表现有哪些?**

答：(1) 持续而显著的窦性心动过缓（低于 50 次/分），并且不是由药物引起。

(2) 窦性停搏和窦房传导阻滞同时并存。

(3) 心动过速-心动过缓综合征（快-慢综合征），在阵发性心房颤动或扑动、阵发性房性或房室交界性心动过速发作终止后，出现严重的窦性心动过缓、窦房传导阻滞或窦性停搏。

? 主任医师常问主治医师的问题

● **干扰诊断的因素有哪些? 需要如何鉴别诊断?**

答：(1) 干扰诊断的因素有药物、神经和代谢紊乱等因素。

(2) 鉴别诊断

① 引起窦性心动过缓的药物主要是各类抗心律失常药和洋地黄类

药物，此患者无相关药物服用。

② 为排除自主神经张力改变的影响，可做阿托品试验和异丙肾上腺素试验，若注射后心率不能增快达 90 次/分者提示窦房结功能低下。但阴性结果不能排除本征。对有青光眼或明显前列腺肥大的患者慎用。

③ 代谢紊乱最常见为甲状腺功能减退症，患者无相关病史，且甲状腺功能未见异常，暂不考虑。

● **还有哪些进一步的检查可以更加明确诊断？**

答：还可以进一步做窦房结功能测定。对于病态窦房结综合征患者，心房调搏方法测定的窦房结恢复时间（SNRT）和窦房传导时间（SACT）常显著延长超过正常高限。经食管或直接心房调搏检测窦房结功能是诊断病态窦房结综合征较可靠的诊断方法，特别是结合药物阻滞自主神经系统的影响，更可提高敏感性。

● **患者有置入心脏起搏器的指征吗？如果有，应该选择哪种类型？**

答：患者明确的具有病态窦房结综合征相关临床症状，具有置入永久性起搏器指征。置入类型可以考虑 P 波抑制型起搏器（AAI）型，但考虑到患者年龄较大，可能进展为双结病变，也可置入全自动（DDD）型。

主任医师总结

（1）病态窦房结综合征简称病窦综合征，又称窦房结功能不全，是由窦房结及其邻近组织病变引起窦房结起搏功能和（或）窦房传导功能障碍，从而产生多种心律失常和临床症状的一组综合征。病态窦房结综合征时，除窦房结的病理改变外，还可合并心房、房室交界处及心脏全传导系统的病理改变。其中，大多数患者在 40 岁以上出现症状，60～70 岁最多见。

（2）诊断明确后，可以采取以下治疗措施。

① 一般来说，药物治疗常较困难。其中，治疗快速型心律失常的药物可诱发缓型心律失常，如洋地黄、奎尼丁、普鲁卡因胺及 β 受体阻滞药等；而治疗缓慢型心律失常的药物常可诱发快速型心律失常，包括快速型室性心律失常，如异丙肾上腺素或麻黄素等，且常缺乏长期治疗作用。各种抗心律失常药物常有明显和不能耐受的副作用。故在药物治疗中要把握时机及控制剂量。

② 应尽可能明确病因：如冠状动脉明显狭窄者可行经皮穿刺冠状动脉腔内成形术、应用硝酸甘油等改善冠脉供血。对于急性心肌炎，则

可用能量合剂、大剂量维生素 C 静脉滴注或静注。

③ 对症治疗：对不伴快速型心律失常的患者，可试用阿托品、麻黄素或异丙肾上腺素，以提高心率，但通常无法持续应用。真正治愈还依赖于置入人工心脏起搏器，最好选用心房起搏或频率应答型起搏器。如有快速型心律失常，在此基础上可加用抗心律失常药以控制快速型心律失常发作。

（崔海明）

老年女性，腹胀、乏力 1 周，心悸伴双下肢水肿 1 天——心房扑动和心房纤颤

✿ ［实习医师汇报病历］

患者女性，64 岁，因"腹胀、乏力 1 周，心悸伴双下肢水肿 1 天"入院。既往有桥本甲状腺炎病史，甲状腺功能无异常。1 周前开始无明显诱因出现腹胀、乏力，未重视和就诊。入院前 1 天出现心悸，伴有双下肢水肿。今至我院门诊，查心电图（图 2-3）示房扑 2∶1 传导，心室率 150 次/分，进一步诊治收入病房。入院诊断：心房扑动。

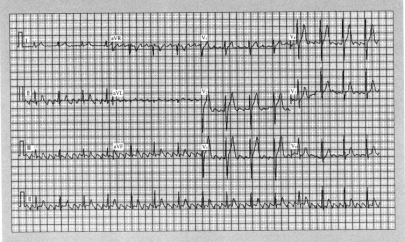

图 2-3　心电图（心房扑动）

主任医师常问实习医师的问题

● **目前考虑的诊断是什么?**

答:心房扑动;心功能不全。

● **心房扑动(房扑)的心电图特点是什么?**

答:(1)心房活动呈现规律的锯齿状扑动波称为 F 波,扑动波之间的等电线消失,在 Ⅱ、Ⅲ、aVF 或 V₁ 导联最为明显。典型房扑的心房率通常为 250~300 次/分。

(2)心室率规则或不规则,取决于房室传导比率是否恒定。

(3)QRS 波群形态正常,当出现室内差异传导、原先有束支传导阻滞或经房室旁路下传时,QRS 波群增宽、形态异常。

❀ [住院医师补充病历]

> 老年女性,既往无心脏病史,平素体健。入院时阳性体征有双下肺湿啰音,双下肺呼吸音弱,心浊音界向两侧扩大,心率 150 次/分,律齐,双下肢轻度水肿。查甲状腺功能未见明显异常。BNP>5000ng/ml。入院后予胺碘酮治疗,未能转律。心脏彩超示全心增大,EF 33%;监护过程中见窦性心律、房扑、房颤交替出现。华法林抗凝 3 周后复查心脏彩超示左心增大,EF 47%。行电生理检查+射频消融术,术中诊断心房扑动、心房颤动。行肺静脉电隔离术,术后 2 周复查心脏彩超示心腔大小正常,EF 59%。

主任医师常问住院医师的问题

● **房颤的心电图和临床特点是什么?**

答:心房颤动心电图的特点为 P 波消失,代之以不规则的心房颤动波,即 f 波,R-R 间期不等,QRS 波电压不等,可有心室融合波。临床检查特点是三个绝对不等:第一心音强弱不等,心率与脉搏不等,心率快慢不等。

● **胺碘酮的常见不良反应有哪些?**

答:(1)心血管方面的不良反应。

① 窦性心动过缓、一过性窦性停搏或窦房阻滞。

② 房室传导阻滞。

③ 偶有多形性室性心动过速，伴以 Q-T 间期延长。

④ 静注时产生低血压。

（2）甲状腺方面的不良反应可能有甲状腺功能亢进症或减退症。

（3）可能有肺间质或肺泡纤维性肺炎，也可引起间质性肺炎或肺泡炎。

主任医师常问主治医师的问题

● 患者考虑哪种类型的心肌病？诊断依据是什么？

答：首先考虑心律失常性心肌病，患者具有明确的心动过速，心房扑动 2：1 传导，心室率 150 次/分左右，持续超过 24h；患者有腹胀、乏力等心力衰竭症状，有双肺底湿啰音、双侧少量胸腔积液、双下肢水肿及脑钠肽（BNP）明显增高等全心衰竭的依据，心脏彩超示全心增大，EF 33%，利尿治疗有效，且心力衰竭症状与心率快具有一定的相关性，故考虑心律失常性心肌病，确诊有待进一步控制心室率后观察。

其次考虑扩张型心肌病，患者具有"大（全心增大）乱（心房扑动）衰（心力衰竭）"的特点，如果能排除其他类型的心肌病，可以考虑扩张性心肌病。

● 最终诊断是什么？

答：心律失常；心房扑动；心房纤颤；心律失常性心肌病；心功能Ⅲ级。

● 房颤的治疗原则有哪些？

答：（1）恢复窦性心律　只有恢复窦性心律（正常心律），才能达到完全治疗房颤的目的，所以对于任何房颤患者均应该尝试恢复窦性心律的治疗方法。

（2）控制快速心室率　对于不能恢复窦性心律的房颤患者，可以应用药物减慢较快的心室率。

（3）防止血栓形成和脑卒中　房颤时如果不能恢复窦性心律，可以应用抗凝药物预防血栓形成和脑卒中的发生。

（4）对于某些疾病，如甲状腺功能亢进症（甲亢）、急性酒精中毒、药物所致的房颤，在去除病因之后，房颤可能自行消失，也可能持续存在。

● **如何选择房颤的药物治疗和非药物治疗？**

答：（1）药物治疗

① 转复窦性心律（正常节律）药物：主要有普罗帕酮、伊布利特和胺碘酮等，对于新发房颤，因其在48h内的自行复窦的比例很高（24h内约60％），可先观察，也可采用药物复律。房颤已经持续大于48h而小于7天者，静脉药物转律成功率可达50％。房颤发作持续时间超过一周（持续性房颤）药物转律的效果大大降低。

② 控制心室率（频率控制）的药物：β受体阻滞药、钙通道拮抗药（如维拉帕米和地尔硫䓬）可有效用于房颤时的心室率控制，尤其对于运动状态下的心室率的控制优于地高辛，和地高辛合用的效果也优于单独使用。尤其多用于无器质性心脏病或左心室收缩功能正常以及伴有慢性阻塞性肺疾病的患者；洋地黄是在紧急情况下控制房颤心室率的一线用药，目前临床上多用于伴有左心衰竭时的心室率控制；胺碘酮可降低房颤时的心室率，不建议用于慢性房颤时的长期心室率控制，只是在其他药物控制无效或禁忌时、在房颤合并心力衰竭需紧急控制心室率时可首选胺碘酮与洋地黄合用。

（2）非药物治疗　房颤的非药物治疗包括电转复（转复窦性心律）、射频消融治疗和外科迷宫手术治疗（彻底根治房颤）。

● **具体的治疗方案是什么？**

答：第一步控制心力衰竭（利尿、强心）、减慢心室率（地高辛、美托洛尔、地尔硫䓬）、充分抗凝（华法林，将INR控制在2～3）。第二步，抗凝3周后行电生理检查＋射频消融术，术后根据心功能恢复情况，逐渐停用利尿药、地尔硫䓬、地高辛，继续抗凝至少4周。

主任医师总结 ....

（1）此患者在诊治初期，非常具有迷惑性，到底是心肌病导致的心动过速还是心动过速导致的心肌病，需要仔细鉴别。患者此前无明显不适症状，近1周来才出现腹胀、乏力等不适，近1天才出现心悸不适，查体提示双下肺湿啰音，双下肺呼吸音弱，心浊音界向两侧扩大，心率150次/分，律齐，双下肢轻度水肿。一般来说，扩张型心肌病往往有个逐渐加重的过程，患者虽然符合"大乱衰"的特点，但病程短，发病急，进展迅速，更符合心律失常性心肌病的诊断。当然，经过治疗以后，心功能迅速恢复，尤其是射频消融术后，患者恢复窦性心律，经过一段时间休息，心功能已恢复正常，各心腔大小正常，进一步证实心律失常是因，心肌改变是果。

（2）房扑和房颤均是心房内的快速型异位性心律失常，有人认为房扑是在房性心动过速与心房颤动之间的中间型，但实际上就其心内电生理机制来说，还是有较大的不同，房扑通常是所谓的"大环"折返，周期规则且较长，在200ms左右；而房颤往往都是小而紊乱的折返，周期短且不规则。也因为此，在电复律时房颤需要的能量较房扑高。两者的症状和并发症比较类似，最大的风险在于栓塞。因此，对于大部分房扑、房颤，抗凝治疗是必要的，具体可以根据CHADS2VAS评分进行判断。抗凝药物的选择方面，除了传统的华法林之外，达比加群、利伐沙班、阿哌沙班等新型口服抗凝血药也为ⅠB类推荐。

（崔海明）

中年女性，反复头晕1周——房室传导阻滞

❀ ［实习医师汇报病历］

　　患者女性，51岁，因"反复头晕1周"入院。既往有高血压病史，口服卡托普利25mg，1次/日，血压控制可。1周前开始无明显诱因出现头晕，无胸痛、气促、黑矇和意识丧失，无感觉和活动障碍。当地医院就诊，听诊示心动过缓，心电图示窦性心动过速、Ⅱ度房室传导阻滞、间歇性左束支传导阻滞（完全性或不完全性）。为进一步诊治来我院门诊。查心电图（图2-4）示窦性心律、Ⅱ度房室

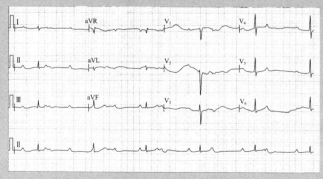

图2-4　心电图示房室传导阻滞

传导阻滞（大部分呈 2∶1 房室传导）、间歇性完全性左束支传导阻滞。入院诊断：Ⅱ度房室传导阻滞。

 主任医师常问实习医师的问题

● **目前考虑的诊断是什么？诊断依据是什么？**

答：（1）诊断　心律失常；Ⅱ度房室传导阻滞；完全性左束支传导阻滞。

（2）诊断依据　主要根据患者头晕症状和多次心电图检查示Ⅱ度房室传导阻滞，完全性左束支传导阻滞。

● **Ⅱ度房室传导阻滞如何分型？此患者是哪种类型？**

答：Ⅱ度房室传导阻滞分为Ⅰ型（文氏或称莫氏Ⅰ型）和Ⅱ型（莫氏Ⅱ型）。Ⅱ度Ⅰ型房室传导阻滞是最常见的Ⅱ度房室传导阻滞类型，是指从心房到心室的传导时间逐渐延长，直到有一个心房的激动不能传递到心室。Ⅱ度Ⅱ型房室传导阻滞是指心房的激动突然阻滞不能下传至心室，心电图表现为 QRS 波群有间期性脱漏。此患者为 2∶1 房室传导，无法分型。

● **应做哪些检查？**

答：可行 24h 动态心电图。根据心电图的典型表现及临床症状与心电图改变存在明确的相关性，可以诊断。

✿ ［住院医师补充病历］

中年女性，既往有高血压病史，未服用 β 受体阻滞药和洋地黄等减慢心率的药物。阳性体征有心率减慢，40～50 次/分。查甲状腺功能、心肌酶等未见明显异常。入院后查 24h 动态心电图示窦性心律、交界性逸搏心律、多发室性早搏，部分呈二联律，Ⅲ度房室传导阻滞。

 主任医师常问住院医师的问题

● **房室传导阻滞的常见病因有哪些？**

答：（1）以各种原因的心肌炎症最常见，如风湿性心肌炎、病毒性心肌炎和其他感染。

（2）迷走神经兴奋，常表现为短暂性房室传导阻滞。

（3）药物不良反应可能导致心率减慢，如地高辛、胺碘酮、普罗帕酮（心律平）等，多数房室传导阻滞在停药后消失。

（4）各种器质性心脏病，如冠心病、风湿性心脏病及心肌病。

（5）高钾血症、尿毒症等。

（6）特发性传导系统纤维化、退行性变（即老化）等。

（7）外伤、心脏外科手术或介入手术及导管消融时误伤或波及房室传导组织时可引起房室传导阻滞。

● **房室传导阻滞的临床表现有哪些？**

答：根据阻滞程度和部位不同，临床表现也不同。Ⅰ度房室传导阻滞的患者通常无症状。Ⅱ度Ⅰ型房室传导阻滞的患者可以无症状，如有症状多为心悸或是心搏暂停的感觉。Ⅱ度Ⅱ型房室传导阻滞的患者可以无症状，也可以表现为心悸、头晕等不适。Ⅲ度房室传导阻滞的患者其症状与心室率的快慢和伴随疾病相关，患者可感到疲倦、乏力、头晕、晕厥、心绞痛等，如并发心力衰竭时会有胸闷、气促及活动受限。以上三种类型的房室传导阻滞可以随着病情的进展发生转化。当Ⅰ、Ⅱ度房室传导阻滞突然进展为Ⅲ度房室传导阻滞时，因心室率突然减慢导致脑缺血，患者可能出现意识丧失、抽搐，严重者可致猝死。Ⅱ度Ⅰ型房室传导阻滞较少发展为Ⅲ度房室传导阻滞。

主任医师常问主治医师的问题

● **什么是高度房室传导阻滞？有何特点？**

答：高度房室传导阻滞是指房室传导比例超过 2：1 的房室传导阻滞。心电图检查特点如下：①可以有各种房室传导比例，一般均＞2：1，偶数比例（如 4：1，6：1）比奇数比例（如 3：1，5：1）多见。在出现心律失常时，诊断高度房室传导阻滞的房室比例应为：窦性心律时，房室传导比例应大于 2：1；房性心动过速时，房室传导比例应在 4：1以上；心房扑动时，房室传导比例应在 5：1 以上。房室比例可固定或不固定，固定在 6：1 以上者少见。房室传导比例易变，在 2：1 房室传导或 3：2 文氏型房室传导阻滞，如出现隐匿性传导，则可以 3：1 高度房室传导阻滞形式出现。它与因阻滞性的传导中断所致的真正的 3：1

高度房室传导阻滞，在体表心电图上是无法鉴别的。②下传的 P-R 间期可以正常，也可延长，但大多是固定的，若 P 波出现在相对不应期的不同阶段（R-P 间期长短不一）而使传导延缓的程度有所不同，可使 P-R 间期不固定。③可不伴有或伴有逸搏、逸搏心律。不伴有逸搏时，P 波的数目恰为 QRS 波群数目的倍数，通常为 3 倍或 4 倍；伴有逸搏、逸搏心律时，逸搏多为房室交接性的，室性逸搏少见，如为连续性的逸搏心律时，P 波与逸搏无关，形成不完全性房室脱节，可出现心室夺获或室性融合波。④R-R 间期几乎总是不规则的，因为除了个别下传搏动外，常发生交接性或室性逸搏，仅当房室传导比例恒定，且无逸搏发生，R-R 间期才是规则的。高度房室传导阻滞患者可因心室率过慢出现晕厥、心绞痛、低血压、阿-斯综合征和猝死等并发症。

● **此患者应该如何治疗？**

答：患者是Ⅲ度房室传导阻滞患者，具有置入永久性起搏器指征。置入的类型首选 DDD 型，VAT 模式（房室全能型、心房同步、心室起搏心脏起搏器），可以根据患者自身窦性心律进行起搏，更具生理性。也可考虑较为简单的心室起搏、心室感知抑制型（VVI 型）。

主任医师总结

（1）心脏电激动传导过程中，发生在心房和心室之间的电激动传导异常，可导致心律失常，使心脏不能正常收缩和泵血，称为房室传导阻滞。房室传导阻滞可发生在房室结、希氏束及束支等不同部位。

（2）严重的Ⅱ度Ⅱ型和Ⅲ度房室传导阻滞可使心室率显著减慢，伴有明显症状（如晕厥、意识丧失、阿-斯综合征）发作时，需要置入起搏器治疗，以免发生长时间心脏停搏，导致生命危险。

（3）起搏器可分为单腔、双腔、三腔起搏器。对于房室传导阻滞的患者，如经济条件许可，最好置入双腔起搏器，这样接近正常的心房先收缩、心室后收缩的功能。但如果经济困难，单腔起搏器也能救命。如果合并心力衰竭，可考虑置入三腔起搏器。

（4）置入永久性起搏器的适应证如下。

① 伴有临床症状的任何水平的高度或完全性房室传导阻滞。

② 束支-分支水平阻滞，间歇发生Ⅱ度Ⅱ型房室传导阻滞，且有症状者。

③ 病态窦房结综合征或房室传导阻滞，心室率经常低于 50 次/分，

有明显临床症状，或是间歇发生心室率低于 40 次/分，或由动态心电图显示有长达 3s 的 RR 间期（房颤患者长间歇可放宽至 5s），虽无症状，也应考虑。

④ 有窦房结功能障碍和（或）房室传导阻滞的患者，因其他情况必须使用减慢心率药物时，为保证适当的心室率，应置入起搏器。

（崔海明）

中年男性，运动后心悸、胸闷、冷汗 4 个月余——室性心动过速

［实习医师汇报病历］

患者男性，38 岁，因"运动后心悸、胸闷、冷汗 4 个月余"入院。既往无慢性病史。4 个月前踢球后忽然出现心悸、胸闷、冷汗，伴黑矇、四肢乏力，有恶心，无呕吐，休息 5min 后好转。此后剧烈运动后仍有类似发作，最近一次持续半小时未缓解，送至当地医院急诊，心电图（图 2-5）示室性心动过速，心率达 229 次/分。予电复律治疗，复查心电图示窦性心动过缓、ST 段改变。入院诊断：阵发性室性心动过速。

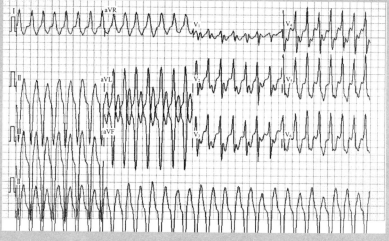

图 2-5　心电图（室性心动过速）

❓ 主任医师常问实习医师的问题

● 目前考虑的诊断是什么？诊断依据是什么？

答：（1）诊断　阵发性室性心动过速。

（2）诊断依据　患者多次运动后出现心悸、胸闷、冷汗，伴黑矇、四肢乏力，有恶心无呕吐，发作逐渐加重，最近一次难以自行终止，电复律治疗成功。发作时心电图示室性心动过速。

● 室性心动过速心电图有何特点？

答：（1）连续出现 3 次或 3 次以上的室性早搏，宽大畸形的 QRS 波群（时间≥0.12s），频率在 140～200 次/分，节律均齐或稍不均齐。

（2）T 波与 QRS 主波方向相反。

（3）如能发现窦性 P 波，则窦性 P 波频率较慢，P 波与 QRS 波无关。

（4）可见心室夺获和（或）室性融合波。

（5）具有起止突然的特点，每次以期前收缩的形式开始，以代偿间歇的形式结束。

● 鉴别诊断是什么？

答：（1）合并下列情况之一者可能提示为阵发性室上性心动过速

① 无器质性心脏病，心动过速反复发作，发作时对心脏功能影响不严重。

② 发作以提前的 P 波开始，P 波与 QRS 波群有关，说明激动起源于心房或房室交界区。

③ 阵发性心动过速时节律绝对规整。

④ 心动过速发作前后，窦性激动的 QRS 波群亦宽大畸形并与发作时形态相同。

⑤ 按压颈动脉窦时，可能为立即恢复窦律或无反应。

（2）合并下列情况之一可能为阵发性室性心动过速

① 原有严重的器质性心脏病，心动过速发作后迅速出现心力衰竭或休克。

② 发作以提早的宽大畸形的 QRS 波群开始，之前无相关 P 波。

③ R-R 间隔不太规则。

④ 房室脱节，房率＜室率。

⑤ 发作间歇时可见同源性室性期前收缩。

⑥ 出现心室夺获和室性融合波（该特征出现，基本确诊为阵发性室性心动过速）。

⑦ 出现多源、双向及扭转型室性心动过速。

⑧ 按压颈动脉窦对心率无影响。

［住院医师补充病历］

> 患者男性，既往无心脏病史和猝死家族史。查体无阳性发现。近期无感冒、腹泻等感染性疾病，无药物服用史。入院后查三大常规、肝肾功能、电解质、甲状腺功能等未见异常。心脏彩超示二尖瓣前叶轻度钙化伴轻度关闭不全。24h 动态心电图示窦性心动过缓伴不齐（最慢 39 次/分，最快 96 次/分），偶发房性早搏（房早）。冠脉 CTA 示左前降支中段桥血管。电生理检查诱发室速、室性扑动（室扑），心室率达 300 次/分，建议置入自动转复除颤器（ICD），患者拒绝。

主任医师常问住院医师的问题

● **该患者目前的诊断是什么？**

答：心律失常；阵发性室性心动过速；阵发性室性扑动。

● **阵发性室性心动过速还应该与哪些室上性心动过速进行鉴别？如何鉴别诊断？**

答：主要与以下两种类型进行鉴别。

（1）逆向型房室折返性心动过速 逆向型房室折返性心动过速，即经房室旁道前传的房室折返性心动过速。心房激动经房室旁道下传心室，心室激动再从房室结逆传心房，心室系由旁路下传的激动兴奋，故 QRS 波宽大、畸形，其频率在 220 次/分以上。而室性心动过速的频率多在 100~220 次/分，超过 220 次/分者比较少见。但在发作时实际上无法肯定地鉴别，恢复窦性心律时可见预激波更支持逆向型房室折返性心动过速。

（2）预激综合征（预激）合并房颤 预激综合征发生房颤时，出现宽大畸形的 QRS 波心动过速，但也有窄 QRS 波群出现或心室融合波，使心电图前、后部 QRS 波形态发生变化。房颤合并预激时，由于基础心律为房颤 P 波消失，R-R 间距绝对不等，恢复窦性心律后，心电图可见预激波。房颤合并预激综合征（W-P-W 综合征），房颤常由室房折返引起，消融旁路治疗后，多数患者不再发生房颤。

● **室性心动过速的治疗原则有哪些？**

答：（1）一旦发生室性心动过速，应立即终止发作。

（2）消除诱因，注意低钾血症、洋地黄药物的使用。

（3）积极治疗原发病，如纠正心力衰竭，心肌梗死后室壁瘤的治疗等。

（4）预防室性心动过速的复发，在室性心动过速终止后，应使用药物或非药物措施预防室性心动过速的复发。

（5）防治心脏病猝死。

❓ 主任医师常问主治医师的问题

● **如何选择室性心动过速的治疗药物？**

答：终止持续性室性心动过速首选的方法是立即静脉注射抗心律失常药物。

（1）对于单形性室性心动过速或 QT 间期正常的多形性室性心动过速，一般采用静脉注射药物。常用药物有利多卡因、胺碘酮、普罗帕酮，选择其中之一，有效则可继续滴注上述药物。

（2）多形性室性心动过速的处理方法类似于单形性，但要仔细寻找可能存在可逆性原因，如药物副作用和电解质紊乱，特别是尖端扭转型室性心动过速，多发生在 Q-T 间期延长时。治疗除针对病因外，可采用异丙肾上腺素、阿托品静脉注射，或快速人工心脏起搏，忌用Ⅲ类抗心律失常药物，如胺碘酮等。静脉给予大剂量硫酸镁，对低镁血症及血镁正常的难治性室性心动过速（室速）和室颤、尖端扭转型室速、洋地黄中毒患者均有效。对没有洋地黄中毒的患者使用镁制剂可能产生低钾血症，所以同时需要补钾。

● **室性心动过速的非药物治疗有哪些方法？**

答：（1）直流电复律　原理是使折返环内所有的细胞均被去极化后，产生了心电的同一性，折返环也就不复存在。大量实践证明，直流电复律是终止室性心动过速十分安全有效的治疗措施，在许多情况下应作为首选措施，方便且效率高。

（2）射频消融术　目前主要用于治疗特发性室速、束支折返性室速等，手术并发症少，并可以根治室速。对于并发心脏结构性病变，如扩张型心肌病，心动过速的起源点常是较弥漫性的病变，射频消融比较困难，对于心肌梗死后的室性心动过速，射频消融治疗有一定效果。

（3）置入埋藏式心脏复律除颤器　能立即有效地终止室性心动过速的发作，而且是迄今为止降低心脏性猝死的最有效手段。

（4）外科手术　对于一些顽固性室性心动过速可行外科手术治疗，如室壁瘤切除术、部分切除扩大的左心室等。

● **目前患者的治疗方案是什么？**

答：（1）电生理检查诱发室速、室扑，难以消融治疗。

（2）建议患者置入 ICD 预防猝死，患者拒绝。

（3）予美托洛尔（倍他乐克）治疗，减少室速发生率。

（4）建议勿从事高危职业（高空作业、驾驶等），勿剧烈运动。

（5）如有不适，及时就诊。

主任医师总结

室性心动过速（VT）是指发生在希氏束分叉以下的束支、心肌传导纤维、心室肌的快速型心律失常，Wellens 将其定义为：频率超过 100 次/分，连续 3 个或 3 个以上的自发性室性电除极活动，包括单形性非持续性和持续性室性心动过速以及多形性室性心动过速，如果是心脏电生理检查中心脏电刺激所诱发的室性心动过速，则必须是持续 6 个或 6 个以上的快速型心室搏动（频率＞100 次/分）。室性心动过速可以起源于左心室及右心室，持续性发作时的频率常超过 100 次/分，并可发生血流动力学状态的恶化，可能蜕变为室扑、室颤，导致心源性猝死，需要积极治疗。根据不同的类型，其特点和治疗方法也不尽相同。

（1）特发性室性心动过速　为症状较轻的一类室性心动过速，多发生于正常人，尤其是青年人，这类患者经过各种检查未发现有器质性心脏病，流行病学调查表明此类患者极少出现晕厥或猝死，预后较好。大多数可通过导管消融治愈。

（2）早搏型室性心动过速　由于室性早搏引起的室性心动过速，在心电图胸导联 V_1 呈右束支阻滞图形，在 II、III、aVF 导联呈左前分支阻滞图形，QRS 波群时间正常或稍增宽。

（3）右室发育不良性心动过速　这是一种以右心室源性的心动过速

为主要表现的疾病，叫做右室发育不良，多见于男性患者。这一类疾病的右心室的心肌被脂肪及纤维组织所代替，右心室有一处或多处呈圆顶型扩张，位于右心室流出道的前方、右心室尖部及膈面形成三角形右室发育不良的区域。患者有充血性心力衰竭，这类患者易发生室性心动过速，在其心电图上 QRS 波型多呈左束支阻滞图形。

（4）尖端扭转型室性心动过速　这是一种特别严重的心动过速，它能危及患者的生命。产生这一类心律失常的原因很多，电解质紊乱，如低钾血症、低镁血症等；心脏内疾病，如病态窦房结综合征、完全性房室传导阻滞、心肌梗死、心肌病、心肌炎等；自主神经严重失调、颅脑疾病、有机磷中毒、先天性 Q-T 间期延长综合征（有或无耳聋）、颈部手术后遗症、慢性病毒感染等。电生理研究证明，其由多处电兴奋或多路微折返循环串联而成。抗心律失常药物本身也会引起这种心电综合征，在心电图上这类心律失常的 QRS 波群的形态、振幅不断变化，隔 3～10 次心搏扭转其方向（电轴偏移 180°），即围绕基线扭转其波峰的方向。

（崔海明）

青年男性，发作性心悸、胸闷 3 年，再发 6 天——阵发性室上性心动过速

[实习医师汇报病历]

患者男性，27 岁，因"发作性心悸、胸闷 3 年，再发 6 天"入院。3 年前开始剧烈运动后突然出现心悸、胸闷不适，持续 5～20min，休息后可突然停止，过程中无头晕、黑矇和意识丧失。6 天前再次发作，症状如前，至当地医院就诊，心电图检查示阵发性室上性心动过速（图 2-6）。现为进一步诊治就诊。

主任医师常问实习医师的问题

目前考虑的诊断是什么？诊断依据是什么？

答：（1）诊断　阵发性室上性心动过速（PSVT）。

（2）诊断依据　反复发作性心悸、胸闷，具有突发突止的特点，无血流动力学改变，可自行停止。心电图示阵发性室上性心动过速。

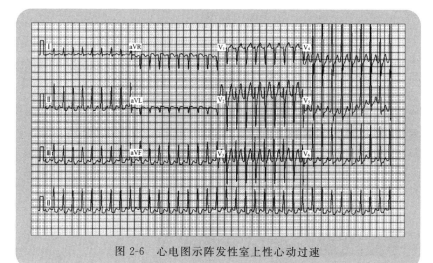

图 2-6 心电图示阵发性室上性心动过速

● **阵发性室上性心动过速的心电图有何特点？**

答：（1）心率 150～250 次/分，节律规则。

（2）QRS 波群形态与时限正常，但发生室内差异性传导、原有束支传导阻滞或预激综合征时，QRS 波形可不正常。

（3）无清晰的 P 波或者 P 波为逆行性（Ⅱ、Ⅲ、aVF 导联倒置），并与 QRS 波保持恒定关系。

（4）起始突然，通常由一个房性期前收缩触发，其下传的 PR 间期显著延长，随之引起心动过速发作。

❀ ［住院医师补充病历］

> 患者青年男性，既往无慢性病史，查体无阳性发现。发作时干呕或将脸浸入冷水可促使心动过速终止。入院后行心内电生理检查，诊断为房室结折返性心动过速，行射频消融治疗。

？ 主任医师常问住院医师的问题

● **该患者目前诊断是什么？**

答：房室结折返性心动过速。

● **阵发性室上性心动过速如何分型?**

答：阵发性室上性心动过速通常分为两种类型，即房室结折返性心动过速（AVNRT）和房室折返性心动过速（AVRT）。房室结折返性心动过速是由房室结具有快慢两条或多条传导通路引起的折返而发生心动过速的，而房室折返性心动过速是由于房室之间除有正常的传导通路之外，还存在旁道，从而形成折返。

根据旁道的不同该型还可分为典型预激综合征（W-P-W 综合征）和隐匿性预激综合征。W-P-W 综合征是由位于房室沟的 Kent 束参与的折返环引起的心动过速，其中有 90% 为由房室结顺传，而由旁道逆传，有 10% 为相反的反向，出现宽大的 QRS 波；隐匿性预激综合征是指房室旁道只有逆传功能而无前传功能。

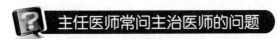 主任医师常问主治医师的问题

● **如何通过心电图鉴别阵发性室上性心动过速的类型?**

答：主要根据心电图上逆行 P′波的位置（与 QRS 的关系）来鉴别阵发性室上性心动过速的类型。

（1）ECG 上看不到 P′，多考虑 AVNRT。

（2）P′波位于 QRS 之间，R-P′<P′-R，多见于 AVRT，少数见于 AVNRT。

（3）P′位于 QRS 之间，R-P′>P′-R，多见于房速，亦可见于持续性交接区折返性心动过速（PJRT）及 AVNR 型。

（4）假 r′波及假 S 波　在 QRS 波群小的导联对比发作与静息 ECG 能识别，多见于 AVNRT，少数间隔旁或右道侧旁道参与的 AVRT。

● **阵发性室上性心动过速非手术治疗方法有哪些?**

答：（1）刺激迷走神经末梢的方法　此法多适用于青年人，老年人不用。

① 请患者屏气后用力呼气。

② 刺激咽部引起恶心。

③ 指压或按摩颈动脉窦，先试右侧 10s，如无效再试左侧 10s，切勿两侧同时加压，以免引起大脑缺血。此方法必须由医师操作。

④ 指压眼球，也是先右后左，每次不超过 10s，不能用力过猛，否则有引起视网膜脱离的危险。

（2）药物治疗

① 维拉帕米（异搏定）静脉注射，患者 2 周内未用 β 受体阻滞药者可作首选。

② 毛花苷 C（西地兰）对于 PSVT 伴心功能不全者应首选，但预激综合征有 QRS 波宽者禁用。

③ 胺碘酮加葡萄糖液，静脉注射，效果较毛花苷 C（西地兰）快，比维拉帕米（异搏定）慢，但副作用极少，原因是相当多的室上性心动过速系经房室结折返性，而静脉注射胺碘酮主要作用在房室结上，故可阻断阵发性室上性心动过速（PSVT）。

④ 三磷腺苷（ATP）对窦房结和房室结均有明显抑制作用，对经房室交界区折返的 PSVT 有效。该药半衰期很短，仅有 30s，故若无效，3～5min 后可重复静脉注射。为防止严重窦性静止、房室传导阻滞，可与阿托品联合静脉推注。老年人及病态窦房结综合征者禁用。

（3）超速或配对起搏　各种药物治疗无效者，可经食管或心房内超速或配对起搏以中止心动过速发作。

（4）紧急情况时，如急性心力衰竭、休克等，有条件可用同步直流电复律。

主任医师总结

（1）阵发性室上性心动过速（PSVT）是指起源于心房或房室交界区的心动过速，大多数是由于折返激动所致。通常分为 AVNRT 和 AVRT 两种类型。常见于冠心病、心肌梗死、缺氧血症、低钾血症、预激综合征、心力衰竭、慢性阻塞性肺疾病、其他各种器质性心脏病或伴有心房扩大者、洋地黄或其他药物毒性作用、甲状腺功能亢进症等，亦可见于无任何病因或由于情绪激动、过度疲劳、吸烟、饮酒诱发。

（2）PSVT 具有突发突止的特点，心率可达 150～250 次/分，常感心悸、胸闷，但通常无血流动力学改变。刺激迷走神经往往有效，心电图通常可明确诊断，但对鉴别类型敏感性欠佳，抗心律失常药物一般有效。

（3）需要注意一种特殊类型，即预激综合征伴房颤，这时往往是一种恶性发作，需要及时处理，必要时行电复律。

（4）电生理检查和射频消融治疗是指南推荐的治疗 PSVT 的一线方法，具有成功率高、复发率低和并发症少的特点，已经广泛应用于临床。对于明确的 PSVT 或者疑诊 PSVT 的患者，均可行电生理检查明确诊断，明确诊断后可获得 95％以上的治愈率。

（崔海明）

老年男性，剑突下疼痛伴大汗、呕吐 3h——急性心肌梗死（AMI）

❀ ［实习医师汇报病历］

　　患者男性，76 岁，退休工人。因"剑突下疼痛伴大汗、呕吐3h"急诊入院。入院前于 2014 年 2 月 25 日下午 15 时步行时突感剑突下疼痛，数分钟后自行缓解，16 时再次出现剑突下疼痛，持续性，伴大汗，伴向肩背部放射，胃部酸胀、恶心，自服"奥美拉唑、铝碳酸（达喜）"后无明显缓解，伴心悸、气促。疼痛持续 2h 不缓解，出现乏力、头晕、黑曚、短暂意识丧失，无抽搐、口吐白沫及大小便失禁。由急救车送至我院急诊，急诊行心电图提示"房室传导阻滞、ST 段抬高"，以"急性心肌梗死"收入心内科。既往有 2 型糖尿病史 5 年，服用"格列美脲"治疗（剂量不详），空腹血糖控制于 7.2mmol/L，餐后血糖未测。否认高血压病史，平时测血压 130/70mmHg 左右，无其他慢性疾病病史。吸烟 40 年，每天 20～30 支。入院查体：体温（T）37.0℃，脉搏（P）45 次/分，呼吸（R）16 次/分，血压（BP）85/55mmHg，一般情况差，急性病容，表情痛苦，轮椅推入病房，神志清楚，检查合作，自主体位。左右锁骨上等处浅表淋巴结未触及。结膜无充血，巩膜无黄染，双侧瞳孔等大等圆，甲状腺未触及。双肺叩诊呈清音，呼吸音清，未闻及啰音。心尖搏动位于左侧第五肋间锁骨中线内 0.5cm，搏动无弥散，无明显增强、减弱，未扪及抬举样冲动、细震颤及心包摩擦感，心浊音界无扩大，心率 45 次/分，律齐，未闻及额外心音，各瓣膜听诊区未闻及杂音及心包摩擦音。腹软，无膨隆、凹陷，未见胃肠形及蠕动波，未见腹壁静脉曲张，肠鸣音正常，腹部叩诊呈鼓音，肝脾肋下未触及，腹部无压痛及反跳痛，无肌紧张，墨菲（Murphy）征阴性，移动性浊音阴性，双下肢无水肿，皮肤湿冷。辅助检查：我院急诊心电图示窦性心律，Ⅲ度房室传导阻滞，Ⅱ、Ⅲ、aVF 导联 ST 段抬高 1.0～2.0mV。入院诊断：急性心肌梗死。

主任医师常问实习医师的问题

● **目前考虑的诊断是什么？**

答：冠心病，急性下壁心肌梗死，Ⅲ度房室传导阻滞，Killip Ⅳ级；2 型糖尿病。

● **诊断为急性下壁心肌梗死的依据是什么？鉴别诊断是什么？**

答：（1）诊断依据

① 老年男性。

② 剑突下疼痛伴大汗、呕吐 3h。

③ 查体血压低、心率慢，皮肤湿冷，双肺未闻及啰音。

④ 急诊心电图：Ⅲ度房室传导阻滞，Ⅱ、Ⅲ、aVF 导联 ST 段抬高。

⑤ 心肌坏死标志物升高。

（2）需要与以下疾病鉴别

① 急性肺栓塞：多表现为呼吸困难或气促，尤其以活动后明显，也可有胸痛、咯血、心悸和休克。有右心负荷急剧增加的表现，如肺动脉瓣区 S2 亢进、颈静脉充盈、肝大等。心电图 Ⅰ 导联 S 波加深，Ⅲ 导联 Q 波显著，T 波倒置。血气分析为低氧血症，D-二聚体可升高。肺动脉 CT 血管造影（CTPA）可确诊。

② 主动脉夹层撕裂：胸痛非常剧烈，根据撕裂的部位常放射到背、腹、腰和下肢，两上肢的血压和脉搏可有明显差别，但无血清心肌坏死标志物升高。CT 血管造影术（CTA）或磁共振血管造影（MRA）对确诊有重要价值。

③ 急性胃肠炎：多在进不洁食物后 2～3h 发病，主要表现为剧烈呕吐、腹痛、腹泻，多无发热。腹痛部位广泛，但腹部无压痛、反跳痛和肌紧张，肠鸣音活跃。腹泻后腹痛可暂时缓解，大便镜下可见白细胞、脓细胞。

④ 消化道溃疡穿孔：多有溃疡病病史；突发性上腹部剧痛，以后疼痛逐渐扩散至全腹；腹膜刺激征明显，肝浊音界缩小或消失；白细胞总数及中性粒细胞增多；胸部 X 线片检查多见膈下有游离气体。

⑤ 急性胰腺炎：有胆囊炎病史或发病前饮酒、暴食史，有上腹部疼痛，可伴有休克，仔细询问病史、体格检查、ECG 和心肌酶谱测定可有助于鉴别。

⑥ 急性胆囊炎、胆囊结石：常在进食油腻食物后发作，并有反复发作史；剑突下或右上腹绞痛，阵发性发作，疼痛可放射至右肩背部，一般无畏寒，发热；右上腹压痛，肌紧张，Murphy 征阳性；B 超检查对确诊有重要价值。

● **应做哪些检查？各有什么临床意义？**

答：（1）急性心肌梗死的确诊有赖于血清心肌坏死标志物的检查。肌钙蛋白（cTn）cTnT 或 cTnI 的出现和增高是反应急性坏死的指标。cTnT 在 AMI 后 3～5h 开始升高，2～5 天达到峰值，持续 10～14 天；其动态变化过程与心肌梗死（MI）时间、梗死范围大小、溶栓治疗及再灌注情况有密切关系。cTnI 在 AMI 后 4～6h 或更早即可升高，24h 后达到峰值，约 1 周后降至正常。血清 cTnT 或 cTnI 均有高度敏感性和良好重复性。其他心肌标志物，如肌酸磷酸激酶同工酶（CK-MB）诊断 AMI 的敏感性和特异性均极高，在 AMI 起病后 4～6h 内增高，16～24h 达到高峰，3～4 天恢复正常。

（2）脑钠肽（BNP）或血清 N 末端脑钠肽（NTpro-BNP）升高提示心室壁张力升高，反应心功能不全。

（3）冠状动脉造影可明确冠状动脉闭塞的部位，用于考虑行介入治疗者。

（4）若上述检查无特异性发现，应进一步检查肺动脉 CTA、主动脉 CTA，腹部超声或 CT。

（5）超声心动图可明确心脏各腔室大小及结构异常，提供室壁活动异常、肺动脉压力估测等有用信息，也可初筛升主动脉扩张、夹层撕裂等情况。

✿ ［住院医师补充病历］

> 测肌钙蛋白 8.67ng/ml，肌酸激酶（CK）580U/L，肌酸激酶同工酶（CK-MB）60U/L。加做右心室导联，见 V_4R 导联 ST 段抬高 1mV。超声心动图示左室壁节段性活动异常（下后壁、右心室）。

主任医师常问住院医师的问题

● **该患者目前诊断是什么？**

答：冠心病，急性下壁、右心室心肌梗死，Ⅲ度房室传导阻滞，

Killip Ⅳ级；2型糖尿病。

● **该患者的治疗原则是什么？**

答：挽救濒死的心肌，防止梗死面积的扩大，缩小心肌缺血范围，保护和维持心脏功能，及时处理严重心律失常、泵衰竭和各种并发症，防止猝死。

 主任医师常问主治医师的问题

● **具体的治疗方案是什么？**

答：（1）急诊予以吸氧、心电监护，平卧休息，禁食。

（2）报病重，做好各项术前准备，与家属充分交代病情。

（3）建立静脉通道，快速补液，多巴胺升压，并置入临时起搏导管治疗房室传导阻滞，予阿司匹林300mg嚼服，替格瑞洛180mg快速抗血小板治疗。

（4）联系导管室，准备行紧急冠状动脉造影术及介入治疗开通闭塞的血管。

● **常见心肌梗死的相关供血冠状动脉是哪支？**

答：发生急性下壁心肌梗死的相关冠状动脉是右冠状动脉或左旋回支，侧壁心肌梗死的相关冠状动脉是左前降支的对角支或左回旋支，前壁心肌梗死的相关冠状动脉是左前降支，正后壁心肌梗死的相关冠状动脉是左回旋支或右冠状动脉，右心室心肌梗死的相关冠状动脉是右冠状动脉的右心室支。

● **若该患者初诊无急诊经皮冠状动脉介入治疗（PCI）的医院，需对患者进行溶栓治疗，溶栓再通的判断治疗有哪些？**

答：（1）直接指征　冠状动脉造影观察血管再通情况，冠状动脉造影所示血流情况通常采用TIMI分级。

① TIMI 0级：梗死相关冠状动脉完全闭塞，远端无造影剂通过。

② TIMI 1级：少量造影剂通过血管阻塞处，但远端冠状动脉不显影。

③ TIMI 2级：梗死相关冠状动脉完全显影，但与正常血管相比血流较缓慢。

④ TIMI3级：梗死相关冠状动脉完全显影且血流正常。

根据TIMI分级达到2、3级者表明血管再通，但2级者通而不畅。

（2）间接指征

① ECG 抬高的 ST 段于 2h 内回落＞50％。

② 胸痛症状于 2h 内基本消失。

③ 2h 内出现再灌注心律失常（短暂的加速性室性自主节律，房室或束支传导阻滞突然消失，或下后壁心肌梗死的患者出现一过性窦性心动过缓、窦房传导阻滞）或低血压状态。

④ 血清 CK-MB 峰值提前出现在发病 14h 内。

具备上述 4 项中 2 项或 2 项以上者，考虑再通，但是②和③两项组合不能被判定为再通。

● **急诊 PCI 术后的治疗方案应包括哪些？**

答：（1）一般治疗　转至 CCU 病房，心电监护，观察生命体征，吸氧、镇痛、止呕，保持大便通畅。

（2）快速补液，晶胶结合，可适当使用多巴胺升压，使血压高于 90/60mmHg，心脏临时起搏器治疗缓慢型心律失常，观察尿量、肾功能。

（3）双联抗血小板口服，皮下注射低分子肝素，注意出血。

（4）应用他汀类药物稳定斑块，以及应用营养心肌药物。

（5）控制血糖。

主任医师总结

（1）急性心肌梗死是内科常见的危急重症，发病率逐年增高。该患者起病以剑突下疼痛、恶心、呕吐为主，易误诊为消化系统疾病，应着重与消化性溃疡、穿孔、急性胰腺炎、胆囊炎鉴别。临床上下壁心肌梗死较前壁心梗更多合并有恶心、呕吐，常与消化道疾病相混淆。

（2）根据最新的急性心肌梗死的指南，急性心肌梗死的诊断标准为：心肌损伤标记物显著增高（肌钙蛋白、CK-MB），并且具有下述一项即可诊断：①缺血性症状；②新出现的 ST-T 改变或左束支传导阻滞（LBBB）；③心电图出现病理性 Q 波；④存活心肌减少或室壁活动异常的影像学证据；⑤血管造影或尸检确认的冠脉内血栓。

（3）一经明确诊断应立即救治。急性心肌梗死主要由冠状动脉易损斑块糜烂、破裂出血，局部血栓形成导致血管堵塞造成。因此，治疗的核心就是再灌注治疗，即尽快开通闭塞血管，挽救濒死心肌。常用的再灌注治疗包括溶栓及急诊冠状动脉介入治疗。冠状动脉介入的开通率优于溶栓，受限少，远期预后更好。因此，有条件的医疗单位首选进行急诊介入治疗，但需有经验的团队进行。并且患者要接受强化的抗凝治疗，以维持冠状动脉血流通畅。该患者在心肌梗死的同时合并血流动力学紊乱、缓慢型心律失常等严重并发症。因此，针对并发症的补液升压、临时起搏导管也是必要的抢救措施。未接受急诊再灌注治疗的患者预后较差，尤其是前壁心肌梗死者。而在渡过急性期病情平稳后，患者应长期接受冠心病二级预防治疗。

（杨 靖）

中年男性，发现血压增高 10 年——原发性高血压

⊛ ［实习医师汇报病历］

> 患者男性，54 岁，10 年前因"头晕"体检查血压增高，血压最高 184/94mmHg，平素口服药物血压控制在 150 ～ 160/80 ～ 95mmHg。入院前于外院门诊行心脏彩超检查示左心室游离壁及室间隔增厚，左心室舒张功能减退。查体：一般情况可，体温 37.8℃，呼吸 20 次/分，心率 94 次/分，血压 145/86mmHg，心脏查体：心前区无隆起，心尖搏动无弥散，心音增强，各瓣膜听诊区未闻及杂音。外院门诊行心电图检查示左心室高电压。入院初步诊断：原发性高血压。

?️ 主任医师常问实习医师的问题

● **目前考虑的诊断是什么？目前的诊断是否全面？**

答：目前考虑的诊断是原发性高血压。目前的诊断还不够全面，还应包括高血压的分级（或分类）、心血管危险分层、靶器官损害及并发症等相关情况。

● **高血压病的诊断标准是什么？**

答：高血压病是一种以动脉压升高为主，伴有心脏、血管、脑、肾等器官功能及器质性改变的全身性疾病。一般指非同日三次测量血压，当收缩压≥140mmHg 或舒张压≥90mmHg，高血压病诊断成立。

● **高血压病的鉴别诊断应包括什么？**

答：目前高血压病主要分为原发性高血压及继发性高血压，临床上绝大多数是原发性高血压，继发性高血压是目前技术条件下可以确定的疾病或病因引起的高血压病。有效去除或控制病因后，作为继发症状的高血压可被治愈或明显缓解；常见病因为肾实质性、内分泌性、肾血管性高血压和睡眠呼吸暂停综合征。

● **高血压病的治疗原则与目标是什么？**

答：（1）高血压病的治疗应紧密结合分类与危险分层方案，对不同危险等级的高血压病患者应采用不同的治疗原则。

① 低危患者：以改善生活方式为主，如 6 个月后无效，再给药物治疗。

② 中危患者：首先积极改善生活方式，同时观察患者的血压及其他危险因素数周，进一步了解情况，然后决定是否开始药物治疗。

③ 高危患者：必须立即给予药物治疗。

④ 极高危患者：必须立即开始对高血压及并存的危险因素和临床情况进行强化治疗。

⑤ 无论高血压病患者的危险度如何，都应首先或同时纠正不良生活方式。

（2）众多大规模临床试验所提供的循证医学证据显示，血压在正常理想范围内越低越好。高血压病患者血压应降至 140/90mmHg 以下。合并有靶器官损害和（或）糖尿病时，血压应降至 130/80mmHg 以下。80 岁以上老年高血压病患者起始收缩压≥160mmHg 的，血压可控制在 140～150/90mmHg。

⊛ ［住院医师补充病历］

患者 1 年前测血压，增高明显，达 185/90mmHg，予以口服硝苯地平控释片、美托洛尔缓释片以及氢氯噻嗪，血压仍未达标，病程中有乏力、面色潮红等症状。不吸烟，少量饮酒，食欲正常。体格检查：心率 68 次/分，血压 176/92mmHg（左侧），184/94mmHg（右侧），呼吸 16 次/分。体重指数（BMI）27.6kg^2/m^2。一般情况：体态偏胖。眼底：动静脉交叉征。心律齐，心界无扩大，未闻及杂音。双肺未闻及干湿啰音。腹型肥胖，未闻及杂音。肾区无叩痛，肋脊角处未闻及杂音。四肢脉搏对称，肌力正常，双下肢无水肿。辅助检查：血常规、尿常规、粪常规、肝功能、血脂水平、血糖（空腹及餐后）、血气分析均正常。生化指标：肌酐 $125\mu mol/L$、尿酸 $321\mu mol/L$。血电解质：钾 3.1mmol/L、钠 153mmol/L。尿电解质：钠 135mmol/24h、钾 64mmol/24h。超声：肾脏大小正常，肾上腺显示不清，膀胱输尿管未见异常。双肾动脉血流指数正常。心电图（图 2-7）：左心室高电压。心脏彩超：同前。

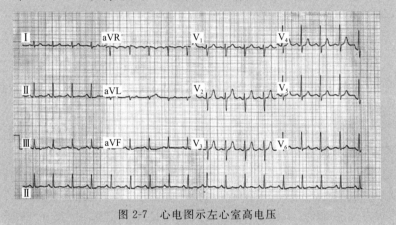

图 2-7 心电图示左心室高电压

主任医师常问住院医师的问题

● 高血压病的药物治疗原则是什么?

答：（1）自最小有效剂量开始，以减少不良反应的发生。如降压有效但血压控制仍不理想，可视情况逐渐加量以获得最佳的疗效。

（2）强烈推荐使用每日一次、24h 有效的长效制剂，以保证一天24h 内稳定降压，这样有助于防止靶器官损害，并能防止从夜间较低血压到清晨血压突然升高而导致猝死、脑卒中和心脏病发作。这类制剂还可大大增加治疗的依从性，便于患者坚持规律性用药。

（3）单一药物疗效不佳时不宜过多增加单种药物的剂量，而应及早采用两种或两种以上药物联合治疗，这样有助于提高降压效果而不增加不良反应。

（4）判断某一种或几种降压药物是否有效以及是否需要更改治疗方

案时，应充分考虑该药物达到最大疗效所需的时间。在药物发挥最大效果前过于频繁的改变治疗方案是不合理的。

（5）高血压病是一种终身性疾病，一旦确诊后应坚持终身治疗，应用降压药物治疗时尤为如此。

● **高血压病的药物选择原则是什么？**

答：降压药物的选用应根据治疗对象的个体状况、药物的作用、代谢、不良反应和药物相互作用，参考以下各点做出决定。

（1）治疗对象是否存在心血管危险因素。

（2）治疗对象是否已有靶器官损害和心血管疾病。

（3）治疗对象是否合并有受降压药影响的其他疾病。

（4）与治疗合并疾病所用药物之间有无可能发生相互作用。

（5）选用的药物是否已有减少心血管病发病率与病死率的证据及其力度。

（6）所在地区降压药物品种供应与价格状况及患者及经济状况。

● **根据上述患者的基本情况，应如何鉴别诊断及进一步检查？**

答：（1）患者高血压病史十余年，规律口服药物，近1年血压增高明显，且调整药物效果不佳。患者有肥胖、乏力、面色潮红等症状，应考虑内分泌性高血压病的可能，应查甲状腺激素 FT_3、FT_4、TSH、尿皮质醇、血皮质醇昼夜浓度、立卧位醛固酮、立卧位血浆肾素活性、血变肾上腺素、尿儿茶酚胺、多巴胺、盐水负荷试验、肾血管超声检查、肾上腺 CT 扫描。

（2）因患者口服利尿药，应考虑原发性高血压合并低血钾的可能。

（3）还应考虑的鉴别诊断包括皮质醇增多症、继发或原发醛固酮增多症。

❀ ［主治医师补充病历］

> 患者辅助检查结果显示：血常规、尿常规、粪常规、肝功能、血脂水平、血糖（空腹及餐后）、血气分析正常。生化指标：肌酐91μmol/L，尿酸336μmol/L。血电解质：钾3.0mmol/L、钠145mmol/L。尿电解质：钠156mmol/24h、钾58mmol/24h。激素水平：醛固酮卧位380pg/ml、立位366pg/ml；血浆肾素活性＜0.2ng/（ml·h）、立位血浆肾素活性＜0.2ng/（ml·h）；血变肾上腺素73pg/ml，去甲变

肾上腺素 98pg/ml；尿儿茶酚胺：肾上腺素 6.2μg/24h，去甲肾上腺素 35μg/24h，多巴胺 102μg/24h；盐水负荷试验：给药前皮质醇 14μg/dl，肾素 0.2ng/ml，醛固酮 210pg/ml，血钾 3.3mmol/L；给药后皮质醇 8.0μg/dl，肾素 0.2ng/ml，醛固酮 194pg/ml，盐水试验阳性。甲状腺激素 T_3、T_4、FT_3、FT_4、TSH 正常；尿皮质醇在正常范围，血皮质醇昼夜节律存在。肾上腺 CT 平扫：左肾上腺腺瘤。

❓ 主任医师常问主治医师的问题

● 患者目前诊断是什么？诊断依据有哪些？

答：（1）诊断　继发性高血压，原发性醛固酮增多症。

（2）诊断依据

① 患者老年男性，高血压病二十余年。药物治疗效果不佳（3 种药物联合，包括利尿药）。病程中有乏力、头晕等症状，有低血钾及口服排钾利尿药史。

② 体型肥胖，有长期大量吸烟史。停用对肾素-血管紧张素-醛固酮系统影响较小的药物，同时补钾治疗，体格检查血压增高，胫骨前水肿。

③ 血浆醛固酮/肾素活性比值＞300（结果阳性）。盐水负荷试验阳性。可确诊原发性醛固酮增多症，肾上腺 CT 证实左侧肾上腺腺瘤改变，符合醛固酮腺瘤诊断。

● 降压药物单药治疗效果不佳后，如何联合用药？

答：降压药的联合应用循证医学证据表明，小剂量联合应用不同种类降压药物比单用较大剂量的某一种药物降压效果更好且不良反应较少，因此联合应用降压药物日益受到推崇与重视。合理地联合用药，不同药物之间可协同作用或作用相加，而其不良作用可以相互抵消或至少不重叠或相加。合并用药时所用的药物种数不宜过多，过多则可有复杂的药物相互作用。较为理想的联合方案如下。

（1）ACEI（或血管紧张素Ⅱ受体拮抗药）与利尿药。

（2）钙拮抗药与 β 受体阻滞药。

（3）ACEI 与钙拮抗药。

（4）利尿药与 β 受体阻滞药。

（5）α受体阻滞药与β受体阻滞药。

● **根据上述患者的情况，应如何采取进一步的治疗措施？**

答：（1）采用联合药物治疗控制血压。

（2）使用较大剂量醛固酮受体拮抗药治疗。

（3）建议外科手术。

● **若发生高血压急症，如何处理？**

答：高血压急症需立即进行降压治疗以阻止靶器官进一步损害，治疗过程中严密监测心率、血压、呼吸等生命体征情况及靶器官功能情况（尿量、神经系统体征、胸痛），多使用短效静脉降压药物，逐渐将血压降至安全水平，最大限度地防止或减轻心、脑、肾等靶器官损害。

初始阶段（1h内）血压控制的目标为平均动脉压的降低幅度不超过治疗前水平的25%。在随后的2～6h内将血压降至较安全水平，一般为160/100mmHg左右，如果可耐受这样的血压水平，临床情况稳定，在以后24～48h逐步降低达到正常水平。降压时需充分考虑到患者的一般情况、病程、血压升高的程度、靶器官损害和合并的临床状况，根据不同情况制订不同的治疗方案。如果患者为急性冠脉综合征或以前没有高血压病史的高血压脑病（如急性肾小球肾炎、子痫所致等），初始目标血压水平可适当降低。若为主动脉夹层动脉瘤，在患者可以耐受的情况下，降压的目标应该低至收缩压100～110mmHg，一般需要联合使用降压药，并要重视足量β受体阻滞药的使用。

主任医师总结 ┄┄┄┄┄┄┄┄┄┄┄┄┄┄┄┄┄┄┄┄┄┄┄┄┄┄┄┄┄┄┄

（1）高血压病是一种心血管综合征，心血管病变的发展（包括内皮功能障碍、动脉顺应性降低、阻力血管增生肥大）早于高血压本身的发展，仅降低血压本身，并不能使心血管疾病的危险降至正常血压人群的水平。关注血压的同时，更应注重干预可逆转的心血管危险因素，这样才能减少心脑血管事件的发生。

（2）高血压病患者中超过90%是原发性，但是在小于10%的继发性高血压中，部分有较为明确病因，针对于原发病的治疗对于控制血压有重要意义。因此，在临床病史采集及体格检查过程中，要做到仔细、认真、全面、避免漏诊，如有相关疾病的迹象，应进一步采取有针对性的检查予以明确诊断。临床工作中为避免"白大衣性高血压"及"隐匿性高血压"等情况的干扰，鼓励患者自测并记录血压。

（3）高血压病在治疗前，应对患者的基本健康情况有较为全面的了解。无论采取何种方法治疗，均因将生活方式的改变作为治疗的基础。高血压病是一种长期的慢性疾病，选择药物时应将安全性放在首位，开始药物治疗前应对患者的健康情况及药物的禁忌证、不良反应等有全面的认识，根据不同情况制订不同的治疗方案。5 大类常用降压药物，或单用或联用，均可用于高血压病的治疗，指南中未推荐首先使用哪类药物。但是在选择药物的过程中，除考虑患者自身情况外，应选择循证医学证据较为充分的药物，治疗过程中应注意血压水平的监测，做好患者健康教育是保障药物疗效的另一项重要措施。

（丛晓亮）

老年女性，腹胀、食欲缺乏 1 年，黑粪 3 个月——限制型心肌病

◉ ［实习医师汇报病历］

> 患者女性，67 岁，农民。因"腹胀、食欲缺乏 1 年，黑粪 3 个月"入院。患者于 1 年前无明显诱因出现腹胀、食欲下降，伴剑突下烧灼感，无明显发热、腹痛、腹泻等症状。3 个月前出现黑粪，伴乏力胸闷、头晕、无呕血及呼吸困难。自患病以来精神尚可，食欲、体力下降，体重减轻 2.5kg，小便量减少。否认高血压病、糖尿病史，否认肺结核、肝炎传染病史，否认外伤史、过敏史。50 年前曾患"血吸虫病"，5 年前因胆囊结石行胆囊切除术，无吸烟及饮酒嗜好。入院体检：血压 85/60mmHg，脉搏 82 次/分。神志清楚，精神萎靡，口唇发绀，颈静脉怒张，双肺呼吸音清，未闻及干湿啰音。心界向左扩大。心率 95 次/分，律不齐，S1 强弱不等，A2≈P2，各瓣膜区未闻及杂音。肝脏剑突下约 10cm，质地硬，表面触及小颗粒结节。移动性浊音（+）。双下肢轻度凹陷性水肿。

❓ 主任医师常问实习医师的问题

● **目前考虑的诊断是什么？**

答：右心衰竭（原因待查）。

● 诊断依据是什么？鉴别诊断是什么？

答：（1）诊断依据 老年女性，慢性病程，主要有腹胀、食欲缺乏、肝肿大、腹水、消化道出血等消化系统临床表现，并且合并颈静脉怒张、下肢水肿等体征，综合这些症状体征，考虑右心衰竭。

（2）需要与以下疾病鉴别

① 左心衰竭：该患者无明显劳力性呼吸困难、夜间不能平卧等肺淤血症状，查体无奔马律及肺部干湿啰音等体征，可排除左心衰竭的诊断。

② 原发性胆汁性肝硬化：该患者若不仔细体检，很容易误诊为肝硬化。有相当多的患者因为表现类似肝硬化而首诊消化内科或感染科。原发性胆汁性肝硬化常与其他免疫性疾病（如类风湿性关节炎、干燥综合征、硬皮病、慢性淋巴细胞性甲状腺炎等）并存，主要有黄疸及肝硬化的临床表现。与右心衰竭的鉴别要点为无颈静脉怒张的体征。

（3）右心衰竭的病因鉴别

① 肺动脉高压性心脏病：肺动脉高压是引起右心衰竭的主要原因之一。肺动脉高压常由先天性心脏病、COPD、肺动脉栓塞等基础疾病引起，也可无特异病因。肺心病除了有原发病的病史外，主要有呼吸困难、发绀、右心增大、三尖瓣反流、P2 分裂、P2＞A2 等表现，该患者呼吸困难不显著，无明显右心扩大及 P2 亢进，并不提示有肺动脉高压的线索，可行超声心动图进一步明确。

② 限制型心肌病：以一侧或双侧心室充盈受限和舒张期容量降低为特征，可出现左心功能障碍的乏力、倦怠、呼吸困难、肺部湿啰音等表现，也可出现右心功能不全的颈静脉怒张、肝大、腹水、下肢水肿等表现。

③ 缩窄性心包炎：缩窄性心包炎一种常见的心包疾病，由于心包的慢性炎症病变导致心包增厚，粘连形成坚硬的瘢痕组织，甚至钙化，使心脏的舒张期充盈受限，心功能逐渐减退，引起全身血液回流障碍的疾病。症状表现为体循环淤血、肺淤血及慢性低心排血量，体征有颈静脉怒张并 Kussmaul 征（＋），动脉收缩压正常或降低，脉压变小及奇脉，心尖搏动不明显，甚至负性冲动，心浊音界不大，常出现心动过速，可有心房颤动、心音减低、S2 宽分裂，可闻及特异性的心包叩击音。

● 患者发生低血压、少尿的原因有哪些？

答：决定血压的因素主要为每搏输出量、心肌收缩力、前负荷和后负荷。原发性心肌损害导致心室泵血能力下降，右心衰竭引起肺循环血液减少，回流至左心血量明显降低，心室射血能力降低及容量减少可导致低血压。循环血量不足，RAS 系统激活，肾血管收缩导致肾脏灌注不足可引起显著的肾前性少尿、氮质血症。另外，某些引起心脏损伤的原发性疾病或药物也可引起肾实质的损害，同样也是引起少尿的原因。

● **进一步的辅助检查有哪些？**

答：心电图、心脏彩超、心脏 MRI、胸部 X 线片、NT-ProBNP、胃镜、动态心电图。

❀ ［住院医师补充病历］

　　辅助检查：肌酐（Cr）158μmol/L，尿素氮（BUN）10.3mmol/L，尿酸 604μmol/L，总蛋白 57g/L，白蛋白 29g/L，γ-谷氨酰转肽酶（γ-GT）207U/L，碱性磷酸酶（AKP）433U/L，WBC 5.7×10^9/L，N％ 74.1％，红细胞（RBC）2.93×10^{12}/L，Hb 86g/L，血红胞比容（HCT）25.60％，PLT 269×10^9/L，粪潜血试验（＋），总胆固醇（TC）3.43mmol/L，三酰甘油（TG）3.1mmol/L，甲胎蛋白（AFP）2.82μg/L，NT-ProBNP 9265pg/ml，肌钙蛋白、CK 正常。凝血酶原时间 15.2s，活化部分凝血活酶时间 38.7s，凝血酶时间 20.2s，INR 1.37。胃镜：慢性浅表性胃炎伴糜烂。胸部 X 线片示心影增大，双侧肋膈角欠锐利。心电图：房颤心律，低电压，左前分支传导阻滞，$V_4 \sim V_6$ 导联 ST 段压低，Ⅰ、aVL 导联 T 波倒置。超声心动图：双房增大，左心室显著肥厚伴整体收缩活动减弱，左心室内血流明显淤滞，LVEF 为 44％；二尖瓣增厚累赘伴轻度关闭不全；三尖瓣增厚累赘伴中度关闭不全；左心室舒张功能减退（E/E′＝20）；微量心包积液、双侧胸腔积液（少量）。心脏 MRI：左心室肥厚，双侧胸腔积液，未见明显心包钙化。腹部超声：腹腔积液，肝脏肿大、纤维化。

❓ 主任医师常问住院医师的问题

● **根据目前资料，主要考虑什么诊断？**

答：限制型心肌病，持续性房颤，肾前性氮质血症，肝硬化，胸腔积液，腹腔积液；上消化道出血，失血性贫血；高甘油三酯血症。

● **该病主要与什么疾病鉴别？**

答：该病主要与缩窄性心包炎鉴别，可行 CT 及核素血管造影明确，示心包增厚、钙化。

● **限制型心肌病的常见病因有哪些？如何确诊？**

答：最常见的原因为淀粉样变性，其余可能与非化脓性感染、免疫变态反应和营养代谢不良有关，也有家族性发病的报道。病因可通过心内膜活检确诊，也可用腹壁脂肪活检代替。

◈ [主治医师补充病历]

活检结果：在心肌细胞间有无定形玻璃样透明物质，多呈弥散性分布，心肌细胞萎缩、坏死，结缔组织增生。刚果红染色可见绿色双折光现象，考虑为心脏淀粉样变性。

⁇ 主任医师常问主治医师的问题

● **心脏淀粉样变性的诊断要点是什么？**

答：(1) 以右心功能异常为主的限制型心肌病的临床表现。

(2) 心电图有低电压、传导阻滞等心律失常。

(3) 超声心动图表现为心室腔缩小、心房扩大、室壁增厚，可见闪烁的颗粒征。

(4) 心内膜或心外组织活检提示淀粉样变性。

● **该病的治疗方案是什么？预后如何？**

答：(1) 目前尚缺乏特异而有效的治疗手段。

① 一般治疗：卧床休息，适当补液，增加循环血量。

② 针对心室充盈受限的治疗：可应用钙通道阻滞药、小剂量 β 受体阻滞药及利尿药，但注意低血压；洋地黄类药物控制房颤心室率、改善心功能，但需注意洋地黄中毒，抗凝治疗防止心腔内血栓形成。

③ 病因治疗：联合应用左旋丙氨酸氮芥、泼尼松和秋水仙碱，对原发性淀粉样变性可考虑骨髓干细胞移植治疗。

(2) 预后　本病预后不良，据报道自然状态下，5 年生存率不到 25%，经过有效治疗的患者可提高到 30% 以上，有相当部分患者发生猝死。

主任医师总结

（1）该患者具有典型的右心衰竭表现，进一步通过实验室检查明确限制型心肌病的诊断，最终通过活检证实淀粉样变性的病因。临床上，大约50％的限制型心肌病由于特异性病因导致，其余为特发性，最常见的原因为心肌淀粉样变性。典型的病理生理机制是心肌纤维化、浸润及心内膜面瘢痕形成导致心室舒张功能障碍。

（2）淀粉样变性可累及全身多个系统，如肝脏、肾脏、神经系统，累及心血管系统时可出现四种主要类型，有时可出现相互重叠。心脏淀粉样变性的最常见表现是限制型心肌病。其临床表现以右心功能异常为主。周围性水肿很突出，而夜间阵发性呼吸困难及端坐呼吸少见。心肌病变可造成心室压力波呈现特征性的舒张期压力下降及平台期（平方根征）。由收缩功能不全引起的充血性心力衰竭，通常出现在病程晚期。这类患者心室充盈受限的血流动力学征象可以不显著。有些患者尽管在心电活动上保持"窦性"节律，但心房内的淀粉样蛋白沉积物使得心房射血功能丧失，并可促发充血性心力衰竭。本型心脏淀粉样变性的病程常呈恶性进展，对治疗反应往往很差。偶尔患者可发生心绞痛，冠状动脉造影却正常。直立性低血压约可见于10％的患者，其原因最有可能是淀粉样蛋白对自主神经系统或血管的浸润。继发于肾淀粉样变性的肾病综合征所造成的低血容量可以加重直立性低血压。患者血压正常或呈低血压，常有充血性心力衰竭，尤其是右心衰竭的体征，可出现颈静脉怒张、舒张早期奔马律、肝脏肿大、周围性水肿、房室瓣收缩期反流性杂音以脉压小等征象。

（3）非侵入性检查

① 胸部X线片常提示心脏大小正常，但心室收缩功能不全者可见心影增大及明显的肺淤血。

② 心电图最具特征的表现是电压普遍减低；常见束支传导阻滞和异常电轴偏离；由于右侧心前区导联R波偏小甚至缺如，或偶尔于下壁导联出现Q波，可出现类似心肌梗死图形；心律失常尤其是心房颤动常见；也有复杂的室性心律失常；病态窦房结综合征及房室传导阻滞同样不少见。

③ 超声心动图最常见表现为心室壁增厚、心室腔缩小、心房扩大、房间隔增厚；可存在左心室功能不全和心包积液；心瓣膜可增厚，但活动往往正常；在二维超声心动图上，增厚心壁的图像颇具特点，可呈现闪烁的颗粒状结构；有些患者室壁增厚可与肥厚型心肌病表现类似；临

床上，心脏淀粉样变性的超声心动图有室壁增厚，而在心电图上呈现低电压的特点可使之与心包疾病或左心室肥厚加以区分。

（4）以往全身性淀粉样变性常在尸检时诊断。现在由于对该病的认识提高，越来越多的心内膜活检为大多数的诊断提供帮助。腹部脂肪活检已成为最有用的单一诊断技术，兼有易于操作、敏感及安全等特性。直肠、齿龈、骨髓、肝、肾及其他各种组织的活检亦可使用。如果腹部脂肪抽吸术检查结果呈阴性，左或右心室心内膜活检有助于确诊心脏淀粉样变性。对标本进行免疫组织化学染色有助于全身性、老年性、家族性、原发性淀粉样变性之间的鉴别。

（5）针对心脏淀粉样变性的病因治疗，可选择的方案很少，目前常用烷化剂化疗或联合自体骨髓干细胞移植。也有采取心脏移植联合自体骨髓移植的报道，4 年存活率达到 39％。少数经过心脏移植的患者，由于其他器官进展性的淀粉样变性或移植后心脏淀粉样变性复发，长期预后差。洋地黄类药物可有效控制伴发房颤患者的心室率，但应谨慎，因为心脏淀粉样变性患者对洋地黄类药物可能特别敏感。必须慎用钙通道阻滞药，因为其负性肌力作用而加重充血性心力衰竭。对于有症状的传导系统病变者，置入永久性起搏器。使用小剂量利尿药和血管扩张药可能有助于改善心力衰竭症状。因为心房内血液淤滞而存在血栓形成的风险，可给予抗凝治疗。对于经过选择的患者（尤其是那些早期轻度心脏累及的患者）干细胞移植的效果较好。对于老年性淀粉样变性无有效的治疗措施，但其生存时间是原发性淀粉样变性的 10 倍。

（杨 靖）

青年女性，阵发性心悸、气短、反复上呼吸道感染 2 年——心房间隔缺损

⚙ ［实习医师汇报病历］

　　患者女性，23 岁，因"阵发性心悸、气短、反复上呼吸道感染 2 年"入院。入院前于外院门诊行心脏彩超检查示先天性心脏病，房间隔缺损（继发孔型）。查体：一般情况可。心脏查体：心前区搏动增强，胸骨左缘第 2～3 肋间可闻及 3 级喷射性收缩期杂音，第二心音（S2）明显分裂及肺动脉瓣成分（P2）亢进。入院初步诊断：心房间隔缺损。

主任医师常问实习医师的问题

● **目前考虑的诊断是什么？**

答：心房间隔缺损（继发孔型）。

● **诊断为房间隔缺损的依据是什么？鉴别诊断是什么？**

答：（1）诊断依据

① 青年女性。

② 主诉是阵发性心悸、气短、反复上呼吸道感染 2 年。

③ 外院门诊行心脏彩超检查示心房间隔缺损。

④ 心脏查体：心前区搏动增强，胸骨左缘第 2～3 肋间可闻及 3 级喷射性收缩期杂音，第二心音（S2）明显分裂及肺动脉瓣成分（P2）亢进。

（2）需要与以下疾病鉴别

① 本病体征不很明显的患者需与正常生理情况相鉴别：如仅在胸骨左缘第 2 肋间闻及 II 级吹风样收缩期杂音，伴有第二心音分裂或亢进，则在正常儿童中亦常见到。此时如进行胸部 X 线片、心电图、超声心动图检查发现有本病的征象，才可考虑进一步做右心导管检查等确诊。

② 较大的心室间隔缺损：因左至右的分流量大，其胸部 X 线片、心电图表现与本病可极为相似，体征方面亦可有肺动脉瓣区第二心音的亢进或分裂，因此可能造成鉴别诊断上的困难。但心室间隔缺损杂音的位置较低，常在胸骨左缘第 3、4 肋间，且多伴震颤，左心室常有增大等可有助于鉴别。但在儿童患者，尤其是与第一孔未闭型的鉴别仍然不易。此时超声心动图、右心导管检查等有助于明确诊断。此外，左心室-右心房沟通（一种特殊类型的心室间隔缺损）的患者，其体征类似高位心室间隔缺损，右心导管检查结果类似心房间隔缺损，也要注意鉴别。

③ 瓣膜型单纯肺动脉口狭窄：其体征、胸部 X 线片和心电图表现与本病有许多相似之处，有时可造成鉴别上的困难。但瓣膜型肺动脉口狭窄时，杂音较响，常伴有震颤，而肺动脉瓣区第二心音减轻或听不见；胸部 X 线片示肺野清晰，肺纹理稀少，可鉴别。超声心动图见肺动脉瓣的异常。右心导管检查发现右心室与肺动脉间有收缩期压力阶差，而无分流证据，则可确诊。

④ 原发性肺动脉高压：其体征和心电图表现与本病颇为相似。胸部 X 线片检查亦可发现肺动脉总干弧凸出，肺门血管影增粗，右心室和

右心房增大，但肺野不充血或反而清晰，可有助于鉴别。右心导管检查可发现肺动脉压明显增高而无左至右分流的证据。

● **应进一步做哪些检查？各有什么临床意义？**

答：心电图、胸部 X 线片、超声心动图、彩色多普勒、心导管检查。

（1）心电图 典型表现有右心前导联 QRS 波呈 rSr 或 rSR′ 或 R 波伴 T 波倒置。电轴右偏，有时可有 P-R 延长。

（2）胸部 X 线片 有时可见右心房、右心室增大、肺动脉段突出及肺血管影增加。

（3）超声心动图 有时可见肺动脉增宽，右心房、右心室增大，心房间隔缺损的部位及大小。

（4）彩色多普勒 可显示分流方向，并可测定左、右心室排血量。

（5）心导管检查 典型患者不需要进行此项检查，当怀疑有其他疾病或合并畸形需测定肺血管阻力以判断手术治疗及预后时，应进行右心导管检查。

✿ ［住院医师补充病历］

患者青年女性，因"阵发性心悸、气短、反复上呼吸道感染 2 年"入院。入院后心脏彩超（图 2-8）示：①左房室内径正常；②二尖瓣不增厚，开放不受限，彩色多普勒测及轻微二尖瓣反流；③主动脉未见明显增宽，主动脉瓣呈三叶型，瓣叶无增厚，开放不受限，彩色多普勒未测及主动脉瓣反流；④右房室不大，主肺动脉轻度增宽，根据轻微三尖瓣反流估测肺动脉收缩压约 28mmHg。肺动脉血流未见明显异常；⑤房间隔中部连续中断，有 25～27mm，剑下四腔测及下残端 20mm，上残端约 10mm，心底短轴测及主动脉残端约

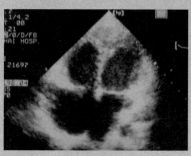

图 2-8 心脏彩超

6mm，房缺处见菲薄回声带，彩色多普勒测及明显心房水平左向右分流，流速约 1.3m/s. 室间隔连续完好，未见 PDA 征象；⑥前后心包未见明显积液；⑦左心功能评价，LVEF 65%，二尖瓣血流图示 E/A＞1。超声描述：①先天性心脏病：心房间隔缺损（继发孔型）；②肺动脉轻度增宽；③轻度三尖瓣关闭不全。

 ## 主任医师常问住院医师的问题

● **该患者目前的诊断是什么？**

答：根据临床症状体征结合影像学检查（心脏彩超检查），目前患者诊断先天性心脏病，心房间隔缺损（继发孔型）。

● **成年心房间隔缺损（房缺）的治疗原则是什么？**

答：（1）成年人如缺损小于 5mm，无右心房、右心室增大者可临床观察，不做手术。

（2）成年患者如存在右心房室增大可手术治疗，合并有心房纤颤者也可同时手术，但肺血管阻力大于 12Woods 单位、出现右向左分流和发绀者则禁做手术。

（3）有一部分继发孔房间隔缺损如位置合适，可行微创的经心导管介入治疗。

● **房缺的病理分型有哪些？**

答：从心房间隔缺损的发生学方面可将其分为原发孔房间隔缺损和继发孔房间隔缺损两大类。原发孔房间隔缺损常伴有二尖瓣和三尖瓣的畸形。继发孔房间隔缺损根据缺损出现的部位分为中央型缺损（卵圆窝型缺损）、上腔型缺损（静脉窦型缺损）、下腔型缺损和混合型缺损等四种类型。

 ## 主任医师常问主治医师的问题

● **该患者下一步治疗措施是什么？**

答：可行微创的经心导管介入治疗。经股静脉插管，将封堵器夹在心房间隔缺损处，闭合房间隔缺损达到治疗目的。

先天性心房间隔缺损的介入手术适应证与禁忌证有哪些?

答：(1) 先天性心房间隔缺损介入手术的主要适应证如下。

① 房缺直径在 8～35mm 的中央型左向右分流性房缺。

② 缺损边缘至冠状静脉窦，上、下腔静脉的距离≥5mm，至房室瓣≥7mm。

③ 房间隔的直径大于所选用的封堵伞左房侧的直径。

④ 外科手术后残余分流的房缺患者（左向右分流）。

⑤ 二尖瓣成形术后遗留的明显左向右分流者。

⑥ 不合并必须外科手术的其他心脏畸形。

⑦ 伴有中度以上肺动脉高压，需经封堵试验证实肺动脉压力、右心室下降趋势。

(2) 先天性心房间隔缺损介入手术的主要禁忌证如下。

① 已有右向左分流者（临床上出现发绀；未出现明显发绀时，要根据超声检查确定）。

② 多发性心房间隔缺损。

③ 合并有其他先天性心血管畸形。

④ 原发孔房间隔缺损。

⑤ 静脉窦型心房间隔缺损。

⑥ 伴有部分或完全性肺静脉异位引流。

⑦ 左心房内隔膜或发育不全。

⑧ 心腔内、下腔静脉或盆腔内血栓形成。

⑨ 伴有其他需要外科治疗的先天性心脏缺陷或大血管异常者。

⑩ 艾森曼格综合征。

(3) 相对禁忌证如下。

① 年龄小于 2 岁的婴幼儿。

② 近期内有严重感染或体内有感染灶。

先天性心房间隔缺损介入治疗技术成熟，成功率高，几乎达到 98%，患者不需要承担开胸的痛苦，创伤小，出血少，并发症少，术后恢复快，不留手术瘢痕，治疗效果与外科手术一样，可以与正常儿童一样生活，不影响结婚、生子。

主任医师总结

对于房缺的治疗，应在循证医学的指引下，同时兼顾个体化的原则。

（1）1岁以上的继发孔房间隔缺损罕有自发性闭合者，对于无症状的患儿，如缺损小于5mm可以观察，如有右心房、右心室增大一般主张在学龄前进行手术修补。约有5%婴儿于出生后1年内并发充血性心力衰竭。内科治疗效果不佳者也可施行手术。

（2）成年人如缺损小于5mm，无右心房、右心室增大者可临床观察，不做手术。成年患者如存在右心房室增大可手术治疗，合并有心房纤颤者也可同时手术，但肺血管阻力大于12Woods单位、出现右向左分流和发绀者则禁忌手术。

（3）有一部分继发孔房间隔缺损如位置合适，可行微创的经心导管介入治疗。经股静脉插管，将镍钛合金的封堵器夹在房间隔缺损处，闭合房间隔缺损达到治疗目的，不用开胸手术。

（4）继发孔房间隔缺损常经胸骨正中入路于体外循环下直视修补，右前外侧切口也可提供良好的手术显露，但需排除合并有其他类型心脏畸形。小的继发孔房间隔缺损可直接缝合，如缺损大则需用心包片或涤纶补片修补，完成修补前左心房注水以防止心脏复跳后出现空气栓塞十分重要。

（5）静脉窦型房间隔缺损修补较为复杂，一般经上腔静脉直接插入引流管以增加缺损显露，修补中必须辨别右上肺静脉开口并避开窦房结，将补片缝于右肺静脉入口前沿的右房壁上，以保证肺静脉引流入左心房，如有必要则需补片加宽上腔静脉入口，防止静脉回流受阻。

（6）年龄大的房间隔缺损患者术后窦性心动过缓的发生率较高，可用异丙肾上腺素或阿托品增快心率，术中安置临时起搏电极为有效措施。

（黄志刚）

青年女性，劳力性胸闷、气促20年，反复发热1年余——心脏瓣膜病，感染性心内膜炎

[实习医师汇报病历]

　　患者女性，29岁，因"劳力性胸闷、气促20年，反复发热1年余"入院。29年前出生后诊断"主动脉瓣狭窄、动脉导管未闭"，无胸闷、气促、发绀等，未重视。二十余年前，每于剧烈运动后出现胸闷、气促，无头晕、黑矇、发绀、晕厥等，休息后可缓解。2004

年心超提示"主动脉瓣狭窄",于南京市某医院行"主动脉瓣生物瓣膜置换术与动脉导管未闭治疗",术后未再发作明显胸闷、气促。2012年3月起无明显诱因出现发热、畏寒,体温最高38.0℃,抗生素治疗后缓解。此后每2~3个月反复发热1次,抗生素治疗有效。2013年5月17日体温再次升高,最高至40℃,伴畏寒、寒战。查体:口角轻度向左歪斜,鼻唇沟稍浅,双肺呼吸音清,未闻及干湿啰音,心尖搏动位于左侧第5肋间锁骨中线外1.2cm,可扪及抬举样冲动、细震颤,心浊音界向左下扩大,心率76次/分,律齐,主动脉瓣区可闻及收缩期Ⅳ级杂音,向腋下、颈部传导。

 主任医师常问实习医师的问题

● **目前考虑的诊断是什么?**

答:心脏瓣膜病,主动脉瓣置换术后(生物瓣)亚急性感染性心内膜炎。

● **诊断的依据是什么?鉴别诊断是什么?**

答:(1)诊断依据

① 年轻女性,既往有心脏瓣膜病、动脉导管未闭及主动脉瓣生物瓣瓣膜置换病史。

② 近1年反复发热。

③ 今日再次高热、寒战。

(2)需要与以下疾病鉴别

① 急性风湿热:多为A组溶血性链球菌感染后由于变态反应引起的自身免疫疾病,好发于青少年,发热为不规则的中低热,表现为游走性关节炎、环形红斑、皮下结节,血培养阴性,对水杨酸制剂与糖皮质激素治疗有效。

② 系统性红斑狼疮:表现为多系统损害的慢性自身免疫性疾病,可出现皮肤改变、多浆膜腔积液、关节炎、心脏、肾脏、肺脏损伤等,抗核抗体、抗 ds-DNA 抗体等阳性,血培养阴性,对激素及免疫抑制剂治疗有效。

③ 结核病:系结核分枝杆菌感染所致,可表现为长期低热、盗汗、乏力、食欲缺乏,但血培养阴性,痰涂片及培养可见结核杆菌,超声心

动图少见瓣膜损害及赘生物，抗结核药物治疗有效。

● **目前为明确诊断及指导治疗应做哪些检查？各有什么临床意义？**

答：血培养、超声心动图、血常规、尿常规、红细胞沉降率（ESR）、心电图、胸部 X 线片，必要时可进行免疫学的检查。

（1）血培养 持续菌血症是感染性心内膜炎（IE）的一个典型表现，细菌的鉴别也有助于判定诊断的可靠程度，对怀疑感染性心内膜炎的患者在 24h 内进行 3 个不同时间的静脉血培养，未使用抗生素治疗的患者血培养阳性率可达 85%～95%，同时药物敏感试验也能指导下一步的抗生素治疗。

（2）超声心动图 超声心动图对感染性心内膜炎的瓣膜赘生物具有较高的敏感性，对于可能性较低的患者则可以排除感染性心内膜炎的诊断，不过当临床可能性较高时，即便这些高敏感的检查也不能排除诊断。

（3）血常规、尿常规 亚急性感染性心内膜炎常见贫血，白细胞计数常为正常，急性感染性心内膜炎常有白细胞计数上升，少数可有血小板减少。尿常规即使肾功能正常，尿液分析也通常异常，50% 的患者有蛋白尿和镜检血尿。

（4）红细胞沉降率（ESR） 几乎所有患者均会升高，只有在慢性充血性心力衰竭、肾衰竭或弥散性血管内凝血（DIC）患者例外。

（5）胸部 X 线片检查 有助于发现感染性心内膜炎的并发症，发生心力衰竭时有肺淤血和肺水肿征象。

（6）心电图 偶可见急性心肌梗死或房室、室内传导阻滞，后者提示瓣环或室间隔脓肿。

（7）免疫学检查 这些实验结果常与疾病的活动性相平行，循环免疫复合物和补体测定有助于评估肾小球肾炎引起的氮质血症。

❀ ［住院医师补充病历］

患者年轻女性，因反复发热伴突发左侧肢体无力入院。既往有主动脉瓣生物瓣瓣膜置换病史。入院后心脏超声（图 2-9）示主动脉瓣置换术后；①中重度主动脉瓣关闭不全伴轻度狭窄（赘生物形成可能），生物瓣在位，固定良好，瓣叶局部增厚增粗，其上附着中高回声影，最大一枚大小约 5mm×8mm；②二尖瓣前叶脱垂伴中度关闭不全；③左心增大，左心射血分数（LVEF）为 58%。心电图示窦性心动过缓，频发室性早搏，左心室高电压。血培养：草绿色链球菌。ESR 60mm/h。

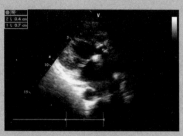

图 2-9　心脏超声

 主任医师常问住院医师的问题

● **该患者目前的诊断和治疗原则是什么？**

答：(1) 诊断　心脏瓣膜病，主动脉瓣生物瓣瓣膜置换术后，亚急性感染性心内膜炎，中重度主动脉瓣关闭不全伴轻度狭窄，二尖瓣前叶脱垂伴中度关闭不全。

(2) 治疗原则　立即开始抗生素治疗，其目的在于消除赘生物中的感染细菌，否则会导致感染复发。抗生素应选择杀菌剂，早期静脉充分用药。

● **感染性心内膜炎的诊断标准是什么？**

答：感染性心内膜炎的诊断标准分为主要标准和次要标准，主要标准包括血培养和心内膜受累的证据，次要标准包括发热、易患因素、血管现象、免疫现象等，如果符合 2 项主要标准或 1 项主要标准加 3 项次要标准或 5 项次要标准可诊断为感染性心内膜炎，如符合 1 项主要标准加 1 项次要标准或单独 3 项次要标准则高度怀疑感染性心内膜炎。

 主任医师常问主治医师的问题

● **具体的治疗方案是什么？**

答：患者前期抗生素治疗效果不佳，目前血培养＋药物敏感试验提示对万古霉素、左氧氟沙星敏感，可予万古霉素 2g/d＋左氧氟沙星（可乐必妥）0.5g/d 静滴，疗程持续 4 周。

● 如何判断治疗是否有效？

答：在有效的抗生素开始治疗 1 周内，几乎 75％的感染性心内膜炎患者（包括人工瓣膜心内膜炎）均退热，90％的患者在 2 周后退热。但尽管抗菌治疗有效，许多临床和实验室表现还是缓慢消退。

● 该患者何时需要外科干预？

答：出现以下并发症时单用抗生素患者的病死率增高，此时联合外科干预可降低病死率，手术指征包括如下。

（1）瓣膜功能不全引起的中重度充血性心力衰竭。

（2）不稳定的人工瓣膜孔阻塞。

（3）尽管合理使用抗生素感染仍不能控制。

（4）无效抗生素治疗，如由真菌、布鲁杆菌、假单胞菌引起的心内膜炎（主动脉瓣或二尖瓣）。

（5）超声证实赘生物≥10mm，或赘生物活动度大、不稳定，易导致大动脉栓塞。

（6）心肌或瓣环脓肿。

（7）有需要纠正的先天性心脏病。

● 对于瓣膜病的患者，如何预防感染性心内膜炎？

答：根据患者的病情将其分为感染性心内膜炎的高危、中危、极低或无危险患者，在高中危患者接受牙科操作、呼吸道操作、胃肠或泌尿生殖器操作时可预防性使用抗生素，以避免感染性心内膜炎发生。

主任医师总结

感染性心内膜炎的确诊比较困难，不同患者表现差异很大。因此，及时诊断出感染性心内膜炎依靠临床医师的高度警觉性，超声心动图和血培养是诊断的两块基石。

（1）超声心动图诊断感染性心内膜炎的 3 项主要标准是赘生物、脓肿、人工瓣膜裂开（超声表现为瓣周漏，可伴有或不伴有瓣膜的摇摆运动）。经食管超声（TEE）的敏感性和特异性均高于普通经胸超声（TTE）。因此，大多数怀疑感染性心内膜炎患者都可考虑 TEE 检查，但 TEE 检查阴性不能完全排除感染性心内膜炎，同样多种疾病也可显示类似赘生物的图像，包括风湿性瓣膜病、系统性红斑狼疮的利-萨病变、瓣膜黏液样变性等。

（2）目前 2009 ESC 指南将感染性心内膜炎根据感染来源分为三类，分别是社区获得性、医疗相关性、经静脉吸毒者的感染性心内膜炎。同时认为有以下一种情况者可认为属活动性感染性心内膜炎。

① 持续发热且血培养多次阳性。

② 手术时发现活动性炎性病变。

③ 接受抗生素治疗中。

④ 有活动性感染性心内膜炎的组织病理学证据。

（3）感染性心内膜炎患者自身抵抗力弱，治愈主要依赖有效的抗生素药物，抗生素选择可根据血培养和药物敏感试验结果，但临床上不能等待，对高度怀疑感染性心内膜炎患者可在送检血培养之后立即开始抗生素经验性治疗。

（4）欧洲国家的调查显示半数感染性心内膜炎患者需要手术干预，早期手术的目的是通过切除感染物质、引流脓肿和修复受损组织，避免心力衰竭恶化。早期手术的三大适应证是心力衰竭、感染不能控制、预防栓塞。按实施时间可分为急诊（24h 内）、次急诊（几天内）和择期手术（抗生素治疗 1～2 周后）。

（5）感染性心内膜炎的再发有两种。

① 复发：首次发病后 6 个月内由同一微生物引起感染性心内膜炎再次发作。

② 再感染：不同微生物引起的感染，或在首次发病后超过 6 个月由同一微生物引起感染性心内膜炎再次发作。

（6）目前对于预防性抗生素的使用存在争议，认为获益-风险比不合理，同时缺乏可靠的循证医学证据，最新的指南将适应证严格限制在那些接受最高危操作的最高危患者。

（陈　玮）

青年女性，发热伴持续性心前区
疼痛 2 天——急性心包炎

✦ ［实习医师汇报病历］

患者女性，23 岁，因"发热伴持续性心前区疼痛 2 天"入院。患者 2 天前受凉后出现发热，最高 39℃，同时伴有持续性心前区疼痛 2 天，疼痛位于胸骨中下段，放射到左肩，咳嗽与体位变化时加重。查体：一般情况可，体温 37.8℃，呼吸 20 次/分，心率 100 次/分，血压 90/60mmHg。心脏查体：心前区无隆起，在胸骨左缘第 3、4 肋间可闻及心包摩擦音。外院门诊行心电图检查示除 aVR 和 V_1 外所有导联 ST 段呈弓背向下抬高。入院初步诊断：急性心包炎。

 主任医师常问实习医师的问题

● **目前考虑的诊断是什么？**

答：急性心包炎。

● **诊断为急性心包炎的依据是什么？急性心包炎的诊断标准是什么？**

答：（1）诊断依据

① 青年女性。

② 主诉是发热伴持续性心前区疼痛 2 天；疼痛呈持续性，位于胸骨中下段，放射到左肩，咳嗽与体位变化时加重。

③ 外院门诊行心电图检查示除 aVR 和 V_1 外所有导联 ST 段呈弓背向下抬高。

④ 心脏查体：在胸骨左缘第 3、4 肋间可闻及心包摩擦音。

（2）急性心包炎的诊断标准　心前区听到心包摩擦音，心包炎的诊断即可确立。如同时出现胸痛、呼吸困难、心动过速和原因不明的体循环静脉淤血或心影扩大，应考虑为心包炎伴有渗液的可能。心电图异常表现者，应注意与早期复极综合征、急性心肌缺血等进行鉴别。尽管目前尚没有统一的诊断标准，但既往的研究提示诊断急性心包炎需要满足以下 4 个条件中的至少两条。

① 特征性的胸痛。

② 心包摩擦音。

③ 具有提示性的心电图改变。

④ 新出现的或加重的心包积液。

● **急性心包炎临床上的主要体征有哪些？**

答：（1）心包摩擦音　为急性纤维蛋白性心包炎特异性体征，是由于炎症而变得粗糙的壁层与脏层心包在心脏活动时相互摩擦产生的声音，似皮革摩擦，呈搔刮样、粗糙的高频声音，往往盖过心音且有较心音更贴近耳的感觉。心包摩擦音传统的描述是有与心房收缩、心室收缩和心室舒张早期血液充盈相一致的三个组成部分。三相心包摩擦音最为常见，约占半数以上，与心室收缩和心室舒张有关的二相摩擦音次之，而单相的收缩期心包摩擦音则多在心包炎的发生期或消退期易被听到。

心包摩擦音的特点是瞬息可变的，通常使用隔膜性胸件在胸骨左缘3～4肋间、胸骨下段和剑突附近易听到。其强度受呼吸和体位影响，深吸气或前倾坐位摩擦音增强。可持续数小时、数天、数周不等。当心包内出现渗液，将两层心包完全分开时，心包摩擦音消失。如两层心包有部分粘连，虽有心包积液，有时仍可闻及摩擦音。心包摩擦音易与胸膜摩擦音或听诊器使用过程中胸件未压紧皮肤所产生的嘎吱音所混淆；单相心包摩擦音应与三尖瓣或二尖瓣反流性收缩期杂音鉴别。

（2）心包积液　症状的出现与积液的量和速度有关，而与积液性质无关。当心包积液达200～300ml以上或积液迅速积聚时出现下列体征。

① 心脏体征：心脏搏动减弱或消失，心浊音界向两侧扩大，相对浊音界消失。心音轻而远，心率快。少数人在胸骨左缘第3～4肋间可听到舒张早期额外音（心包叩击音），此音在第二心音后0.1～0.13s，高调呈拍击样，是由于心室舒张时受心包积液的限制，血液突然终止形成旋涡和冲击心室壁产生震动所致。

② 左肺受压迫征象：大量心包积液时，心脏向后后移位，压迫左肺，引起左肺下叶不张，在左肩胛下角区出现肺实变表现，称为Ewart征。

③ 心脏压塞征象：大量心包积液或积液迅速积聚，即使积液仅150～200ml，引起心包内压力超过20～30mmHg时即可产生急性心包压塞征象，表现为心动过速、心排血量下降、发绀、呼吸困难、收缩压下降甚至休克。如积液为缓慢积聚过程，也可产生慢性心脏压塞征象，表现为静脉压显著升高、颈静脉怒张和吸气时颈静脉扩张，称Kussmaul征，常伴有肝大、腹水和下肢水肿。由于动脉收缩压降低、舒张压变化不大而表现脉搏细弱、脉压减小，出现奇脉。后者产生的原因主要是胸廓内的血流随呼吸运动而有明显改变所致。正常人在吸气时胸腔内产生负压，体静脉回流增加，胸腔内血管容量增多，右心排血量增加，肺静脉血流及左心室充盈减少，致使动脉血压下降，但下降幅度小于10mmHg，对外周动脉搏动无明显影响。而当大量心包积液或心脏压塞时，吸气过程中胸腔负压使肺血管容量明显增加，而心脏因受积液包围的限制，右心室的充盈和心排血量不能显著增加，肺静脉回流及左心室充盈明显减

少，导致动脉压显著下降超过 10mmHg 时而出现奇脉。

🏵 ［住院医师补充病历］

患者青年女性，因阵发性心悸、气短、反复上呼吸道感染 2 年入院。患者 2 天前受凉后出现发热，最高 39℃，同时伴有持续性心前区疼痛 2 天，疼痛位于胸骨中下段，放射到左肩，咳嗽与体位变化时加重。查体：一般情况可，体温 37.8℃，呼吸 20 次/分，心率 100 次/分，血压 90/60mmHg。心脏查体：心前区无隆起，在胸骨左缘第 3、第 4 肋间可闻及心包摩擦音。入院后心脏彩超示少量心包积液。入院后心电图如图 2-10 所示。

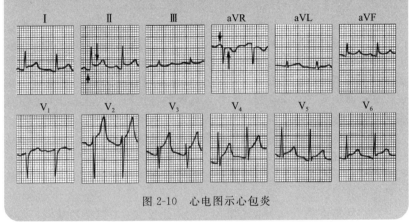

图 2-10 心电图示心包炎

❓ 主任医师常问住院医师的问题

● 该患者目前的诊断及鉴别诊断是什么？

答：根据临床症状体征结合心电图检查，目前患者诊断急性心包炎成立。如具有典型急性心包炎的症状、体征，心电图异常表现者，应注意与以下疾病进行鉴别。

（1）早期复极综合征 可出现心电图上 ST-T 改变，要与急性心包炎心电图上的 ST-T 改变相鉴别。

（2）急性心肌缺血 急性心包炎出现胸痛的部位在胸骨后或心前区，可放射至颈部和背部，呈锐痛，极易与冠状动脉粥样硬化性心脏病中的心绞痛、心肌梗死等急性心肌缺血临床表现相混淆。

● **应进一步做哪些检查？各有什么临床意义？**

答：心电图、超声心动图、实验室检查、胸部 X 线片，必要时心脏 CT 或心脏 MRI。

（1）心电图 急性心包炎的心电图典型演变可分四期。

① ST 段呈弓背向下抬高，T 波高。一般急性心包炎为弥漫性病变，故出现于除 aVR 和 V_1 外所有导联，持续 2 天至 2 周左右。V_6 的 ST/T 比值≥0.25。

② 几天后 ST 段回复到基线，T 波减低、变平。

③ T 波呈对称型倒置并达最大深度，无对应导联相反的改变（除 aVR 和 V_1 直立外），可持续数周、数月或长期存在。

④ T 波恢复直立，一般在 3 个月内。病变较轻或局限时可有不典型的演变，出现部分导联的 ST 段、T 波的改变或仅有 ST 段或 T 波改变。

（2）超声心动图 检查是否存在心包积液，有助于确诊急性心包炎。可估计心包积液的量，提示有无心脏压塞，是否合并其他心脏疾病，如心肌梗死、心力衰竭。心脏压塞时的特征为：右心房及右心室舒张期塌陷；吸气时右心室内径增大，左心室内径减少，室间隔左移等。

（3）实验室检查 感染者可能有白细胞计数增多、红细胞沉降率增快及 C 反应蛋白浓度增加。肌钙蛋白可以轻度升高，可能与心外膜心肌受到炎症刺激有关，大部分急性心包炎患者合并肌钙蛋白升高者，冠状动脉造影正常。

（4）胸部 X 线片 可见心脏阴影向两侧扩大，心脏搏动减弱；尤其是肺部无明显充血现象而心影明显增大是心包积液的有力证据，可与心力衰竭相鉴别。成人液体量小于 250ml，胸部 X 线片难以检出心包积液。

（5）心脏 CT 或心脏 MRI 心脏 CT 和心脏 MRI 越来越多地用来诊断心包炎，二者均可非常敏感地探测到心包积液并测量心包的厚度。心脏 CT 可以测量急性心包炎时心包的增厚，但这并不是诊断急性心包炎的指标。最敏感的诊断急性心包炎的方法是心包 MRI 延迟显像。

 主任医师常问主治医师的问题

● **该患者下一步治疗方案是什么？**

答：急性心包炎的治疗包括对原发疾病的病因治疗、解除心脏压塞和对症治疗。风湿性心包炎时应加强抗风湿治疗；结核性心包炎时应尽早开始抗结核治疗，并给予足够的剂量和较长的疗程，直到结核活动停止后一年左右再停药，如出现心脏压塞症状，应进行心包穿刺放液；如渗液继续产生或有心包缩窄的表现，应及时作心包切除，以防止发展为缩窄性心包炎；化脓性心包炎时应选用足量对致病菌有效的抗生素，并反复心包穿刺抽脓和心包腔内注入抗生素，如疗效不著，即应及早考虑心包切开引流，如引流发现心包增厚，则可做广泛心包切除；非特异性心包炎时肾上腺皮质激素可能有效，如反复发作亦可考虑行心包切除。

同时，患者宜卧床休息。胸痛时给予镇静药，必要时使用吗啡类药物或左侧星状神经节封闭。

● 急性心包炎的病因类型有哪些？

答：急性心包炎诊断后，尚需进一步明确其病因，为治疗提供方向。主要病因如下。

（1）病毒性心包炎 是一种浆液纤维蛋白性心包炎，由于病毒直接感染、自身免疫应答（抗病毒或抗心脏）引起的炎症。发病前数周常有上呼吸道感染史，起病急。临床特征：剧烈胸痛、发热，约70%的患者可以听到心包摩擦音，心包渗液一般为小量或中等量，很少产生严重心脏压塞症状。检查常有血沉加快、白细胞升高、心电图 ST 段抬高、胸部 X 线片示心影增大。如果心肌受累，可形成急性心肌心包炎。本病可自行痊愈，以对症治疗为主，包括卧床休息、镇痛药及镇静药等，糖皮质激素可有效地控制症状。

（2）结核性心包炎 由气管、支气管周围及纵隔淋巴结结核直接蔓延而来，临床上少数患者找不到原发病灶。临床表现除结核病的全身表现外，患者有倦怠、体重减轻、食欲缺乏、低热、盗汗、呼吸困难及心包积液体征等，胸痛和心包摩擦音少见。心包积液为中等或大量，呈浆液纤维蛋白性或浆液血性。未经治疗的结核性心包炎几乎全部发展为缩窄性心包炎，经过系统抗结核治疗的患者近半数可发展为缩窄性心包炎。

（3）心包肿瘤 原发性心包肿瘤较少见，最典型的是心包间皮瘤、恶性纤维肉瘤、血管肉瘤以及良性或恶性畸胎瘤。大多数为继发性心包肿瘤，其中约80%为肺癌、乳腺癌、白血病、霍奇金病和非霍奇金淋巴瘤引起的肿瘤性心包炎。此外，胃肠道肿瘤、卵巢癌、肉瘤和黑色素瘤也可引起肿瘤性心包炎。肿瘤性心包炎产生血性心包积液，且发展异常迅速，引起急性或亚急性心脏压塞。心包间皮瘤及肉瘤、黑色素瘤也能侵蚀心室或心包内血管，引起心包扩张和迅速致死的心脏压塞。肿瘤性心包炎的治疗方案取决于患者的一般情况和有无心脏压塞以及恶性肿瘤的组织学阶段。心包穿刺抽液和心包腔留置导管引流可减轻症状。

（4）化脓性心包炎　由胸内感染直接蔓延、膈下或肝脓肿穿破或心包穿透性损伤感染而引起，也可由血行细菌播散所致。心包渗出液最初为浆液纤维蛋白性的，其后转为化脓性，随着病程进展，炎症可使渗出液脓稠、机化导致心包粘连，使心包腔间隙消失、心包增厚或钙化，极易发展成缩窄性心包炎。临床表现常为急性、暴发性疾病，前驱症状平均为 3 天，通常都有高热、寒战、全身中毒症状及呼吸困难，多数患者没有典型的胸痛。几乎所有的患者有心动过速，少数患者有心包摩擦音。颈静脉怒张及奇脉可能是心包积液的首先表现，脓性心脏积液可发展为心脏压塞和心包缩窄。一旦细菌性心包炎的诊断成立，除全身使用足量的抗生素外，仍应立即施行心包切开术。

（5）心脏损伤后综合征　在心脏手术、心肌梗死或心脏创伤后 2 周出现发热、心前区疼痛、干咳、肌肉关节痛、白细胞增高、血沉加速等临床症状，目前认为可能与高敏反应或自身免疫反应有关。心包炎可以是纤维蛋白性、渗出性，积液常为浆液血性，可发生心脏压塞。此综合征可复发，有自限性，糖皮质激素治疗有效。

主任医师总结

急性心包炎的治疗包括对原发疾病的病因治疗、解除心脏压塞和对症治疗。患者必须住院观察、卧床休息，胸痛时给予镇静药、阿司匹林、吲哚美辛（消炎痛），必要时可使用吗啡类药物。

（1）治疗原发病　急性心包炎应根据不同病因选择药物治疗。如风湿性心包炎应加强抗风湿治疗，一般对肾上腺皮质激素反应较好。对结核性心包炎应尽早抗结核治疗，一般采用三联药物，足量长疗程，直至病情控制一年左右再停药，避免因治疗不彻底而复发。化脓性心包炎选用敏感的抗生素，反复心包穿刺排脓和心包腔内注入抗生素，疗效不佳时及早行心包切开引流。非特异性心包炎，肾上腺皮质激素可能有效。

（2）解除心脏压塞　急性心脏压塞时，心包穿刺抽液是解除压迫症状的有效措施。20 世纪 70 年代以前，心包穿刺通常是盲目进行；现代有超声心动图定位，安全度大大提高，危及生命的并发症仅为 0～5%。心包穿刺前，可先做超声心动图检查确定穿刺部位和方向，常用的穿刺部位如下。

① 左侧第 5 肋间心浊音界内侧 1～2cm 处，针尖向内向后推进指向脊柱，穿刺时患者应取坐位。

② 胸骨剑突与左肋缘相交的夹角处，针尖向上、略向后，紧贴胸骨后面推进，穿刺时患者应取半卧位，此穿刺点不易损伤冠状血管，引流通畅，且不经过胸腔，适合于少量心包积液，尤其是化脓性心包炎，可免遭污染。

③ 左背部第 7 或第 8 肋间左肩胛线处，穿刺时患者取坐位，左臂应提高，针头向前并略向内推进，当有大量心包积液压迫肺部，而其他部位不能抽出液体时可采用此穿刺部位，如疑为化脓性心包炎时，应避免此处抽液，以防胸部感染。

心包穿刺时，也可将穿刺针与绝缘可靠的心电图机的胸导联电极相连接进行监护，用针穿刺时同时观察心电图的变化，如触及心室可见 ST 段抬高，偶见 QS 型室性期前收缩；触及心房时，可见 P-R 段抬高及有倒置 P 波的房性期前收缩出现。心包穿刺应备有急救药品、心脏除颤器及人工呼吸器械等，并注意无菌技术，穿刺部位用 1%～2% 普鲁卡因浸润麻醉，然后将针刺入，直至穿进有抵抗感的心包壁层继而出现"落空感"为止；针头推进应缓慢，如手感有心脏搏动，应将针头稍向后退；抽液不能过快过猛；积液过稠时，可改为心包切开引流术。

心包穿刺失败或出现并发症的原因如下。

① 属损伤性心包出血，血液进入心包腔的速度和抽吸一样快。

② 少量心包积液，即少于 200ml，超声提示仅在基底部，心脏前面没有液性暗区。

③ 包裹性积液。

④ 罕见的并发症是心脏压塞缓解后，突然的心脏扩张和急性肺水肿，其机制可能是在心功能不全的基础上，心脏压塞解除后静脉回流突然增加所致。

急性心包炎的自然病程及预后取决于病因。病毒性心包炎、非特异性心包炎、心肌梗死后或心包切开术后综合征通常是自限性的，临床表现及实验室检查在 2～6 周消退；如心包炎并发于急性心肌梗死、恶性肿瘤、系统性红斑狼疮、尿毒症等则预后严重；化脓性和结核性心包炎随着抗生素或抗结核药物疗法及外科手术的进展，预后已大为改善，有的得以痊愈，部分患者遗留心肌损害或发展为缩窄性心包炎。

（黄志刚）

老年男性，突发胸痛伴晕厥 17h——急性主动脉夹层伴继发主动脉瓣撕裂

⊛ ［实习医师汇报病历］

患者男性，69 岁，因"突发胸痛伴晕厥 17h。"入院。患者于 17h 前无明显诱因出现剧烈胸痛，伴胸闷、心悸、出汗及左侧肢体乏力，无畏寒、寒战、四肢抽搐、口吐白沫，无发热、咳嗽及腹痛等症状，急至当地医院治疗；15h 前患者突发晕厥，全身发绀，心电图提示心室颤动，予胸外按压、电除颤等治疗后恢复自主心率，为进一步治疗转入我院。患者既往有高血压病史十余年，最高血压 170/110mmHg，未规律口服降压药及监测血压，否认糖尿病史，否认其他疾病及重大手术、外伤史，吸烟三十余年，平均每天 10 支，饮酒三十余年，平均每周饮白酒 100g，否认遗传疾病家族史。查体：体温 36.6℃，脉搏 78 次/分，呼吸 24 次/分、血压 60/40mmHg（左上肢）、85/65mmHg（右上肢）。平车推入病房。患者神志欠清楚，较烦躁，精神差，对答尚切题，查体尚合作，四肢末梢皮肤湿冷。心前区未见明显异常搏动。心率 78 次/分，房颤律，主动脉瓣听诊区可及Ⅲ/Ⅵ级舒张期叹气样杂音，其他瓣膜区未及明显病理性杂音，无心包摩擦音。腹部无压痛及反跳痛。四肢活动正常。

❓ 主任医师常问实习医师的问题

● **目前考虑的诊断是什么？**

答：急性主动脉夹层伴继发主动脉瓣撕裂；高血压 3 级（极高危）。

● **诊断为主动脉夹层的依据是什么？鉴别诊断是什么？**

答：（1）诊断依据

① 急性主动脉夹层伴继发主动脉瓣撕裂：老年男性高血压病患者，突发剧烈胸痛，伴晕厥、血流动力学障碍，查体示两上肢血压差异＞20mmHg，考虑主动脉夹层，主动脉瓣听诊区可闻及Ⅲ/Ⅵ级舒张期叹气样杂音，考虑升主动脉夹层继发主动脉瓣撕裂。

② 高血压 3 级（极高危）：高血压病史十余年，最高血压 170/110mmHg，血压控制差。

（2）需要与以下疾病鉴别

① 急性心肌梗死：患者有老年、高血压病、吸烟等冠心病危险因素，以胸背疼痛症状入院，并发生心室纤颤及血流动力学障碍，应首先考虑最常见的"急性心肌梗死"诊断，应立即行心电图、心肌酶、肌钙蛋白等检查，根据心电图是否有典型的 ST-T 段改变以及心肌酶、肌钙蛋白是否升高可明确诊断。

② 急性胸膜炎：也表现为胸痛、胸闷、气促，但典型的胸痛可仅在患者深呼吸或咳嗽时出现，亦可持续存在并因深呼吸或咳嗽而加剧，可有大量胸腔积液，可行胸部 X 线片、超声检查以鉴别。

③ 肺栓塞：可以胸痛为首发症状，可无呼吸困难，可无发绀咯血。因此，不能排除肺栓塞的可能。需行 D-二聚体检查，进一步可行肺动脉 CT 血管造影术（CTA）以排除。

④ 心脏压塞：患者入院后血压下降，出冷汗，故不能排除心脏压塞，可行心脏彩超鉴别。

⑤ 动脉粥样硬化性主动脉瘤：CTA 检查可鉴别。动脉粥样硬化性主动脉瘤主动脉直径明显扩张，主动脉壁显著增厚，管腔表面粗糙，可见附壁血栓，不存在主动脉双管征。

● 应做哪些检查？各有什么临床意义？

答：心电图、主动脉 CTA、心脏彩超、D-二聚体、心肌酶、肌钙蛋白等。

（1）心电图　心电图除在很少数急性心包积液时可有急性心包炎改变，或累及冠状动脉时可出现下壁心肌梗死的心电图改变外，一般无特异性 ST-T 段改变，故在急性胸痛患者，常作为与急性心肌梗死的鉴别手段。

（2）主动脉 CTA　是目前最常用的术前影像学评估方法，其敏感性达 90％以上，其特异性接近 100％。CTA 断层扫描可观察到夹层隔膜将主动脉分割为真、假两腔，重建图像可提供主动脉全程的二维和三维图像，其主要缺点是要注射造影剂，可能会出现相应的并发症，而主动脉搏动产生的伪影也会干扰图像和诊断。

（3）心脏彩超　其优点是无创、无需造影剂，可定位内膜裂口，显示真、假腔的状态及血流情况，还可显示并发的主动脉瓣关闭不全、心包积液及主动脉弓分支动脉的阻塞等情况。但同时也受患者的肥胖等情况限定，经胸超声虽简单易行，但其敏感性和特异性均不如经食管超声。

（4）D-二聚体、心肌酶、肌钙蛋白等 为了排除肺动脉栓塞、急性心肌梗死。

⚙ ［住院医师补充病历］

> 患者为老年男性，急性起病，突发剧烈胸痛、晕厥入院。有吸烟、饮酒史三十余年，高血压病史10余年，血压控制情况差。入院后心电图示窦性＋异位心律，短阵室速，ST-T变化。心脏彩超示升主动脉夹层，主动脉瓣及瓣装置剥离，主动脉瓣大量反流，未见心包积液。主动脉CTA示升主动脉扩张，主动脉夹层。D-二聚体阴性；心肌酶、肌钙蛋白轻微升高。血气分析：$PaCO_2$ 40mmHg，PaO_2 78mmHg，SaO_2 95％，pH 7.35。

❓ 主任医师常问住院医师的问题

⬤ 该患者目前的诊断和治疗原则是什么？

答：根据临床症状、体征结合影像学检查（主动脉CTA和心脏彩超提示升主动脉扩张、主动脉夹层、主动脉瓣及瓣装置剥离）和实验室检查（心电图、心肌酶等）结果，目前诊断为：急性主动脉夹层伴主动脉瓣撕裂（DeBakey Ⅱ型）；休克；高血压2级（极高危）。治疗上应绝对卧床、吸氧、心电监护、镇静镇痛，立即输液扩容升压、补充血容量，患者已出现了严重的主动脉瓣关闭不全症状，应立即行外科手术治疗。

⬤ 具体的治疗方案是什么？

答：维持生命体征的基础上，立即行外科手术治疗，防止主动脉夹层动脉瘤的继续发展和破裂，具体的治疗方案如下。

（1）缓解疼痛 吗啡镇痛、镇静、制动、监护生命体征、吸氧等。

（2）纠正低血压休克 马上插管通气，给予补充血容量，去甲肾上腺素维持血压，使收缩压维持在100～120mmHg或足以维持尿量25～30ml/h的最低血压水平。

（3）手术治疗 立即手术修补撕裂口、排空假腔或人工血管移植。

主任医师常问主治医师的问题

● **患者出现低血压休克的可能原因是什么？**

答：可能与主动脉夹层导致的心脏压塞、主动脉瘤破裂、急性重度主动脉瓣关闭不全等严重并发症有关。

（1）心脏压塞 心脏彩超示未见心包积液，故可排除。

（2）主动脉瘤破裂 超声心动图及主动脉 CTA 示升主动脉扩张，升主动脉夹层，故可排除。

（3）急性重度主动脉瓣关闭不全 主动脉夹层累及主动脉瓣，致严重的主动脉瓣关闭不全，导致严重反流，可能引起血流动力学的不稳定状态，如低血压休克、晕厥等，考虑患者低血压休克原因与此有关。

● **如何确定主动脉夹层的分型？**

答：（1）目前常用的分类系统是 DeBakey 分型，根据夹层的起源及受累的部位分为三型。

① Ⅰ型：主动脉夹层累及范围自升主动脉到降主动脉，甚至到腹主动脉。

② Ⅱ型：主动脉夹层累及范围仅限于升主动脉。

③ Ⅲ型：主动脉夹层累及降主动脉，如向下未累及腹主动脉者为Ⅲ A 型，向下累及腹主动脉者为Ⅲ B 型。

（2）还有 Stanford 分型，根据撕裂口的位置分两型。

① A 型：内膜撕裂可位于升主动脉、主动脉弓或近段降主动脉，扩展可累及升主动脉弓部，也可延及降主动脉甚至腹主动脉，相当于 DeBakeyⅠ型和Ⅱ型。

② B 型：内膜撕裂口常位于主动脉峡部，扩展仅累及降主动脉或延伸至腹主动脉，但不累及升主动脉，相当于 DeBakeyⅢ 型。

主任医师总结

（1）主动脉夹层撕裂若不及时诊治，病死率非常高。对胸痛怀疑主动脉夹层的患者最重要的是尽快明确诊断。典型的主动脉夹层患者往往是 60 岁左右的男性，90％伴有高血压病史和突发剧烈胸背疼痛史。如果并存主动脉瓣严重反流可迅速出现心力衰竭、心脏压塞，导致低血压和晕厥。主动脉分支动脉闭塞可导致相应的脑、肢体、肾脏、腹腔脏器缺血症状，如脑梗死、少尿、截瘫等。体征可有周围动脉搏动消失，左侧喉返神经受压时可出现声带麻痹，在夹层穿透气管和食管时可出现咯血和呕血，夹层压迫上腔静脉出现上腔静脉综合征，压迫气管表现为呼吸困难，压迫颈胸神经节出现霍纳（Horner）综合征，压迫肺动脉出现肺栓塞体征，夹层累及肠系膜和肾动脉可引起肠麻痹乃至坏死和肾梗死等体征。

（2）2008 年主动脉夹层诊断和治疗指南提出对血流动力学稳定的急性主动脉夹层患者，急诊的初步治疗措施主要是控制疼痛和血压。镇痛药常用吗啡。理想的控制性降压是将血压控制在 120/70mmHg，β 受体阻滞药是主动脉夹层急性期最常用的降压药物，该类药物可减弱左心室收缩力、降低心率、减轻血流对动脉壁的冲击。如果单用该类药物血压控制不理想可加用血管扩张药，最常用的是硝普钠，但单用硝普钠会增强左心室收缩力，因此最好和 β 受体阻滞药合并使用。对于血流动力学不稳定的患者应急诊气管插管、机械通气，立即行经食管超声检查，如果发现有心脏压塞应急诊开胸手术。如发现进行性增大并不断外渗的 B 型主动脉夹层，可急诊行腔内隔绝术。

（3）根据 2008 年主动脉夹层诊断和治疗指南，如果可疑主动脉夹层的患者表现为严重低血压，考虑可能存在心脏压塞或主动脉破裂，需迅速扩容。在采取积极治疗前必须仔细排除假性低血压的可能性，这种假性低血压是由于测量了被夹层累及的肢体动脉的血压引起的。如果迫切需要升压药治疗顽固性低血压，最好选用去甲肾上腺素或去氧肾上腺素（新福林），而不用多巴胺。因多巴胺可增加 dp/dt，当需改善肾灌注时，应小剂量使用多巴胺。

（杨 靖）

参 考 文 献

[1] The Task Force on cardiac pacing and resynchronization therapy of the European Society of Cardiology (ESC). Developed in collaboration with the European Heart Rhythm Association (EHRA)，Brignole M，Auricchio A，Baron-Esquivias G，et al. 2013 ESC Guidelines on cardiac pacing and cardiac resynchronization therapy [J]. Rev Esp Cardiol (Engl Ed). 2014，67（1）：58.

[2] 张澍，华伟，黄德嘉等. 植入性心脏起搏器治疗——目前认识和建议（2010 年修订版）[J]. 中华心律失常学杂志，2010，14（4）：245-259.

[3] Clyde W. Yancy，Mariell Jessup，Biykem Bozkurt，et al. 2013 ACCF/AHA Guideline for the Management of Heart Failure：Executive Summary：A Report of the American College of Cardiology Foundation/American Heart Association Task Force

on Practice Guidelines [J]. Circulation，2013，128：1810-1852.

[4] Wellens HJJ，Bar FW，Lie K I. The values of the electrocardiogram in the differential diagnosis of a tachycardia with widened QRS complex [J]. Am J Med，1978，64：27-33.

[5] Wellens HJJ，Brugada P. Value of programmed stimulation of the heart in patients with the Wolf-Parkinson-White syndrome：incidence and mechanisms [J]. Circulation，1984，70：377-391.

[6] Blomström-Lundqvist C，Scheinman MM，Aliot EM et al. ACC/AHA/ESC guidelines for the management of patients with supraventricular arrhythmias—executive summary. a report of the American college of cardiology/American heart association task force on practice guidelines and the European society of cardiology committee for practice guidelines（writing committee to develop guidelines for the management of patients with supraventricular arrhythmias）developed in collaboration with NASPE-Heart Rhythm Society [J]. J Am Coll Cardiol. 2003，42（8）：1493-1531.

[7] 中华医学会心血管病学分会，中国生物医学工程学会心脏起搏与电生理分会，中国心脏起搏与心电生理杂志编辑委员会，中华心血管病杂志编辑委员会. 室上性快速心律失常治疗指南 [J]. 中国心脏起搏与心电生理杂志，2005，19（1）：3-15.

[8] January CT，Wann LS，Alpert JS，et al. 2014 AHA/ACC/HRS Guideline for the Management of Patients With Atrial Fibrillation：A Report of the American College of Cardiology/American Heart Association Task Force on Practice Guidelines and the Heart Rhythm Society. J Am Coll Cardiol. 2014 Mar 28. pii：S0735-1097（14）01740-9. doi：10. 1016/j. jacc. 2014. 03. 022.

第三章　消化系统疾病

老年女性，反复胸痛 1 个月，加重伴反酸、烧心 1 周——反流性食管炎

✦ [实习医师汇报病历]

　　患者女性，73 岁，因"反复胸痛 1 个月，加重伴反酸、烧心 1 周"入院。入院前 1 个月无明显诱因出现胸痛，呈持续性隐痛，夜间为主，持续约 20min，程度不重，无咳嗽、咳痰，无胸闷、心悸、气促，无发热，无吞咽困难，无恶心、呕吐。1 周前症状加重，胸痛持续时间延长至 30min 左右；伴有反酸、胸骨后烧灼感，偶有胸闷，平卧位明显加重，坐位稍缓解；曾于外院行心电图检查提示"窦性心律、T 波改变"，拟"心绞痛"予扩张冠状动脉、营养心肌等治疗，症状无明显好转。查体：肥胖体型，双肺呼吸音清，未闻及明显干湿啰音，心率 87 次/分，律齐，未及病理性杂音；腹膨隆，未见胃肠型及蠕动波，腹部触诊柔韧感，全腹无压痛、反跳痛，未扪及明显包块，肝脾肋下未及，墨菲征阴性，腹部叩诊鼓音，肝肾区无叩痛，移动性浊音阴性，肠鸣音 4 次/分。既往有高血压病史 3 年，长期服用降压药物，近期血压控制在 130/85mmHg 左右，否认结核病、肝炎等传染病史。入院初步诊断：①胸痛原因待查：反流性食管炎？②高血压病 3 级。

❓ 主任医师常问实习医师的问题

● 目前考虑的诊断是什么？

　　答：胸痛原因待查：反流性食管炎可能。

● 诊断为反流性食管炎的依据是什么？鉴别诊断是什么？

　　答：（1）诊断依据

　　① 老年女性。

② 以胸痛、烧心为主要表现，症状与体位明显相关，夜间平卧位加重；按心绞痛治疗后效果不佳。

③ 查体：肥胖体型，心肺查体无明显异常，腹部膨隆，无压痛、反跳痛及肌紧张，肝脾肋下未及，墨菲征阴性，移动性浊音阴性，肠鸣音正常。

（2）需要与以下疾病鉴别

① 患者以胸痛为主要表现，首先应排除心源性胸痛：心血管系统疾病伴有胸痛者多以冠状动脉供血不足导致的心绞痛、心肌梗死最为常见。超过 80％的心肌梗死患者最先出现胸痛，多为心前区或胸骨后闷痛、压榨样痛，少数患者先驱症状可表现为胸部灼热感，发作时心电图常有助于鉴别；该患者既往虽有高血压病，但发作时心电图无典型心肌梗死表现，故心肌梗死可基本排除。心绞痛导致的胸痛通常持续时间短，多为数分钟，多数休息后可缓解；该患者胸痛持续时间长，卧位休息后症状加重，经扩张冠状动脉治疗症状无好转，目前依据不足。

② 肺部病变：肺部疾病累及胸膜或胸壁时均可引起胸痛，如各种原因的肺炎、肺栓塞、肺结核、肺癌等；但一般除胸痛外常有肺部原发疾病的其他典型表现，如咳嗽、咳痰、咯血等，该患者无呼吸系统疾病的临床表现，既往也无呼吸系统相关基础疾病，故可排除。

③ 患者除胸痛外，伴有典型的反酸、烧心，考虑反流性食管炎的可能性大，还需进一步排除：

a. 贲门失弛缓症：临床也可表现为反酸和胸骨后痛，但多数患者有间歇性吞咽困难，该患者无吞咽疼痛和吞咽困难，目前可能性小，可行食管钡餐检查，若食管下端见典型的"鸟嘴征"则可诊断。

b. 食管癌：多表现为进行性吞咽困难，常伴有消瘦；少数有胸痛、反流；该患者一般情况可，不伴吞咽困难和消瘦，目前无依据，可行胃镜检查＋活检明确诊断。

胃食管反流病（GERD）分为内镜阴性的胃食管反流病或称非糜烂性反流病（NERD），及反流性食管炎（RE）两种类型，从症状体征上不易鉴别，GERD 的具体类型应行胃镜检查＋活检明确。

● 应做哪些检查？各有什么临床意义？

答：上消化道钡餐、胃镜＋活检病理学检查、24h 食管 pH 监测、食管下段测压、食管内多通道阻抗监测、胸部 CT 平扫＋增强。

（1）上消化道钡餐　食管钡餐检查将食管的影像学和动力学结合起

来，可以显示食管黏膜有无病变、狭窄、食管裂孔疝等，并且可以观察有无钡剂反流，对诊断有一定作用，但敏感度较低。

（2）胃镜＋活检病理学检查　鉴于我国是胃癌、食管癌的高发国家，因此胃镜检查通常作为首选；尤其是症状发作频繁、程度严重及伴有报警症状或有肿瘤家族史者。胃镜检查可以确诊有无反流性食管炎及有无合并症或并发症，如食管裂孔疝、食管炎性狭窄、食管癌等；同时有助于非糜烂性反流病（NERD）的诊断。内镜下活检既是评价食管炎严重程度最灵敏的指标，也是排除食管癌的最好方法。因此内镜＋病理活检对于诊断该病有重要价值。目前反流性食管炎的内镜下分级标准最常采用的是1999年洛杉矶分级（LA）（图3-1）。

① A级：纵行黏膜破损小于5mm。

② B级：至少有一条纵行黏膜破损大于5mm。

③ C级：纵行黏膜破损至少有两条，且纵行破损相互融合，但未达全周（＜75％）。

④ D级：纵行黏膜破损相互融合，达食管全周（＞75％）。

 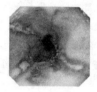 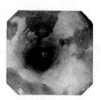

(a) LA-A　　　　　(b) LA-B　　　　　(c) LA-C　　　　　(d) LA-D

图3-1　反流性食管炎的内镜下表现

（3）24h食管pH监测　24h食管pH监测是确诊酸反流的重要手段，能详细显示是否有酸反流，反流的数量、频度和规律，反流与症状的关系及患者对治疗的反应，使治疗个体化。一般主张在内镜检查和质子泵抑制药（PPI）试验后仍不能确定是否存在酸反流时选用。监测指标主要包括总酸暴露时间、酸暴露频率、酸暴露的持续时间，其中pH＜4的百分时间对诊断病理性反流最具价值；但阴性结果不能除外反流性食管炎的诊断。

（4）食管下段测压　食管测压不直接反映胃食管反流，但能反映食管胃交界处的屏障功能，是诊断食管动力异常的重要手段；对于术前评估食管功能、预测抗反流手术的疗效有一定价值。食管下段静息压＜6mmHg易致反流。

（5）食管内多通道阻抗监测　阻抗监测探头使用电子环通过监测反流物的电阻值确定反流物性质。在食管腔内，气体、食管壁、饮用水、唾液、胆汁、胃内容物的阻抗值依次降低。它不仅可以监测反流事件发生次数，还可以明确反流物的性质。若同时联合 pH 监测，可有效判断反流物为酸反流、弱酸反流或非酸反流。

（6）胸部 CT 平扫＋增强　对反流性食管炎本身无诊断价值，主要是排除肺部疾病及纵隔病变。

 ［住院医师补充病历］

> 　　患者女性，平素有高血压病史，因反复胸痛 1 个月，加重伴反酸、烧心 1 周入院，入院后行胃镜检查（图 3-2）提示反流性食管炎（D 级）、慢性浅表性胃炎伴糜烂。心脏彩超未见明显异常。胸部 CT 平扫＋增强未见明显异常。入院后给予埃索美拉唑，2 次/日，早晚餐前半小时口服，患者胸痛略有好转，仍诉有反酸、烧心。

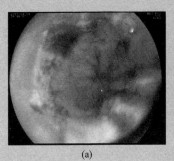 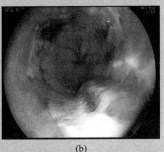

(a)　　　　　　　　　　　　(b)

图 3-2　胃镜提示反流性食管炎（D 级）

主任医师常问住院医师的问题

● 该患者目前诊断和治疗原则是什么？

　　答：患者以反复胸痛伴反酸、烧心为主要症状，结合胃镜下表现，目前诊断为反流性食管炎 D 级。治疗原则是以药物为主的综合治疗。药物治疗以抑酸为中心，分为控制发作和维持治疗两个阶段。症状发作时，治疗药物应足量、足疗程，必要时多种药物联合使用，根据不同病情采用递增疗法或降阶疗法。维持期则以按需治疗为主要策略。

● **具体的治疗方案是什么？**

答：目前有效治疗反流性食管炎的药物主要包括抑酸药、胃肠动力药、黏膜保护剂和抗酸药；其中抑酸药是最常用且最有效的药物，包括质子泵抑制药（PPI）和 H_2 受体拮抗药（H_2RA）两大类。PPI 是目前首选控制症状和维持治疗的药物。该患者近期反酸发作频繁，夜间为主，故选择标准剂量的 PPI，给予埃索美拉唑，2 次/日，早晚餐前半小时口服。疗程至少 8～12 周；必要时加用促胃肠动力药。

 主任医师常问主治医师的问题

● **胃食管反流病的病因和发病机制是什么？**

答：胃食管反流病是多种因素导致的胃肠道动力障碍，它是抗反流防御机制下降和反流物对食管黏膜攻击作用的结果。食管和胃底连接处是第一抗反流屏障，它周围的下食管括约肌一过性松弛是引起胃食管反流最主要的因素。其次是食管黏膜的保护及对反流物的清除作用减弱。另外，食管和胃排空障碍也会诱发胃内容物反流。某些药物可降低食管下括约肌压力，如钙通道拮抗药、硝酸甘油类、抗胆碱药物、茶碱、安定类等。在诊治过程中应注意药物的相互作用，尤其老年患者常合并多种基础疾病，服用多种药物。该患者既往有高血压病史，长期服用钙通道拮抗药，也是诱发胃食管反流病的原因之一。

● **患者 PPI 治疗效果不佳，应如何调整治疗方案？**

答：（1）如果经标准剂量的 PPI 治疗两周，患者症状仍未缓解，可考虑剂量加倍及加用促胃肠动力药。

（2）若患者仍有反酸、烧心等反流相关症状，需进一步查明可能的病因。

① 持续性酸反流，产生原因可能为服药时间不正确、服药依从性差、病理性酸分泌、PPI 快代谢、高分泌状态、食管裂孔疝等解剖学异常。

② 持续性非酸性物质反流，如胃或十二指肠内容物反流。

③ 存在对生理量的酸、弱酸和（或）气体反流物的高敏感状态。

● **如何选择胃食管反流病的维持治疗？**

答：胃食管反流病是一种慢性复发性疾病，多数需长期治疗以避免或减少复发。目前维持治疗的方法有三种：维持原剂量或减量、间歇用药、按需治疗。

（1）一般严重反流性食管炎需足量维持治疗，非糜烂性反流病可按需治疗。药物首选 PPI 制剂，维持原剂量或减量使用，每日 1 次。重症者时间应延长，甚至终生维持。

（2）间歇治疗指 PPI 剂量不变，但延长用药周期，最常用的是隔日疗法。在治疗过程中若症状反复，应增至足量维持。

（3）按需治疗仅在出现烧心、反酸等症状时用药，症状缓解后即停药。

主任医师总结

胃食管反流病是胃内容物反流入食管引起不适症状和（或）并发症的一种疾病；临床表现多样，可分为食管症状和食管外症状两大类。对于存在反酸、烧心典型反流症状者诊断多不难。若患者首发表现为食管外症状，如咳嗽、哮喘、反复发生的肺炎、肺纤维化、咽喉部异物感、间歇性声音嘶哑、持久咽痛，甚至有部分患者仅有呼吸道症状而无食管症状，往往容易漏诊和误诊。应仔细询问病史，必要时可给予 PPI 试验性治疗。对胃食管反流病的治疗，我们应着重缓解症状、治愈食管炎、提高生活质量、防治并发症及预防复发。治疗选择药物为主的综合治疗；治疗药物首选 PPI，分为控制发作和维持治疗两个阶段。

（1）对于反流性食管炎患者，多数经标准剂量的 PPI 治疗症状可缓解；少数患者需使用加倍剂量的 PPI 或加用胃肠动力药后使症状缓解。若仍不缓解，需进一步明确可能的原因，如患者的依从性、服药的时间、是否存在局部解剖异常、是否存在非酸反流等。

（2）对于内镜下未见食管黏膜破损的患者，若有典型症状存在，包括烧心、反酸、胸痛和食管外表现（咳嗽、咽部异物感、哮喘等），可以诊断为非糜烂性反流病。

（3）对于巴雷特（Barrett）食管（BE），内镜活检是诊断 BE 的必要手段；内镜下见食管下段的淡粉色鳞状上皮中出现橘红色的胃柱状上皮，即可做出诊断。既往多认为 BE 是食管腺癌的癌前病变。但是目前研究认为只有在柱状上皮内有特殊类型肠化生才是癌前病变，此类上皮发生瘤变，特别是高级别上皮内瘤变时，通常认为就是早期食管腺癌。因而，对于 BE 要根据不同病理特征区别对待，没有上皮内瘤变的可随访，有高级别上皮内瘤变的应采取手术或内镜下治疗。

（4）胃食管反流病常见的并发症有食管狭窄、食管溃疡、食管癌等。对于重度食管狭窄，通常需内镜下扩张或支架置入治疗。对于食管溃疡，通常需要大剂量 PPI 和黏膜保护剂的治疗。

（5）对于重度胃食管反流病患者，药物治疗无效或出现相关并发症可考虑手术治疗。抗反流手术是不同术式的胃底折叠术，目的是阻止胃内容物反流入食管。

（蒋彩凤　姚定康）

青年男性，上腹痛、反酸2个月，黑粪1天——十二指肠溃疡

✵ ［实习医师汇报病历］

患者男性，20岁，因"上腹痛、反酸2个月，黑粪1天"入院。患者于2个月前饮酒后出现上腹部疼痛，多于夜间及空腹时出现，进食后可缓解，伴反酸、嗳气。1天前解黑色柏油样糊状便1次，约200g，伴头晕、冷汗，无呕血；急诊查粪潜血试验（＋）。入院查体：脉搏100次/分，血压100/60mmHg，轻度贫血貌，心肺查体未见明显异常，腹平软，上腹部轻压痛，无反跳痛，肝脾肋下未触及，移动性浊音阴性，肠鸣音8次/分。

❓ 主任医师常问实习医师的问题

● 目前考虑的诊断是什么？

答：上消化道出血：消化性溃疡？

● 诊断为消化性溃疡的依据是什么？鉴别诊断是什么？

答：（1）诊断依据

① 青年男性。

② 以上腹痛、反酸、黑粪为主要症状，疼痛呈节律性，空腹及夜间明显，进食后可缓解。

③ 查体：上腹部轻压痛，无反跳痛，肠鸣音活跃。

④ 粪潜血阳性。

（2）鉴别诊断

① 上腹痛的鉴别：上腹痛的常见原因包括消化性溃疡、胃炎、胆胰疾病、胃食管反流病、冠心病等。冠心病心绞痛多见于老年人，常表现为剧烈活动后疼痛，疼痛呈闷痛、钝痛，部分出现压榨样疼痛，休息后缓解，可伴有心悸、活动后气促等症状，心电图提示心肌缺血性改变。胆胰疾病患者多表现为进食后（尤其是进油腻食物后）疼痛，疼痛较剧烈，超声检查常提示"胆囊炎、胆囊结石、胰腺肿大或回声异常"等；该患者症状与上述疾病不符，均可排除。消化性溃疡、胃炎、胃食管反流病均为酸相关性疾病，可出现上腹部疼痛，其中胃食管反流病常伴有反酸、烧心等不适，胃炎可出现腹胀等表现，而典型的消化性溃疡则表现为节律性、周期性上腹痛，尤其十二指肠溃疡患者疼痛多为空腹及夜间出现，进食后缓解，与该患者症状最为相符。因此，该患者最可能的诊断为十二指肠溃疡，待上消化道内镜检查可进一步明确。

② 上消化道出血的鉴别：上消化道出血的常见原因包括消化性溃疡、急性胃黏膜病变、食管-胃底静脉曲张破裂出血、先天性血管畸形（如 Dieulafoy 病）、胃癌、胆道疾病等。急性胃黏膜病变出血常在应激状况下出现；食管-胃底静脉曲张破裂出血患者有慢性肝病病史，伴有肝功能受损表现（如白蛋白、前白蛋白下降，PT 延长）及门静脉高压证据（如脾大，脾功能亢进症，腹水，腹壁、食管、胃底静脉曲张等）；先天性血管畸形导致的出血通常出血量较大，极为凶猛；胃癌多见于老年人，呈进行性发展，疼痛无规律性，可伴有食欲减退、腹部包块、体重下降，可出现粪潜血持续阳性（表 3-1）。内镜检查是鉴别上消化道出血最重要的方法。

表 3-1 消化性溃疡与胃癌的鉴别诊断

项目	消化性溃疡	胃癌（溃疡型）
年龄	中青年多	中年以上多
病程	较长	较短,呈进行性发展
临床表现		
上腹痛	多规律	无规律
食欲、体重	变化不明显	变化明显
上腹包块	无	可有
粪隐血试验	短暂阳性	可持续阳性
胃液分析	无真性胃酸缺乏	可有胃酸缺乏
钡餐检查		
龛影	多<2.5 cm,位于胃轮廓线外	多>2.5 cm,位于轮廓线内

续表

项目	消化性溃疡	胃癌(溃疡型)
周围胃壁	柔软	僵硬
黏膜皱襞	放射状集中	不规则集中、中断
内镜		
形态	多圆或椭圆	多不规则
底部	平滑、洁净	凹凸不平、污秽
边缘	光滑	结节状隆起
周围黏膜	柔软	增厚、糜烂、出血
活检	阴性	阳性
内科治疗	效果佳	效果差
预后	佳	差

● **应做哪些检查？各有什么临床意义？**

答：应进一步行血常规、肝肾功、凝血功能、腹部B超、胃镜等。

（1）血常规 动态监测血常规有助于判断出血的程度及是否有活动性出血。

（2）肝肾功、凝血功能、腹部B超 有助于排除肝硬化、胃癌等其他疾病导致的上消化道出血。

（3）胃镜 不仅是明确上消化道出血原因的最主要手段，还可以对出血进行止血处理。

❀ ［住院医师补充病历］

患者青年男性，因上腹痛、反酸、黑粪入院，伴头晕、冷汗，急诊查粪潜血试验（＋）。入院后血常规示白细胞 $5.0×10^9/L$，血红蛋白 90g/L，血小板 $145×10^9/L$；肝肾功能、凝血功能正常；腹部B超未见明显异常；胃镜（图3-3）示十二指肠球部溃疡（A1期）。

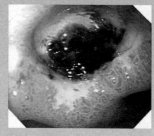

图3-3 十二指肠溃疡胃镜检查表现

主任医师常问住院医师的问题

● **该患者目前的诊断是什么？**

答：根据患者青年男性，节律性上腹痛、反酸、黑粪症状，上腹部轻压痛体征及粪潜血试验、血常规、胃镜检查结果，诊断十二指肠球部溃疡（A1 期）伴出血。

● **治疗原则和具体方案是什么？**

答：消化性溃疡的治疗目的是缓解症状、促进溃疡愈合、预防复发和防治并发症。治疗原则是包括降低胃酸、保护胃黏膜、根治幽门螺杆菌（HP）感染及改善症状。具体方案如下。

（1）一般治疗 活动期患者休息是必要的，该患者伴有消化道出血，应住院卧床休息，有紧张、焦虑、失眠等症状时，可短期给予镇静药。愈合后也应保持生活规律，避免过分紧张和劳累，戒烟酒，尽量避免使用非甾体消炎药（NSAIDs）、糖皮质激素等致溃疡药物。

（2）急诊内镜检查及治疗 生命体征稳定情况下，应及早征得患者及家属知情同意，行急诊内镜检查，检查中酌情给予喷洒、注射、电凝、微波、激光或止血钛夹等止血治疗。

（3）药物治疗

① 上消化道出血时宜选用静脉 PPI 治疗，剂量可先推注奥美拉唑 80mg，而后以 8mg/h 维持静滴或相当剂量的其他 PPI 制剂。出血停止后改为口服 PPI 或 H_2RA 口服。

② 活动期消化性溃疡治疗首选 PPI 或 H_2RA 等抑制胃酸分泌的药物。PPI 治疗十二指肠溃疡的疗程一般为 2～4 周，H_2RA 疗程一般为 4～6 周。该患者合并上消化道出血，应优先使用 PPI 治疗；腹痛症状较为明显，加用抗酸药和胃黏膜保护剂，如硫糖铝、铝碳酸镁等有助于迅速缓解疼痛。

（4）消化性溃疡伴有 HP 感染时必须用抗菌药物根治 HP。该患者内镜检查未行 HP 检测，有必要行[13]C 呼气试验明确有无 HP 感染。若合并 HP 感染，应给予抗 HP 治疗。方案有如下选择。

① PPI（标准剂量）＋克拉霉素（0.5g）＋阿莫西林（1.0g），2 次/天。

② PPI（标准剂量）＋克拉霉素（0.5g）＋甲硝唑（0.4g），2 次/天。

③ PPI（标准剂量）＋阿莫西林（1.0g）＋甲硝唑（0.4g），2 次/天。

④ PPI（标准剂量）＋阿莫西林（1.0g）＋呋喃唑酮（0.1g），2次/天。此外，也可直接选择在此基础上加用铋剂的四联抗 HP 方案。

? 主任医师常问主治医师的问题

● 消化性溃疡患者饮食上有哪些禁忌？

答：急性活动性出血时患者应短暂禁食。一旦出血停止，可逐步开放饮食。目前并没有充分证据证实醋酸、浓茶、咖啡及辛辣食物等影响消化性溃疡发生或愈合，但如果上述食物导致患者消化不良等不适症状，应适当控制。近年来认为牛奶可能加重部分患者症状，但也可能使部分患者受益。因此，不能将其作为消化性溃疡的治疗手段，但如饮用后无特殊不适，也无必要禁止食用。

● 如何判断 HP 是否被根除？抗 HP 治疗失败后如何处理？

答：（1）在根除 HP 治疗结束至少 4 周后进行复查 HP 以明确其是否被根除。一般选用非侵入性的尿素呼气试验或粪便抗原检查。如临床疾病有必要进行内镜复查，也可同时取胃窦、胃体黏膜活检标本检测 HP。

（2）若一线抗 HP 治疗失败后，可选择二线方案抗 HP。

● 如何预防溃疡复发？

答：（1）避免应用致溃疡药物、戒烟酒、减少精神应激。

（2）HP 阳性者根除 HP。

（3）维持治疗　对于 HP 阴性或根除 HP 后仍反复发作、伴出血或穿孔等严重并发症的消化性溃疡、重度吸烟或伴随其他疾病必须长期服用 NSAIDs 或抗凝药物的消化性溃疡患者应给予维持治疗。目前维持治疗常用药物为 H_2RA 或 PPI。方案为标准剂量的半量睡前服用，如奥美拉唑 $10\sim20mg/d$。疗程根据病情需要，可长达半年至一年。

主任医师总结

消化性溃疡是一种以黏膜损伤深度达到或穿透黏膜肌层为主要病理改变的常见消化系统疾病。主要发病机制与黏膜的损伤因子（如胃酸/胃蛋白酶、幽门螺杆菌、非甾体消炎药物等）增强及黏膜防御机制（如黏液-碳酸氢盐屏障、黏膜屏障、前列腺素等）受损有关，胃溃疡以保护因素减弱为主，十二指肠溃疡以损伤因素增强为主。出血、穿孔、幽门梗阻及癌变是其主要并发症。典型消化性溃疡可出现慢性、周期性、节律性上腹痛；内镜、X 腹部线片检查是其主要的确诊手段，尤其内镜检查不仅可以明确溃疡的诊断，也可取活检并帮助与溃疡性胃癌鉴别。

在治疗上，消化性溃疡的治疗目的在于缓解症状、促进愈合、预防复发、防治并发症；包括一般治疗、药物治疗、并发症治疗、手术治疗。应在循证医学的引导下，兼顾个体化、系统化原则。

（1）PPI 目前是溃疡治疗中最重要的药物，广泛应用。

（2）胃黏膜保护剂及抗酸药主要用于消化性溃疡的辅助治疗，尤其腹痛症状严重者的早期治疗阶段的联合用药。常用制剂有铝碳酸镁、硫糖铝等。

（3）对于 HP 阳性的患者，根除 HP 治疗是必须的。

总之，消化性溃疡是一种常见病、多发病。临床工作中应采取系统规范的治疗，以显著减少并发症及复发机会，节约医疗资源。

（曾 欣 谢渭芬）

老年男性，上腹痛半年伴反复黑粪 2 个月——胃癌

⊛ ［实习医师汇报病历］

患者男性，65 岁，因"上腹痛半年伴反复黑粪 2 个月"入院。入院前半年起无诱因出现上腹部剑突下隐痛，曾服用奥美拉唑胶囊，起初疼痛能部分缓解，后疼痛逐渐加重，服药效果不如前。入院前 2 个月出现反复黑粪，每天 1 次，成形，量约 100g，无血块，无呕血；伴有食欲缺乏、消瘦、乏力。于外院门诊行血常规检查示血红蛋白 70g/L。外院腹部 B 超检查示肝内多发类圆形阴影，大小较均匀，2.0~3.0cm，胃窦壁明显增厚。查体：消瘦体型，贫血貌，左锁骨上触及 2 个约 1.5cm×2cm 肿大淋巴结，质地硬、活动性差、无明显压痛。腹平软，剑突下压之不适，未触及明显肿块，肝脾肋下未触及。否认既往肝炎病史。入院初步诊断：胃癌并上消化道出血伴肝及远处淋巴结转移。

？ 主任医师常问实习医师的问题

● **目前考虑的诊断是什么？**

答：胃癌并上消化道出血伴肝及远处淋巴结转移。

● **诊断依据是什么？鉴别诊断是什么？**

答：（1）诊断依据

① 上消化道出血

a. 反复黑粪 2 个月。

b. 血红蛋白 70g/L。

② 胃癌伴肝及远处淋巴结转移的诊断依据

a. 老年男性。

b. 以上腹痛半年并食欲缺乏、消瘦、乏力及反复黑粪为主要临床表现。

c. PPI 疗效差。

d. 查体见贫血貌、消瘦并且发现左锁骨上淋巴结肿大。

e. 腹部 B 超检查示肝内多发占位，胃窦壁明显增厚。

f. 胃癌易转移至肝脏及左锁骨上淋巴结。

（2）鉴别诊断

① 有关上消化道出血病因的鉴别诊断（结合本患者现有资料，均可排除）。

a. 消化性溃疡：可有上腹痛症状，年轻人高发，PPI 治疗有效。少见食欲缺乏、消瘦。胃窦壁不可能明显增厚。

b. 肝硬化并食管-胃底静脉曲张破裂出血：往往有肝硬化等严重肝病病史，静脉曲张破裂出血时一般起病急，出血量大，短期内病死率高。查体常可见肝病面容、肝掌、蜘蛛痣，影像学可见肝包膜不光滑、肝裂增宽、门静脉直径增宽等典型表现，伴有脾大。

② 有关肝内多发病灶性质的鉴别诊断（结合本患者现有资料，考虑转移性肝癌）

a. 转移性肝癌：有胃、肠、肺等原发部位肿瘤的基础，肝内病灶多发，大小常较均匀，常无肝炎、肝硬化背景。

b. 原发性肝癌：往往有肝炎、肝硬化背景，70％患者甲胎蛋白阳性。腹部 CT 增强扫描有"快进快出"的强化特点。

● 为进一步明确诊断应做哪些检查？各有什么临床意义？

答：胃镜检查＋活检、上腹部增强 CT、锁骨上窝淋巴结超声检查、肿瘤标志物检查。如果患者经济条件好的话，可以考虑全身 PET-CT。

（1）胃镜检查＋活检　可以明确上消化道出血的病因，结合病理活检判断患者胃壁增厚的性质。

（2）上腹部增强 CT　可以了解胃壁增厚的程度与性质及周围包括淋巴结浸润转移情况等，并明确肝内多发病灶的性质，如是恶性，可明确是原发还是转移。

（3）左锁骨上窝淋巴结超声检查　可以了解淋巴结血流情况及与周围的关系，判断性质，也可行超声引导下穿刺、活检。

（4）肿瘤标志物检查　癌胚抗原（CEA）、CA19-9、甲胎蛋白（AFP）。部分胃癌患者可有 CEA 增高，AFP 增高多见于原发性肝癌。

（5）全身 PET-CT　可明确病灶（胃壁、肝、左锁骨上窝淋巴结）性质、了解全身转移范围，为治疗方案的选择提供帮助，并有助于判断预后。

⊛ ［住院医师补充病历］

患者入院后上腹部增强 CT（图 3-4）示肝内见多发类圆形阴影，大小相对较均匀，2.0～3.0cm，增强后强化，呈"牛眼征"；胃窦部胃壁大弯侧明显不规则增厚，增强后强化；胃周见多发肿大淋巴结，部分融合成团；考虑胃癌合并肝内、腹腔转移。肿瘤标志物 CEA 82μg/L、CA19-9 266μg/L、AFP 正常。胃镜（图 3-5）示胃窦大弯侧不规则溃疡，部分区域渗血，溃疡底部不平，周边唇状隆起，病理结果为胃窦腺癌。

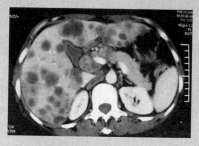

图 3-4　上腹部增强 CT

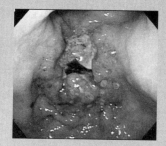

图 3-5　胃镜

❓ 主任医师常问住院医师的问题

● 该患者目前的诊断和治疗原则是什么？

答：根据临床症状、体征结合影像学检查、实验室检查及病理学检查，目前诊断为胃癌 Ⅳ 期（T3N3M1）。因患者合并肝、腹腔、左锁骨上窝淋巴结转移，处于晚期，已无手术指征，治疗上应该考虑给予化疗，为防止再出血，同时给予 PPI 制酸。

● 具体的治疗方案是什么？

答：以联合化疗结合 PPI 制酸为主要手段，目的为延长生存期、防止再出血、提高生活质量。由于患者的一般情况尚可，PS 评分 1～2分，故考虑联合化疗，可以用奥沙利铂/替吉奥联合化疗，患者体重60kg，具体为：第 1 天奥沙利铂 200mg，静脉；第 2～14 天替吉奥 40mg口服，早晚各 1 次；21 天重复 1 次。化疗期间定期查血常规、肝肾功等。PPI 制酸：奥美拉唑 20mg 口服，早晚各 1 次。

❓ 主任医师常问主治医师的问题

● CEA 增高见于人体哪些部位的肿瘤？

答：CEA 增高可见于胃、肠、胰腺、肺、卵巢的肿瘤。

● PPI 制酸为什么对胃癌出血也有效？

答：胃癌组织由于胃酸的腐蚀常伴有表面溃烂，严重时导致出血，PPI 制酸后一定程度上减轻溃疡严重度，甚至部分愈合，减少出血机会并减轻溃疡相关的疼痛。在出血时使用 PPI，能提高胃内 pH 值，有利于血小板发挥止血作用。

● 替吉奥（S1）是哪一类化疗药？其疗效如何？

答：S1 是近年胃癌化疗较好的一种口服药物，效果是卡培他滨（希罗达）的 2 倍，最早由日本学者研发成功，近年在亚洲国家广泛应用，对于年老体弱者，单一给药也可取得较好疗效。S1 由替加氟（FT207）和 2 个调节剂［吉美嘧啶（CDHP）和奥替拉西（Oxo）］三种药物组成。CDHP 可阻止 5-FU 降解，提高 5-FU 疗效；奥替拉西可保护胃肠道黏膜，减少 5-FU 对消化道黏膜的损害。S1 单药有效率达 40%，是迄今为止单药治疗胃癌有效率最高的药物。从近年来 SPIRITS 试验及 JCOG9912 试验的结果来看，S1＋铂类是目前推荐的胃癌标准化疗方案。

● **如何选择胃癌的分子靶向药物？**

答：若病理检测发现 HER-2 阳性（胃癌患者中约 20％阳性），可考虑加用分子靶向药物曲妥珠单抗治疗，能延长生存期。

主任医师总结

（1）胃癌是我国最常见的恶性肿瘤之一，在农村地区位居各肿瘤发病之首。胃癌好发部位以胃窦区最多，胃底贲门区次之。我国胃癌患者在确诊时为早期者仅占 10％左右，而日本约占 60％，主要与我国胃镜筛查普及率低有关。

（2）胃癌临床表现多无特殊性，与慢性胃炎、消化性溃疡相似。要提高早期胃癌的检出率，对这部分患者鼓励胃镜检查至关重要。

（3）手术是胃癌主要治疗手段，包括胃部癌灶的切除及尽可能清扫干净胃癌最可能转移到的淋巴结。无法手术的胃癌可考虑联合化疗方案。

（4）胃癌溃烂出血约占上消化道出血的 5％，不能手术的患者除按上消化道出血处理外，如患者情况允许，化疗后肿瘤缩小也能减少出血。

（蔡洪培）

中年女性，腹胀、尿少 2 周，伴发热 1 周——结核性腹膜炎

◉ ［实习医师汇报病历］

患者女性，53 岁，因"腹胀、尿少 2 周，伴发热 1 周"入院。入院 2 周前无明显诱因出现腹胀，伴尿量减少，每天 2～3 次，每次 200ml 左右，无腹痛、腹泻，无呕吐，无眼睑及四肢水肿，无关节肿痛，腹胀进行性加重；外院 B 超提示腹腔大量积液。1 周前无明显诱因出现发热，多见于下午 14～16 时，体温一般在 37.5～38.0℃，偶可达 39.0℃，伴倦怠乏力；曾于外院予"帕珠沙星"抗感染治疗，症状无明显好转。查体：消瘦体型，轻度贫血貌，两下肺呼吸音减低，余心肺查体未见明显异常；腹膨隆，未见胃肠型及蠕动波，腹部触诊柔韧感，全腹无压痛、反跳痛，未扪及明显包块，

肝脾肋下未及，墨菲征阴性，叩诊中腹部呈鼓音，肝肾区无叩痛，移动性浊音阳性，肠鸣音 4 次/分。既往体健，否认结核、肝炎等传染病史。入院初步诊断：腹腔积液待查。

 主任医师常问实习医师的问题

● **目前考虑的诊断是什么？**

答：结核性腹膜炎。

● **诊断为结核性腹膜炎的依据是什么？鉴别诊断是什么？**

答：（1）诊断依据

① 中年女性。

② 以腹胀、尿少及低热为主要表现，经常规抗感染治疗效果不佳。

③ 查体：消瘦体型，腹部膨隆，腹部触诊柔韧感，移动性浊音阳性。

④ 既往无肝炎病史。

⑤ 腹部 B 超提示大量腹腔积液。

（2）需要与以下疾病鉴别

① 肝硬化腹腔积液：常有失代偿期肝硬化的典型表现，如肝病面容、肝掌、蜘蛛痣、黄疸等，腹水多为漏出液，血清白蛋白腹水蛋白梯度（SAAG）常大于 11g/L，一般鉴别不难；但肝硬化腹腔积液合并结核性腹膜炎时，常因临床表现不典型且腹水介于漏出液和渗出液之间，则容易漏诊或不易与自发细菌性腹膜炎鉴别。该患者既往无肝炎等肝硬化相关病因病史，查体无肝硬化相关体征，且腹部 B 超未见肝硬化相关表现，可排除。

② 恶性腹水：腹膜原发或继发肿瘤均可表现为大量腹水，继发肿瘤一般以胃肠道、肝脏、胰腺以及卵巢肿瘤多见，原发肿瘤主要是腹膜间皮瘤。恶性腹水常为渗出液。该患者消瘦明显，且腹水量大，不能完全排除恶性腹水的可能，可行腹腔穿刺，多次送脱落细胞学检查，同时行腹部 CT 及胃镜、肠镜检查寻找原发病灶。

● **应做哪些检查？各有什么临床意义？**

答：腹水生化检查、胸部 X 线片、PPD 试验、T-SPOT. TB、上腹部 CT 平扫＋增强、妇科 B 超、胃镜及肠镜、腹膜活检、腹腔镜。

（1）腹水生化检查　腹水生化检查是明确腹水性质的关键。它是最简单、廉价的检查，包括腹水常规、总蛋白、白蛋白、肿瘤标志物、腺苷脱氨酸、乳酸脱氢酶、葡萄糖等；若怀疑感染性腹水，应做腹水细菌培养与药物敏感试验（包括厌氧菌）；怀疑结核性腹水，应做腹水抗酸染色；怀疑恶性腹水应做脱落细胞学检查。

（2）胸部 X 线片　可以了解肺部有无异常病变，尤其是有无陈旧性肺结核或活动性肺结核。

（3）PPD 试验　阳性反应表示感染，3 岁以下婴幼儿可按活动性结核病论，成人强阳性提示活动性结核病可能。但该试验结果常受多种因素影响，如严重营养不良、结节病、急性病毒感染（麻疹、水痘、HIV等）或恶性肿瘤、严重细菌感染、化疗及应用糖皮质激素和免疫抑制药及粟粒型结核或重症患者，结果均可呈阴性；而由于国内常规接种卡介苗，许多健康人 PPD 试验可呈阳性，多为弱阳性。因此该试验阴性不能完全排除结核可能，阳性也需结合病情具体分析。

（4）T-SPOT.TB　通过检测结核分枝杆菌感染后致敏 T 淋巴细胞分泌特异性的细胞因子 IFN-γ 来诊断是否存在结核感染，是诊断结核感染较为敏感和特异的有效方法，总体敏感性和特异性均达到 90%；在结核发病风险的预测、抗结核的疗效监测等方面具有重要的临床应用价值。

（5）上腹部 CT 平扫＋增强　可以了解腹腔内实质脏器（尤其是肝、胆、胰腺等）有无恶性病变、病灶的大小及其与周围组织的关系、有无后腹膜淋巴结转移等。结核性腹膜炎时腹部 CT 可见腹膜明显增厚、增强，多数患者可见肠系膜淋巴结肿大，结核侵犯肠系膜时可见小结节样（＜5mm）和大结节样（≥5mm）损害，肠系膜增厚；侵犯大网膜时，常见大网膜外形污浊，呈线样影，也可表现为不规则增厚，甚至正常的网膜位置结构被软组织影代替。

（6）妇科 B 超　女性患者还需排除妇科来源的肿瘤腹腔转移导致的恶性腹腔积液，妇科 B 超可以明确子宫和双侧附件有无异常病变。

（7）胃镜及肠镜　主要是排除胃肠道恶性肿瘤导致的恶性腹腔积液。

（8）腹膜活检　是确诊结核性腹膜炎的手段之一。盲穿活检阳性率低，目前常在 B 超、CT 等影像学引导下进行，阳性率可达 70%。

（9）腹腔镜　腹腔镜检查及直视下活检相对盲穿的腹膜活检更有价值，是目前确诊结核性腹膜炎最有效的方法，总体灵敏性和特异性均超过 90%。适用于腹水型患者（包括合并 AIDS），粘连型不宜。典型的腹腔镜下表现为清亮腹水并腹腔内多发白色粟粒样结节，通常小于 5mm。腹腔镜直视下取活检标本 85%～90% 可检出干酪样肉芽肿或培养发现结核杆菌，有确诊价值。但由于其比较昂贵，通常不作为首选。

 [住院医师补充病历]

> 患者女性，环卫工人，平素消瘦明显，有贫血史，血红蛋白在 90～100g/L，因腹胀、尿少 2 周，伴发热 1 周入院，入院后行腹腔穿刺，腹水常规：黄色微混，比重＞1.018，腹水白细胞 480×10⁶/L，淋巴细胞百分比 86%，腹水白蛋白 29g/L（SAAG 7g/L），LDH 528U/L，ADA 34U/L，腹水 CA125 1844U/ml，AFP、CEA、CA19-9、CA724 正常，腹水抗酸染色及脱落细胞学均阴性；PPD 试验阴性、T-SPOT.TB 试验阴性。胸部 X 线片未见明显异常；上腹部 CT 见大量腹腔积液。胃肠镜检查未见明显占位性病变。妇科 B 超提示右侧卵巢偏大，请妇科会诊后行腹腔镜检查，术中见盆腹腔充血，广泛粘连，上腹部遍布膜状粘连带，术中取两块腹膜组织送检；病理回报：腹膜炎性肉芽肿性病变，结核病可能。

主任医师常问住院医师的问题

● 该患者目前的诊断和治疗原则是什么？

答：患者有典型的结核中毒症状，午后低热及乏力，查体腹壁柔韧感，腹水 SAAG＜11g/L，腹水 ADA 升高，腹腔镜检查见腹腔广泛粘连；上腹部 CT 和胃肠镜检查均无恶性肿瘤依据；根据临床症状、体征结合辅助检查及穿刺病理结果，目前诊断为结核性腹膜炎（渗出型）。治疗原则是早期、规律、全程、适量、联合抗结核治疗。

● 临床常用的抗结核药物有哪些？

答：根据药物的杀菌活性、临床疗效和安全性，抗结核药物分为一线和二线抗结核药物。目前常用的一线抗结核药物包括以下 5 种：异烟肼（isoniazid，INH，H）、利福平（rifampicin，RIF，R）、吡嗪酰胺（pyrazinamide，PZA，Z）、乙胺丁醇（ethambutol，EMB，E）、链霉素（streptomycin，SM，S）。二线抗结核药物多在一线药物耐药后选用，包括氨基糖苷类、硫胺类、氟喹诺酮类、环丝氨酸、对氨水杨酸钠、利福布汀、异烟肼、对氨基水杨酸盐等。

 主任医师常问主治医师的问题

● **该患者具体的治疗方案是什么？**

答：结核性腹膜炎的抗结核治疗同肺结核标准化治疗。该患者既往未经抗结核治疗，属于初治，方案可选择 2HRZE(S)/4HR（药名前数字代表服药月数，括号内代表备选药物；即每天连续服用异烟肼、利福平、吡嗪酰胺、乙胺丁醇或链霉素 2 个月，然后服用异烟肼和利福平 4 个月）或 2HRZE(S)/4H$_3$R$_3$（右下角数字代表每周服药的次数，即每天连续服用异烟肼、利福平、吡嗪酰胺、乙胺丁醇或链霉素 2 个月，后 4 个月服用异烟肼和利福平，每周 3 次）；同时注意休息，加强营养；若患者腹胀明显，可适当行腹腔穿刺抽液以缓解症状。

● **如果初治失败，应如何选择治疗方案？**

答：初治患者治疗失败，说明可能已经产生耐药，可以选择 2HRZES/6HRE（服用异烟肼、利福平、吡嗪酰胺、乙胺丁醇、链霉素 2 个月，然后服用异烟肼、利福平和乙胺丁醇 6 个月）或 2HRZES/6H$_3$R$_3$E$_3$（服用异烟肼、利福平、吡嗪酰胺、乙胺丁醇、链霉素 2 个月，后 6 个月服用异烟肼、利福平和乙胺丁醇，每周 3 次）。

主任医师总结

结核性腹膜炎是由于结核分枝杆菌侵犯腹膜而引起的慢性、弥漫性腹膜感染，范围包括腹膜腔、肠系膜和大网膜。其临床表现常因病理类型及机体反应性不同而不同，大多数患者缺乏典型的临床表现，部分患者无明显症状或被其他部位结核症状掩盖，临床出现发热、腹痛、腹水三联征时均应考虑本病可能。目前对于结核性腹膜炎的诊断尚缺乏便捷、灵敏、特异的方法。腹膜活检或腹腔镜检查发现结核的特征性病理改变、腹膜组织或腹水中查见结核杆菌可确诊结核性腹膜炎。腹膜广泛粘连者腹膜活检或腹腔镜检查有禁忌，需结合临床表现、腹部 B 超和腹部 CT 等检查，必要时可剖腹探查。

对结核性腹膜炎的治疗，应遵循循证医学的指引，兼顾个体化原则，强调早期诊断，早期、规律、全程、适量、联合抗结核治疗；化疗方案的选择要根据患者的既往治疗情况（包括初治或复治、抗结核药配伍和应用情况)、排菌情况、耐药情况、病变范围及是否有伴发病、并发症等制定；任何方案应包括强化期和巩固期两阶段，并辅以综合治疗。

(1) 对于初治患者，抗结核治疗方案一般选用 2HRZE(S)/4HR、2HRZE(S)/4H$_3$R$_3$ 或 2H$_3$R$_3$Z$_3$E$_3$(S$_3$)/4H$_3$R$_3$。对于复治患者，由于可能已经产生耐药，推荐强化期 5 药和巩固期 3 药方案：2HRZES/6HRE、2HRZES/6H$_3$R$_3$E$_3$、2H$_3$R$_3$Z$_3$E$_3$S$_3$/6H$_3$R$_3$E$_3$。

(2) 对于耐药患者，化疗方案应个体化，以药物敏感试验和既往用药史为基础，化疗方案中应至少包含 4 种敏感有效的抗结核药物，还应包括 1 种敏感的注射剂，耐药结核病至少连续应用 3 个月；对于耐多药（对至少包括异烟肼和利福平两种或两种以上药物产生耐药的结核病称为耐多药）患者至少连续应用 6 个月。耐单药和多耐药结核病治疗总疗程 9～18 个月（注射期 3 个月，继续期 6～15 个月）；耐多药需 24 个月或以上（注射期 6～12 个月，继续期 18～24 个月）。

(3) 由于一线抗结核药物异烟肼、利福平和吡嗪酰胺均可致肝损害，在抗结核治疗过程中应密切注意药物的肝脏毒性，定期复查肝功能。当 AST＞5 倍正常值高限（ULN），或 3 倍 ULN＜AST＜5 倍 ULN 同时伴有黄疸等肝损害症状，或 AST≥3 倍 ULN、ALP≥1.5 倍 ULN、总胆红素≥2 倍 ULN 时应停药，当 AST 回降至正常 2 倍时可继续原药物治疗。当合并肾功能不全时，需减量或避免使用 SM 及 EMB，选用主要经胆汁排泄的 INH、RFP、PZA，理想方案为 2HRZ/4HR。治疗过程中应注意监测肾功能变化。

(4) 既往对激素是否能用于结核病患者有争议，认为可能会导致结核扩散；目前一般认为对于渗出性结核性腹膜炎和严重结核中毒症状患者早期使用可以促进毒血症好转、加速渗出物吸收、减轻腹膜纤维化、减少粘连及继发性肠梗阻产生，但是尚没有长期随访的前瞻性研究证据。可采用短疗程静脉给药（泼尼松 40～60mg，每日 1 次，一般疗程 2 周，根据病情调整）或口服（泼尼松 20～30mg，每日 1 次，待体温正常、积液逐渐吸收后减量，疗程 4～6 周）。

(5) 对于结核性腹膜炎并发急性肠梗阻、肠穿孔或肠瘘者，经内科非手术治疗无效，可考虑外科手术治疗。

(蒋彩凤　谢渭芬)

青年女性，反复黏液脓血便伴下腹痛 2 年——溃疡性结肠炎

🏵 ［实习医师汇报病历］

患者女性，22 岁，因"反复黏液脓血便伴下腹痛 2 年"入院。入院 2 年前开始无诱因出现腹泻，每天 3～4 次，为黄色稀便，伴下腹部绞痛。后出现黏液脓血便，每天 6～10 次，每次 10～20ml，以夜间为重，伴里急后重。至当地医院就诊，查大便中大量红、白细胞；结肠镜显示全结肠肠壁增厚，肠腔狭窄，黏膜浅表性溃疡伴出血。诊断为溃疡性结肠炎，予氧氟沙星、甲硝唑、5-氨基水杨酸（艾迪沙）、地塞米松静滴及锡类散灌肠治疗约 1 周后症状明显缓解。继续予 5-氨基水杨酸（艾迪沙）、泼尼松口服，泼尼松服用 2 周后开始减量，减至 5mg，1 次/日。食螃蟹后再次出现上述症状，将泼尼松加量至 15mg，1 次/日后症状未能缓解；当地医院查"Hb 85g/L"，予静滴地塞米松，锡类散，庆大霉素等药物灌肠治疗约半个月后症状缓解。此后未再服用口服糖皮质激素。症状缓解期大便每天 1～2 次，成形。2 个月前无明显诱因症状再次加重，每天解黏液脓血便 10～20 次，每次 5～10ml，伴下腹部疼痛、恶心、呕吐及高热，体温最高达 39℃；予静滴地塞米松治疗后热退，症状渐缓解，大便黄色成形，每天 1 次。后改为口服泼尼松 40mg/d，2 周后逐渐减量。半个月前激素减量至 10mg，1 次/日时症状再次加重，每天解稀血便约 10 次，伴下腹痛、食欲缺乏、低热。病程中无口干、眼干，无关节疼痛，无光过敏、皮疹，无脱发、雷诺现象，无皮下结节、红斑。体重近 2 年下降约 5kg。查体：轻度贫血貌，心肺未查及明显阳性体征。腹软，无压痛、反跳痛及肌紧张，肝脾肋下未触及，移动性浊音阴性，肠鸣音 4 次/分。无关节红肿，双下肢未及凹陷性水肿。肛诊：肛周未见脓肿、瘘口，可见外痔。直肠黏膜触之欠光滑，表面粗糙，未及结节、内痔，退出可见指套附着少量血性黏液。

？ 主任医师常问实习医师的问题

● **目前考虑的诊断是什么？**

答：溃疡性结肠炎。

● **诊断为溃疡性结肠炎的依据是什么？鉴别诊断是什么？**

答：（1）诊断依据

① 青年女性。

② 以反复黏液脓血便伴下腹痛 2 年主要症状。

③ 结肠镜显示全结肠肠壁增厚，肠腔狭窄，黏膜浅表性溃疡伴出血。

④ 应用糖皮质激素可缓解，但减量过程中复发。

（2）需要与以下疾病鉴别

① 细菌性痢疾：多有不洁食物史；腹泻、黏液脓血便多表现为急性起病，具有自限性（病程一般数天至 1 周，不超过 6 周）；对抗生素治疗有反应；粪便可检出痢疾杆菌。

② 阿米巴性肠炎：有流行病学特征；大便为果酱样；结肠镜下见溃疡较深、边缘潜行，间以外观正常的黏膜；粪便或组织中可找到阿米巴滋养体；抗阿米巴治疗有效。

③ 肠道血吸虫病：有疫区、疫水接触史；常有肝脾肿大；粪便检查可见血吸虫卵或孵化毛蚴阳性。

④ 克罗恩病：以回盲部受累为主，脓血便少见，病变呈节段性，直肠受累少见，故多无里急后重表现，常并发内瘘形成。病理显示为全肠壁炎。

● **应做哪些检查？各有什么临床意义？**

答：（1）粪常规及培养，进一步排除慢性菌痢等感染性肠炎；因患者长期使用激素，要考虑二重感染尤其是真菌感染，可送粪真菌涂片明确有无真菌感染可能。

（2）复查结肠镜，并行黏膜活检病理学检查以进一步确诊，同时可了解目前肠道病变程度及范围，以指导下一步治疗。

（3）血常规、血沉、C 反应蛋白、血清白蛋白、电解质等，以评估疾病程度和活动性。

（4）腹部平片，了解肠道扩张情况。

（5）肿瘤标志物，可通过检查癌胚抗原（CEA）、CA19-9 等，初筛肠道肿瘤。

⊛ ［住院医师补充病历］

> 患者青年女性，因"反复黏液脓血便伴下腹痛 2 年"入院。入院后查血常规示 Hb 90g/L；血钾 3.1mmol/L；大便镜检示 RBC 15/HP，WBC 40～50/HP，潜血阳性。ESR 35mm/h。CRP、肿瘤标志物正常；胸部 X 线片、心电图、腹部 B 超未见明显异常。粪培养未见致病菌；粪真菌涂片未见菌丝。结肠镜检查（图 3-6、图 3-7）示全结肠黏膜充血、水肿，组织脆易出血，部分血管纹理消失、不清，伴广泛隆起糜烂细小溃疡，以降结肠及直肠为显。活检病理学结果示黏膜慢性炎症。

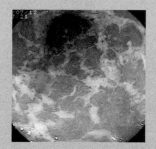 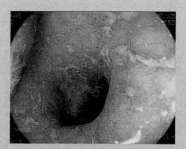

图 3-6　降结肠结肠镜　　　　图 3-7　直肠结肠镜

 主任医师常问住院医师的问题

● **该患者目前的诊断是什么？诊断依据是什么？**

答：溃疡性结肠炎（慢性复发型，全结肠，活动期，中度）。

患者以反复黏液脓血便 2 年为主要症状，结肠镜显示全结肠黏膜充血、水肿，组织脆易出血，部分血管纹理消失、不清，伴广泛隆起糜烂细小溃疡，以降结肠及直肠为显。活检病理结果学检查示黏膜慢性炎症。应用糖皮质激素可缓解，但减量过程中复发。结合以上症状、结肠镜表现及实验室检查结果，溃疡性结肠炎诊断基本明确。症状反复发作 2 年，为慢性复发型；结肠镜下病变累及全结肠，为全结肠型；激素减量后解脓血便，疾病处于活动期；根据大便次数（≥6 次），便血较多，血沉增快（ESR>30mm/h），病情程度为中度。

● **溃疡性结肠炎的治疗原则是什么？针对该患者应采取何种治疗方案？**

答：溃疡性结肠炎的治疗原则是诱导并维持临床缓解及黏膜愈合、防治并发症、改善患者生活质量。治疗方案的选择建立在对病情进行全面评估的基础上，主要根据病情活动性的严重程度和病变累及的范围制定治疗方案。

患者前期激素减量后复发，目前疾病处于活动期，激素可加量至40mg，1次/日，以尽快诱导疾病缓解；继续口服 5-氨基水杨酸制剂（艾迪莎）1.0g，4次/日；对症支持治疗，可口服酪酸梭菌活菌（米雅）40mg，3次/日调节肠道菌群，酌情补充液体及电解质，维持内环境稳定，特别是注意补钾；饮食以清淡、少渣为主，酌情可采用要素饮食，胃肠内营养。

主任医师常问主治医师的问题

● **若该患者疾病诱导缓解后，下一步维持治疗应采取哪种方案？**

答：患者多次激素减量即复发，由于其依从性可，不存在减量过快的问题，所以患者为激素依赖型。但糖皮质激素不能促进黏膜愈合，不能作为维持缓解用药，可以考虑以下后续治疗方案。

（1）激素加量诱导缓解后逐渐减量，缓解维持期用 5-氨基水杨酸，但结合患者之前的临床表现，复发率可能较高。

（2）对于激素依赖型炎性肠病，免疫抑制药往往有效；可用硫唑嘌呤治疗，在激素开始减量时服用，可先用50mg，1次/日口服，根据外周血白细胞的变化情况调整剂量。

● **该患者激素治疗如有效，何时开始减量？如何减量？**

答：当患者症状控制（大便次数每天 1～2 次，无黏液脓血便）后逐渐减量，每 7 天减 2.5～5mg；减至 20mg/d 后，每 7 天减 2.5mg；减至 10mg/d 后，维持治疗 4～8 周后停用。激素使用过程中应注意监测血压、血糖。

● **硫唑嘌呤有骨髓抑制、肝损害等严重不良反应，使用过程中应如何监测？**

答：硫唑嘌呤的不良反应多以服药 3 个月内常见，尤以 1 个月内最常见。但骨髓抑制可迟发，甚至有发生在 1 年及以上者。用药期间应全程监测，定期随诊。最初 1 个月内每周复查 1 次血常规，第 2～3 个月内每 2 周复查 1 次血常规，之后每月复查，半年后血常规检查间隔时间可视情况适当延长，但不能停止；最初 3 个月每月复查肝功能，之后视情况复查。

● **若患者激素治疗无效，该如何治疗？**

答：可考虑给予 TNF-α 单抗（类克）治疗，使用方法为 5mg/kg，静脉滴注，在第 0、第 2、第 6 周给予作为诱导缓解；随后每隔 8 周给予相同剂量长程维持治疗。使用 TNF-α 单抗时，激素治疗应继续原剂量，在取得临床完全缓解后将激素逐步减量，直至停用。

主任医师总结

（1）炎性肠病（IBD）是一组病因尚不十分明确的慢性非特异性肠道炎症性疾病，包括溃疡性结肠炎（UC）和克罗恩病（CD）。通常认为 IBD 是北美和欧洲的常见病，但近年来我国因此病就诊的人数日益增多，IBD 已成为我国消化系统的常见病。

（2）在 IBD 中，UC 发病率较 CD 为高，其诊断主要结合临床、内镜和组织病理学表现进行综合分析，在排除感染性和其他非感染性结肠炎的基础上作出诊断。UC 的诊断一旦成立，病情的全面评估则非常重要，因为这是选择具体治疗方案、判断预后的前提和基础。全面评估病情包括临床类型、活动性、严重程度、病变范围以及肠外表现和并发症的评估。若为初发型，一般疗效较好，慢性复发型则病情顽固，不易缓解；活动期需控制炎症、诱导缓解，监测黏膜愈合，缓解期则应维持治疗、预防复发及防治并发症；对不同严重度患者采取个体化的治疗，重症患者限期未缓解者应行外科手术；病变的部位及范围决定不同的给药途径和方法，全结肠 UC 以系统治疗为主，远段结肠 UC 则以局部治疗为主。

（3）氨基水杨酸制剂是治疗 UC 的基本药物。氨基水杨酸制剂诱导缓解的患者，继续维持治疗常有效，但疗程应长（3～5 年或更长），否则易复发。

（4）若足量氨基水杨酸制剂治疗 2～4 周症状控制不佳，应及时改用糖皮质激素治疗。糖皮质激素的剂量选择和如何减量是临床医师面临的难题之一。有研究比较了泼尼松 40mg/d 与 60mg/d 的疗效和不良反应，结果显示两者对活动期 UC 疗效相似，但 60mg/d 不良反应更常见。因此，2012 年我国 IBD 诊断和治疗共识意见建议的糖皮质激素剂量为：对于轻中度 UC，按泼尼松 0.75～1mg/(kg·d) 给药；对于重度 UC，静脉使用糖皮质激素为首选治疗，甲泼尼龙 40～60mg/d 或氢化可的松 300～400mg/d，剂量加大不会增加疗效，但剂量不足会降低疗效。推荐激素给药达到症状缓解后再开始逐渐缓慢减量至停药，需注意快速减量会导致早期复发。

（5）如糖皮质激素治疗无效或激素依赖的患者，可选用免疫抑制药治疗。硫唑嘌呤治疗过程中应根据疗效和不良反应进行剂量调整，目前临床上常用的调整方案如下。

① 一开始即给予目标剂量，用药过程中进行剂量调整。

② 逐步增量方案，即从低剂量开始，每 4 周逐步增量，直至有效或外周血白细胞降至临界值或达到目标剂量。

使用硫唑嘌呤维持撤离激素缓解有效的患者，疗程一般不少于 4 年。

（6）TNF-α 单抗（类克）等生物制剂在 CD 治疗中的地位已非常明确，我国已批准 TNF-α 单抗（类克）用于 CD 的治疗。虽然国外已有高等级循证医学证据证实 TNF-α 单抗诱导中重度 UC 缓解有效，但我国正在进行其上市前 Ⅲ 期临床试验，尚无其治疗 UC 的循证医学证据。所以如将其用于 UC 患者的治疗，应与患者良好沟通。

（施 斌）

中年女性，反复上腹部不适、嗳气 2 年，加重伴失眠半个月——功能性消化不良

❀ ［实习医师汇报病历］

> 患者女性，56 岁，因"反复上腹部不适、嗳气 2 年，加重伴失眠半个月"入院。入院前于外院门诊行胃镜检查示慢性浅表性胃炎，腹部 B 超示肝胆胰脾肾未见异常。查体：发育正常，营养中等，心肺无异常，全腹平软，无明显压痛、反跳痛，肝脾肋下未及，无异常包块，移动性浊音阴性。既往无慢性病史。入院初步诊断：功能性消化不良？

主任医师常问实习医师的问题

● **目前考虑的诊断是什么？**

答：功能性消化不良。

● **诊断为功能性消化不良的依据是什么？鉴别诊断是什么？**

答：（1）诊断依据

① 中年女性。

② 主诉反复上腹部不适、嗳气 2 年，加重伴失眠半个月。

③ 既往无特殊慢性病史。

④ 查体无阳性体征。

⑤ 胃镜示慢性浅表性胃炎，腹部 B 超示肝胆胰脾肾未见异常。

（2）需要与以下疾病鉴别

① 慢性胃炎伴糜烂：慢性胃炎伴糜烂是常见的胃部疾病，可发生于任何年龄患者，多有上腹部隐痛、不适，可有嗳气、早饱等症状，胃镜检查可见胃黏膜糜烂，该患者胃镜检查未见黏膜糜烂，可排除。

② 消化性溃疡：消化性溃疡常有明显上腹部隐痛，胃溃疡多餐后痛，球部溃疡多空腹痛，常伴有反酸，制酸药治疗效果明显，胃镜检查可见溃疡病变；该患者胃镜检查未见溃疡病变，可排除。

③ 胆囊炎、胆石症：常有右上腹或上腹部不适、隐痛，油腻饮食后诱发，急性发作时可有右上腹剧烈绞痛，肩背部放射痛，伴发热、恶心、呕吐，B 超检查示胆囊炎、胆石症，急性发作时胆囊壁明显水肿，血白细胞水平升高。

④ 慢性胰腺炎：常有上腹部、腰背部疼痛，餐后饱胀不适，慢性腹泻，多有急性胰腺炎病史。影像学检查示胰腺萎缩、钙化、胰管不规则改变。

⑤ 胃癌：胃癌常见于中年以上患者，男性多见，可有上腹部隐痛、不适，食欲缺乏、消瘦、贫血，进行性加重，胃镜检查加活检可确诊。

● **应做哪些检查？各有什么临床意义？**

答：应复查胃镜、腹部 B 超、上腹部 CT 及肿瘤标志物等检查。必要时可行肠镜检查。

（1）胃镜检查 胃镜结合胃黏膜活检可明确胃部病变及性质，可以排除胃炎伴糜烂、消化性溃疡、胃癌等器质性疾病，是诊断功能性消化不良的首选检查。

（2）腹部 B 超、上腹部 CT　可以了解邻近器官的病变，有无腹部淋巴结肿大，排除引起上腹部疼痛的其他器官疾病，多数情况下 CT 优于 B 超，能更加清楚反映病变性质，对腹部胀气患者尤为适用。

（3）肿瘤标志物　可以通过肿瘤标志物 CEA、CA19-9、AFP、CA125等检查筛查腹部肿瘤的可能。

（4）肠镜检查　可以排除肠道器质性病变，有利于功能性消化不良的诊断。

⚙ ［住院医师补充病历］

> 患者中年女性，因"反复上腹部不适、嗳气 2 年，加重伴失眠半个月"入院。入院后复查胃镜示慢性胃炎，无明显糜烂、溃疡和新生物，腹部 B 超和上腹部 CT 增强示肝胆胰脾肾未见异常。肿瘤标志物检查正常，血液生化检查正常，结肠镜检查示所见结直肠黏膜未见明显异常。

❓ 主任医师常问住院医师的问题

● **该患者目前的诊断和治疗原则是什么？**

答：根据临床症状、体征结合患者实验室检查和内镜检查、影像学检查，该患者可以除外腹部器质性病变，结合患者中年女性、近期失眠可以诊断为功能性消化不良。治疗上主要针对患者症状给予相应治疗。

● **具体的药物是什么？**

答：患者主要症状是上腹部不适、隐痛、嗳气，所以可用制酸药和促胃肠动力性药物，如质子泵抑制药埃索美拉唑、雷贝拉唑等，增强胃肠动力药物莫沙必利、依托必利等。

❓ 主任医师常问主治医师的问题

● **常用制酸药、胃黏膜保护剂、促动力药物治疗效果不理想，还可以用什么治疗？**

答：在运用常规药物治疗效果不理想时，合理的精神类调节药同样应该作为功能性消化不良治疗的重点之一。临床上常用的药物包括氟哌噻吨美利曲辛（黛力新）、盐酸氟西汀（百忧解）及中药乌灵胶囊等。

主任医师总结

（1）功能性消化不良（FD）是临床上最常见的一种功能性疾病，本病的特点是持续或反复发作的上腹胀痛、早饱、嗳气、恶心、呕吐等，患者经内镜等检查未能显示有结构上的明显异常，或难以用这些表现来解释其症状。根据相关诊断标准，病程应在 6 个月以上，期间累计发作时间 12 周以上。主要的发病机制为胃肠运动障碍、胃酸分泌异常、内脏感知过敏、幽门螺杆菌感染。精神状态（焦虑或抑郁）在 FD 发病中有一定的作用。

（2）治疗目标是缓解症状，改善患者的生活质量。药物治疗包括根除幽门螺杆菌、抑酸药、促动力药、黏膜保护药、心理和精神调节药物等。功能性消化不良预后良好，经过患者的生活方式调整和适当的治疗，症状多能够得到缓解和控制，但有时可能会反复发作。给予患者更多的生活指导和心理治疗，有助于患者规避日常生活中的诱发因素，增加疗效和减少复发，必要时可建议患者接受专业心理治疗。

（陈伟忠）

中年女性，疲劳 1 年，肝功能异常半年——自身免疫性肝炎

◎ [实习医师汇报病历]

患者女性，51 岁，因"疲劳 1 年，肝功能异常半年"入院。入院前 1 年无明显诱因出现食欲缺乏、疲劳，口服消化酶等药物后食欲略好转。半年前体检发现转氨酶水平明显升高，口服保肝药物后有所下降，但不能降至正常，停药后再次升高。查体：体型稍胖，双肺呼吸音清，未闻及明显干湿啰音，心率 72 次/分，律齐，未闻及病理性杂音；腹平软，未见胃肠型及蠕动波，全腹无压痛、反跳痛，未扪及明显包块，肝脾肋下未及，墨菲征阴性，腹部叩诊呈鼓音，肝肾区无叩痛，移动性浊音阴性，肠鸣音 4 次/分。辅助检查：腹部 B 超示肝胆胰脾肾无明显异常。既往有类风湿关节炎病史 4 年，曾患甲肝，否认结核等传染病史，无饮酒史，无输血史。入院初步诊断：肝损害待查（自身免疫性肝炎？）

❓ 主任医师常问实习医师的问题

● 目前考虑的诊断是什么？

答：肝损害待查［自身免疫性肝炎（AIH）可能］。

● 诊断为自身免疫性肝炎的依据是什么？鉴别诊断是什么？

答：（1）诊断依据

① 中年女性。

② 以反复肝功能异常为主要表现，服用保肝药物后不能降至正常。

③ 既往无慢性肝炎病史。

④ 既往有类风湿关节炎病史。

（2）需要与以下疾病鉴别

① 慢性病毒性肝炎：患者以反复肝功能异常为主要表现，需考虑慢性病毒性肝炎的可能，主要包括慢性乙型肝炎和慢性丙型肝炎，患者既往无慢性肝炎病史，无输血史，可能性不大，需进一步查乙型肝炎病毒（HBV）标志物、HBV DNA 水平、丙型肝炎病毒（HCV）抗体排除。

② 非酒精性脂肪性肝病：患者体型略胖，反复肝功能异常，需考虑非酒精性脂肪性肝病的可能，患者既往体检未发现明显脂肪肝，可能性不大，可进一步查腹部 B 超、血脂等进一步排除。

③ 原发性胆汁性肝硬化：多见于中年女性，以持续性 γ-谷氨酰转肽酶（γ-GT）和碱性磷酸酶（ALT）升高为主要表现，部分可伴有转氨酶轻度升高，患者肝功能检查未见明显 γ-GT、ALT 升高，可基本排除，进一步查抗线粒体抗体（AMA）及其 M2 分型以排除。

④ 药物性肝病：患者病程中未服用特殊药物及保健品等，故药物性肝病可完全排除。

● 应做哪些检查？各有什么临床意义？

答：自身免疫性抗体、血清免疫球蛋白、乙肝五项［又称"乙肝两对半"，即乙型肝炎病毒表面抗原（HBsAg）、乙型肝炎病毒表面抗体（HBsAb）、乙型肝炎核心抗体（HBcAb）、乙型肝炎病毒 E 抗原（HBeAg）、乙型肝炎病毒 E 抗体（HBeAb）］、HBV DNA、丙肝抗体、血脂等，必要时可行肝组织活检。

（1）自身免疫性抗体　主要用于检测自身免疫性疾病，如自身免疫性肝病等，但自身免疫抗体的存在与自身免疫性疾病并非两个等同的概念，自身抗体可存在于无自身免疫性疾病的正常人（特别是老年人），如抗甲状腺球蛋白、甲状腺上皮细胞、胃壁细胞、细胞核 DNA 抗体等；有时受损或抗原发生变化的组织可激发自身抗体的产生，如心肌缺血时，坏死的心肌可导致抗心肌自身抗体形成，但此抗体并无致病作用，是一种继发性免疫反应。

（2）血清免疫球蛋白 是检查体液免疫功能最常用的方法。通常检测 IgG、IgM 和 IgA，这三类免疫球蛋白就可以代表血清免疫球蛋白的水平。

（3）乙肝五项和 HBV DNA 为常用的乙肝病毒感染检测血清标志物。乙型肝炎病毒表面抗原（HBsAg）为已经感染病毒的标志，并不反映病毒有无复制、复制程度、传染性强弱；乙型肝炎病毒表面抗体（HBsAb）为中和性抗体标志，是否康复或是否有抵抗力的主要标志；乙型肝炎病毒 E 抗原（HBeAg）为病毒复制标志，持续阳性 3 个月以上则有慢性化倾向；乙型肝炎病毒 E 抗体（HBeAb）为病毒复制停止标志。病毒复制减少，传染性较弱，但并非完全没有传染性；乙型肝炎病毒核心抗体（HBcAb）为曾经感染过或正在感染者都会出现的标志。核心抗体 IgM 是新近感染或病毒复制标志，核心抗体 IgG 是感染后就会产生的，对于辅助两对半检查有一定意义。HBV DNA 是 HBV 感染最直接、特异性强和灵敏性高的指标，HBV DNA 阳性，提示 HBV 复制和有传染性，HBV DNA 越高表示病毒复制越多，传染性强。

（4）丙肝抗体 丙肝抗体阳性，只能说明曾经感染过 HCV，但是现在体内是否还有病毒，则需要进行 HCV RNA 的测试。

（5）血脂 临床上常用的化验项目主要有总胆固醇、三酰甘油、高密度脂蛋白胆固醇、低密度脂蛋白胆固醇等，血脂水平过高，可直接引起一些危害人体健康的疾病，如动脉粥样硬化、冠心病和脂肪肝等。

（6）肝组织活检 为了帮助排除其他肝病，强烈推荐以肝活检证实自身免疫性肝病的诊断。由于血清生化异常和自身抗体滴度均不能可靠地反应疾病严重程度，肝活检可精确地评价肝病的分级和分期。自身免疫性肝病特征性的组织学改变是界面性肝炎，伴有主要为淋巴浆细胞的致密淋巴细胞在汇管区及其周围或界面旁的浸润和肝细胞碎屑样坏死。自身免疫性肝病中的界面性肝炎是指在肝汇管区间质和实质交界处存在显著的淋巴细胞浸润，并伴随肝细胞损害的组织学表现。

⚜ [住院医师补充病历]

> 患者中年女性，有类风湿关节炎病史，入院后查肝炎病毒标志物均阴性，抗核抗体（ANA）阳性，抗平滑肌抗体（SMA）阳性，IgG 20.3g/L。肝活检提示界面性肝炎、汇管区和小叶内淋巴浆细胞浸润。

❓ 主任医师常问住院医师的问题

● 该患者目前的诊断和治疗方法是什么？

答：患者以反复肝功能异常为主要表现，有类风湿关节炎病史，结合自身抗体、IgG 和肝活检结果，诊断为自身免疫性肝炎。治疗目的是改善肝功能及病理组织异常，减慢肝病进展。治疗原则是单独应用糖皮质激素或联合硫唑嘌呤治疗。

❓ 主任医师常问主治医师的问题

● 具体的治疗方案是什么？

答：（1）泼尼松联合硫唑嘌呤治疗　泼尼松初始剂量为 30mg/d，并于 4 周内逐渐减量至 10mg/d；硫唑嘌呤剂量为 50mg/d，维持治疗。欧洲学者习惯按 1～2mg/kg 体重计算硫唑嘌呤用量。一般优先推荐联合治疗方案，特别适用于同时存在下述情况的自身免疫性肝炎患者：绝经后妇女、骨质疏松、脆性糖尿病、肥胖、痤疮、情绪不稳及高血压病患者。糖皮质激素的减量应遵循个体化原则，血清生化改善明显的患者可较快减量，而疗效不明显时可在原剂量上维持 1～2 周，以便观察疗效。泼尼松剂量低于 15mg/d 时，建议以 2.5mg/d 的幅度渐减至维持剂量（5～7.5mg/d）。

（2）泼尼松单剂治疗　初始剂量为 40～60mg/d，并于 4 周内逐渐减量至 20mg/d。单药治疗适用于合并血细胞减少、巯基嘌呤甲基转移酶缺乏、妊娠、恶性肿瘤及疗程小于 6 个月的自身免疫性肝炎患者及自身免疫性肝炎可能诊断患者的试验性治疗。疗程中每 3～6 个月检测一次血清 AST 或 ALT、总胆红素和 γ-球蛋白或 IgG 水平，以观察是否有所改善。治疗应维持至 AST 或 ALT、总胆红素、γ-球蛋白或 IgG 水平降至正常范围以内。

● **自身免疫性肝炎最新的简化诊断标准是什么？其优缺点是什么？**

答：见表 3-2。

表 3-2　自身免疫性肝炎的简化诊断标准

变量	标准	分值/分	备注
ANA 或 SMA	≥1∶40	1	—
ANA 或 SMA 或 LKM-1 或 SLA	≥1∶80 ≥1∶40 阳性	2	多项同时出现时最多 2 分
IgG	＞正常值上限 ＞1.10 倍正常上限	1 2	—
肝组织学	符合 AIH 典型 AIH 表现	1 2	界面性肝炎、汇管区和小叶内淋巴浆细胞浸润、肝细胞玫瑰花结样被认为是特征性 AIH 组织学改变，3 项同时存在时为典型 AIH 表现
排除病毒性肝炎	是	2	

注：总分≥6 分：AIH 可能≥7 分：确诊 AIH。

简化诊断标准较之前的诊断积分标准临床操作更为便捷，比 1999 年积分系统诊断更具有 AIH 的典型特征。此外，简化诊断标准能更好地对同时伴有其他自身免疫性疾病的患者进行排除性诊断。但需注意的是，简化诊断标准容易漏诊部分不典型患者，如自身抗体滴度低或阴性和（或）血清 IgG 水平较低甚至正常的患者。因此，对于疑似而简化诊断标准不能确诊的患者，建议再以 1999 年积分系统进行打分，以免漏诊不典型患者。

● **自身免疫性抗体阴性的自身免疫性肝炎有何特点？**

答：约 10％的 AIH 患者常规自身抗体检测呈阴性，这给 AIH 的诊断带来了困难。常规自身抗体检测阴性的 AIH 患者及临床疑似 AIH 患者，至少需要检测包括抗可溶性肝抗原（SLA）和非典型核周型抗中性粒细胞质抗体（pANCA）的其他血清学指标。自身抗体阴性的 AIH 患者除血清自身抗体阴性外，临床表现与典型 AIH 相似，肝组织活检可见界面性肝炎、浆细胞浸润、玫瑰花结等 AIH 特征性改变。由于血清自身抗体阴性，疑似自身抗体阴性 AIH 时强烈建议行肝活检，以帮助诊断。应用国际 AIH 小组提出积分系统打分达确定或可能诊断，可予以免疫抑制药治疗。此类患者一般对免疫抑制药治疗应答良好，如果应答好，反过来支持 AIH 诊断，并需要长期维持治疗。

● **自身免疫性肝炎的免疫抑制治疗指征是什么？**

答：（1）AIH 免疫抑制治疗指征如下。

① 血清 AST 或 ALT 水平＞10 倍正常上限（ULN）。

② AST 或 ALT 至少＞5ULN 且 γ-球蛋白至少＞2ULN。

③ 肝组织学存在桥接样坏死或多小叶坏死表现。

（2）对于无症状、实验室检查和组织学轻度异常的成人 AIH 患者虽可考虑行免疫抑制治疗，但治疗方案应个体化并权衡潜在的治疗风险。

（3）对于轻微或无疾病活动的 AIH 患者和非活动性肝硬化 AIH 患者，无需免疫抑制治疗，但应长期密切随访（如每隔 3~6 个月随访一次）。

（4）对于已存在严重伴发情况（椎体压缩、精神疾病、脆性糖尿病、控制不佳的高血压病）的 AIH 患者或已知不能耐受泼尼松者不应给予免疫抑制治疗。

（5）如上述 AIH 患者肝病进程加剧、病情严重，则在控制伴发情况的前提下可给予免疫抑制治疗。

主任医师总结

（1）自身免疫性肝炎（AIH）是一种异常免疫反应介导的针对肝细胞的肝内炎症性疾病。AIH 多见于女性，其临床特点为不同程度的血清转氨酶升高、高 γ-球蛋白血症、血清特征性自身抗体阳性、肝组织学特征性改变和对免疫抑制治疗应答等。以前认为我国患者较少，但是随着自身抗体和肝活检术的普及，我国患者检出率持续上升，已成为非病毒性肝病的重要组成部分，并作为慢性肝病鉴别诊断中的重要疾病而日益得到重视。

（2）AIH 患者以女性为主，男女比例一般为 1∶4，但该疾病已越来越多地在男性中得到诊断。AIH 可发生于任何年龄，但世界范围内大部分患者为 40 岁以上人群。大约 50％的 AIH 患者起病隐匿，一般表现为慢性肝病的临床特征。最常见的症状是嗜睡或极度疲劳、不适。体检发现包括肝大、脾大、腹水和周围性水肿（即使在无肝硬化时），偶有肝性脑病出现。大约一半患者有黄疸或曾有黄疸表现，但无黄疸并不排除该诊断。约 1/3 患者在诊断时已进展至肝硬化。超过 40％患者至少伴发一种肝外自身免疫性疾病。这些疾病影响多种脏器和系统，甲状腺疾病（桥本甲状腺炎或 Grave 病）和类风湿关节炎是最常见的伴发疾病。

（3）临床工作中如遇到不明原因肝酶功能异常和（或）肝硬化的任何年龄患者，均应考虑 AIH 的可能。2008 年 Hennes 等提出了 AIH 简化诊断标准以便在日常临床工作中使用。简化诊断标准分为自身抗体、血清 IgG 水平、肝组织学改变和排除病毒性肝炎四个部分，每个组最高计 2 分，共计 8 分。得 6 分者为"可能"的 AIH；≥7 分者可确诊 AIH。但需注意的是，简化诊断标准容易漏诊部分不典型患者，如自身抗体滴度低或阴性和（或）血清 IgG 水平较低甚至正常的患者。

（4）AIH 治疗的主要目的是缓解症状，改善肝功能及病理组织异常，减慢向肝纤维化的进展。单独应用糖皮质激素或联合硫唑嘌呤治疗是目前 AIH 的标准治疗方案。无论是单用泼尼松还是与硫唑嘌呤联合治疗，所有患者都必须监测相关的药物副作用。少于 10% 的患者因副作用而中断治疗。这种情况下较合适的做法是：在控制病变活动性的前提下，单用糖皮质激素或硫唑嘌呤，且必须采用能控制疾病活动的最低剂量。对糖皮质激素有较大副作用的患者可考虑单用硫唑嘌呤。

（施　健　姚定康）

中年男性，食欲缺乏、乏力 2 年，腹胀 1 个月，呕血、黑粪 1 天——乙型肝炎后肝硬化

◎ [实习医师汇报病历]

　　患者男性，48 岁，因"食欲缺乏、乏力 2 年，腹胀 1 个月，呕血、黑粪 1 天"入院。既往于 18 岁体检发现"大三阳"❶，其母及一弟弟均为"小三阳"❶。入院查体：体温 37℃，呼吸 20 次/分，脉搏 94 次/分，血压 110/70mmHg，慢性病容，轻度贫血貌，可见肝掌、胸壁及颈部见蜘蛛痣，两侧乳房发育增大，巩膜轻度黄染，浅表淋巴结未触及肿大，两肺呼吸音粗，右下肺呼吸音低，未闻及干湿啰

---

❶　"大三阳"，是指慢性乙型肝炎患者或者乙型肝炎病毒携带者体内乙肝病毒的免疫指标，即乙型肝炎病毒表面抗原（HBsAg）、乙型肝炎病毒 E 抗原（HBeAg）、乙型肝炎病毒核心抗体（HBcAb）三项阳性。"小三阳"是指慢性乙型肝炎患者或乙肝病毒携带者体内乙肝病毒的免疫学指标，即乙型肝炎病毒表面抗原（HBsAg）、乙型肝炎病毒 E 抗体（HBeAb）、乙型肝炎病毒核心抗体（HBcAb）三项阳性。

音；心率 94 次/分，心律齐，各瓣膜区未闻及病理性杂音；腹膨隆，脐周腹壁静脉曲张，血流方向自脐部向外，全腹无压痛、反跳痛，肝肋下未及，脾肋下 6cm，质中，墨菲征阴性，肝肾区无叩痛，移动性浊音阳性，肠鸣音 3 次/分。双下肢轻度水肿。入院初步诊断：乙型肝炎后肝硬化，上消化道出血。

主任医师常问实习医师的问题

● 目前考虑的诊断是什么？

答：乙型肝炎后肝硬化，上消化道出血。

● 诊断为乙型肝炎后肝硬化的依据是什么？鉴别诊断是什么？

答：（1）乙型肝炎后肝硬化的诊断依据

① 中年男性。

② 长期乙型肝炎病史。

③ 有肝功能损伤表现：食欲缺乏、乏力等症状，肝掌、蜘蛛痣、两侧乳房发育增大等体征。

④ 有门静脉高压证据：腹胀、移动性浊音阳性，查体肋下触及肿大脾脏、贫血貌，表明可能存在脾功能亢进症（脾亢）；有呕血、黑粪等表示可能出现食管-胃底静脉曲张，结合查体发现脐周腹壁静脉曲张，可判断存在侧支循环开放。

（2）鉴别诊断

① 原发性肝癌：患者有多年乙型肝炎病史，肝硬化诊断成立，应排除在此基础上出现原发性肝癌，可查 AFP、腹部 B 超、上腹部 CT 等明确。

② 本次以呕血、黑粪入院，上消化道出血明确，需鉴别出血的原因：肝硬化患者上消化道出血的常见原因包括食管-胃底曲张静脉、门静脉高压性疾病、消化性溃疡等。患者出血为急性表现，量大，以食管-胃底曲张静脉破裂出血的可能性较大，内镜检查有助于进一步鉴别。

● 应做哪些检查？各有什么临床意义？

答：应进一步进行血常规、尿常规、粪常规、肝肾功、凝血功能、肝炎免疫指标、HBV DNA、甲胎蛋白（AFP）、腹部 B 超、上腹部 CT 平扫＋增强或 MRI 平扫＋增强、胃镜等。

（1）血常规、尿常规、粪常规、肝肾功、凝血功能、肝炎免疫指标、HBV DNA 可了解肝脏功能状况，其中白蛋白、前白蛋白、凝血酶原时间（PT）是评判肝脏合成功能的重要指标；肝炎免疫指标、HBV DNA 可明确肝硬化病因，并指导后续抗病毒治疗。

（2）甲胎蛋白（AFP） 动态监测、随访 AFP 有助于了解是否在肝硬化基础上发生原发性肝癌。

（3）腹部 B 超、上腹部 CT 平扫＋增强或 MRI 平扫＋增强 可以明确肝脾大小、形态、腹水、门静脉状况，协助了解静脉曲张情况，有助于评估肝硬化程度，并排除肝硬化基础上并发肝癌。

（4）胃镜 可了解食管-胃底静脉曲张情况，并明确上消化道出血的原因。

✸ ［住院医师补充病历］

患者男性，因食欲缺乏、乏力、腹胀、呕血入院，有乙型肝炎病史多年。入院后血常规示白细胞 3.0×10^9/L，血红蛋白 83g/L，血小板 45×10^9/L；肝功能：总胆红素 46μmol/L，直接胆红素 18μmol/L，白蛋白 30g/L，前白蛋白 48mg/L，ALT 128U/L，AST 82U/L；凝血功能：PT 20s；AFP 45μg/L；HBV DNA 5.3×10^7copies/ml；腹部 B 超及上腹部 MRI 提示肝硬化、脾大、大量腹水（图3-8）。

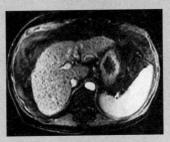

图 3-8 肝硬化 MRI 检查表现

❓ 主任医师常问住院医师的问题

● **该患者目前的诊断是什么？**

答：根据病史（多年乙型肝炎病史）和临床表现（肝功能障碍和门

静脉高压症状、体征），目前肝硬化诊断明确，并因为乙型肝炎，已出现腹水、出血等并发症，病期为失代偿期。结合实验室及影像学检查结果，总胆红素 46μmol/L、白蛋白 30g/L、PT 20s、大量腹水、无肝性脑病，Child-pugh 评分 11 分，为 C 级。故目前患者诊断：乙型肝炎肝硬化（失代偿期），Child-pugh C 级、脾大、脾功能亢进症，腹水，食管-胃底曲张静脉破裂出血？

● 治疗原则和方案是什么？

答：肝硬化治疗包括病因（抗病毒）治疗、抗纤维化治疗、护肝治疗及并发症治疗。

（1）病因治疗　由于患者目前处于肝硬化失代偿期，HBV DNA 5.3×10^7 copies/ml，必须给予抗病毒治疗，可选择恩替卡韦口服抗病毒。

（2）抗纤维化治疗　纤维化是肝硬化发生的基本病理改变，属可逆转过程，故抗纤维化治疗是肝硬化治疗的重要方面。但抗肝纤维化目前无理想药物，有些中成药（如扶正化瘀胶囊、复方鳖甲软肝胶囊）有一定疗效，可适当选用。

（3）护肝治疗　常用药物有水飞蓟素、甘草酸二铵、还原型谷胱甘肽等，可适当选用 1～2 种，不宜过多，以免加重肝脏负担。

（4）针对并发症的治疗　包括针对出血的治疗、针对腹水的治疗等。

① 针对出血的治疗：应维持血流动力学稳定，尽快明确出血原因，降低门静脉压力，迅速控制出血，并积极防治感染等并发症。针对该患者应卧床休息、禁食，维持静脉通路通畅，密切观察血压、脉搏等生命体征，监测尿量，维持水电解质和酸碱平衡。由于患者生命体征尚平稳，血红蛋白在 80g/L 以上，暂无需输血，可给予生长抑素及其类似物降低门静脉压力、质子泵抑制药降低胃内酸度、促进血小板聚集。征得患者及家属知情同意后，可考虑及早进行急诊胃镜检查明确出血原因，酌情给予内镜下治疗。

② 针对腹水治疗：嘱患者卧床，出血停止后，饮食以限盐软食为主。若生命体征维持平稳，可给予利尿药治疗腹水，首选螺内酯，也可采用螺内酯联合呋塞米（速尿）治疗。

● 肝硬化的常见并发症有哪些？

答：肝硬化的常见并发症包括上消化道出血、感染（包括自发性细菌性腹膜炎等）、电解质紊乱、肝肾综合征、肝性脑病、原发性肝癌、门静脉系统血栓形成等。

● **该患者 AFP 升高，是否有原发性肝癌存在的可能？**

答：该患者属原发性肝癌高危人群，应警惕肝癌发生。目前 AFP 轻度升高，尚未达 AFP≥800μg/L 超过 4 周或 AFP≥500μg/L 超过 5 周的肝癌诊断标准，且 AFP 轻度升高同时伴有转氨酶上升，腹部 B 超、CT 等影像学检查未发现肝脏占位性病变，目前原发性肝癌无证据，AFP 升高主要考虑与肝炎活动有关。但有必要动态观察 AFP 及肝功能变化趋势，定期复查腹部 B 超、CT 等影像学检查进一步排除原发性肝癌。

 主任医师常问主治医师的问题

● **若内镜明确为食管-胃底静脉曲张破裂出血，应如何治疗？**

答：（1）内镜治疗 包括内镜下曲张静脉套扎术、硬化剂治疗及组织黏合剂注射治疗等。其中组织黏合剂注射主要适用于胃底静脉曲张破裂出血。

（2）降低门静脉压力药物 生长抑素及其类似物能选择性收缩内脏血管平滑肌、增加食管下端括约肌压力，减少侧支循环血流，抑制胃泌素分泌，是目前治疗急性食管-胃底静脉曲张破裂出血的主要和首选药物。可选择生长抑素的人工合成物注射用生长抑素（思他宁）和生长抑素类似物奥曲肽。注射用生长抑素（思他宁）通常首剂以 250μg 静推，而后以 25μg/h 的速度持续静滴 24～48h；奥曲肽一般采用首剂 50μg 静推，而后以 25μg/h 的速度持续静滴，疗效不佳时剂量可加倍。

（3）若上述治疗措施效果不佳，也可加用血管加压素。血管加压素以 0.2～0.4U/min 速度持续静滴 12～24h，如有效则减少剂量直至停药；如无效可在严密监测下提高剂量，一般不超过 0.8U/min，使用时间不超过 24h。由于血管加压素可能导致致命性不良反应，应同时联合应用硝酸甘油类药物，如硝酸甘油等，预防心脑血管意外发生。用药过程中，需监测血压。有条件的单位，使用特利加压素替代血管加压素可减少副作用。

（4）经颈静脉肝内门体分流术（transjugular intrahepatic portosystemic shunt，TIPS）及三腔二气囊管压迫止血可作为药物及内镜治疗失败时的二线治疗；在技术成熟的单位，TIPS 也可作为一线治疗方式。此外，外科手术（如门体分流术、断流术、断流-分流联合手术）也可用于出血治疗，但对于肝功能 Child-pugh C 级患者，手术病死率较高，应审慎选择。

（5）鉴于肝硬化门静脉高压出现食管-胃底静脉曲张破裂出血患者合并感染（包括菌血症、自发性细菌性腹膜炎等）机会大大增加，而一旦合并感染，病死率和其他并发症的发生率大大增高，该患者有预防性使用抗生素指征，应静脉使用喹诺酮类和头孢菌素类抗菌药物，如左氧氟沙星、头孢噻肟或头孢曲松等。

● **如果患者经过治疗后腹水无明显消退，应如何处理？**

答：（1）卧床、限钠及利尿是肝硬化腹水治疗的一线方案。利尿药治疗腹水时，一般提倡初始剂量螺内酯 100mg/d，联合用药时加用呋塞米 40mg/d，如利尿效果不佳，可短期 3～5 天按照螺内酯 100mg：呋塞米 40mg 的剂量增加，最大剂量可达螺内酯 400mg/d、呋塞米 160mg/d。

（2）若上述规范利尿治疗无法有效控制腹水，则应行腹腔穿刺术明确是否合并自发性细菌性腹膜炎，根据腹水中性粒细胞计数及细菌培养结果，可将自发性细菌性腹膜炎分为 3 个亚型。

① 经典自发性细菌性腹膜炎：腹水中性粒细胞≥0.25×10⁹/L，细菌培养阳性，可先予第三代头孢菌素或喹诺酮类经验治疗，待细菌培养结果出来后依据药物敏感试验处理。

② 细菌培养阴性白细胞性腹水（culture negative neutrocytic ascites, CNNA）：腹水中性粒细胞≥0.25×10⁹/L，细菌培养阴性，其临床意义同经典自发性细菌性腹膜炎，均应予治疗。

③ 细菌性腹水：指腹水有细菌定植而无炎症反应，腹水中性粒细胞<0.25×10⁹/L。有症状的细菌性腹水应予治疗，无症状者需重复检查腹水中性粒细胞和细菌培养，再次培养阳性或出现症状者给予治疗。

（3）若排除自发性细菌性腹膜炎，可考虑腹水治疗的二线方案，即大量放腹水联合补充白蛋白。有条件的单位也可考虑在适宜人群中采用 TIPS 控制腹水。

（4）难治性腹水是肝移植的指征，若经规范治疗腹水消退仍不理想，可考虑肝移植。

● **如何预防该患者发生再出血？**

答：由于未经预防处理的食管-胃底静脉曲张破裂出血患者 1～2 年内平均出血复发率为 60%，病死率更高达 1/3，因此，有必要对食管-胃底静脉曲张破裂出血患者采取措施预防再出血（二级预防）。二级预防开始的时间应当在门静脉高压症患者出血停止 24h 之后，其手段包括药物、内镜、介入及手术治疗等。由于患者目前肝功能较差，已达Child-pugh C 级，故不适用非选择性 β 受体阻滞药等药物预防，可推荐套扎和硬化剂注射等内镜下治疗预防再出血。此外，该患者建议尽早行肝移植处理。

主任医师总结

肝硬化是一种临床表现复杂、并发症多、预后很差的疾病。病理学检查是诊断肝硬化的金标准，但临床上依据患者肝功能损伤及门静脉高压两大症候群，结合影像学检查提示形态改变，也可确立肝硬化诊断。一旦肝硬化诊断明确，还应具体分析其病因、病期、肝功能状态及并发症。在治疗上，应在循证医学的引导下，兼顾个体化、系统化原则，采取综合治疗。

（1）肝硬化的治疗关键在于去除或控制病因；改善或恢复肝功能、阻止纤维化的发展及预防和治疗并发症。其中病因治疗至关重要，可显著延缓肝硬化病程，减少并发症发生。对于乙型肝炎患者，采用抗病毒药物抑制病毒复制；对于酒精性肝病患者，应戒酒；其他原因导致的肝硬化，针对病因进行相应的处理也是必须的。现有的抗肝纤维化药物疗效尚不确切，保肝药物不宜选择过多，避免加重肝脏损伤。

（2）肝硬化的并发症很多，包括上消化道出血、感染（包括自发性细菌性腹膜炎等）、电解质紊乱、肝肾综合征、肝性脑病、原发性肝癌、门静脉系统血栓形成等；应根据患者具体情况选择有针对性的处理。

（3）对于肝硬化合并上消化道出血患者，在生命体征平稳状况下，宜及早征得患者及家属同意，进行急诊内镜检查以明确出血原因。食管-胃底静脉曲张破裂出血患者，生长抑素、血管加压素、质子泵抑制药等药物可用于急性出血处理，内镜下曲张静脉套扎、硬化剂或组织黏合剂注射也可作为一线治疗措施，在有条件的单位，也可采用 TIPS 治疗。如出血仍无法控制，可采用外科手术、三腔二气囊管压迫止血等方式。出血停止后，有必要采取措施给予二级预防，避免再出血发生。

（4）对于腹水患者，卧床、限钠及利尿药应作为一线方案采用。若疗效不佳，则应采用大量放腹水联合补充白蛋白、TIPS 等二线治疗方案，腹腔穿刺时腹水应送检以了解有无自发性细菌性腹膜炎。

（5）合并消化道出血的肝硬化腹水患者，给予短期抗生素预防感染极为重要，可选择头孢噻肟静滴或诺氟沙星口服，疗程一般 7 天左右。

总之，肝硬化诊治是目前临床的难点，仍有许多问题尚未明确。运用循证医学手段科学建立规范化诊疗体系，依据患者及医院具体情况制订个体化诊疗方案，有助于提高肝硬化诊疗水平，改善患者预后。

（林 勇）

中年男性，右上腹胀痛伴食欲减退 1个月——原发性肝癌

✳ ［实习医师汇报病历］

> 患者男性，56岁，因"右上腹胀痛伴食欲减退1个月"入院。入院前1个月无诱因出现右上腹胀痛，程度中等，伴食欲减退，无恶心、呕吐，无腹泻，无发热。外院上腹部CT检查示肝右叶见一直径约3cm的低密度占位。查体：消瘦，肝病面容，皮肤巩膜稍黄染，胸前区可见数枚蜘蛛痣，腹稍膨隆，未见腹壁静脉曲张，全腹无压痛、反跳痛，右锁骨中线肋下3cm可触及肝脏，质地中等，稍有触痛。左锁骨中线肋下1cm可触及脾脏，移动性浊音阴性，肠鸣音4次/分。双下肢无水肿。患者既往有乙型肝炎病史20年，吸烟30年，每天10支。入院初步诊断：肝脏占位，性质待定。

❓ 主任医师常问实习医师的问题

● **目前考虑的诊断是什么？**

答：原发性肝癌。

● **诊断为原发性肝癌的依据是什么？鉴别诊断是什么？**

答：(1) 诊断依据

① 中年男性。

② 有乙型肝炎病史多年。

③ 主诉右上腹胀痛伴食欲减退。

④ 查体见消瘦伴肝病面容，皮肤巩膜黄染，胸前区见蜘蛛痣，肝脏及脾脏均肿大可触及。

⑤ 上腹部CT检查示肝右叶见一直径约3cm的低密度占位。

(2) 应与以下疾病鉴别

① 继发性肝癌：多见于消化道肿瘤转移，还见于肺癌和乳腺癌肝

转移。患者多无肝病基础，有便血、饱胀不适、贫血及体重下降等消化道原发肿瘤表现，血清 AFP 正常，而 CEA、CA19-9、CA50、CA724 及 CA242 等消化道肿瘤标志物可升高。影像学表现为肝脏多发性占位，可见"牛眼征"，消化道内镜检查能发现胃肠道的原发癌灶病变。

② 肝内胆管细胞癌：是原发性肝癌的少见病理类型，好发年龄为30～50 岁，临床症状无特异性，患者多无肝病基础，多数 AFP 不高，而 CEA 和 CA19-9 等肿瘤标志物可能升高。影像学检查 CT 平扫表现常为大小不一的分叶状或类圆形低密度区，CT 增强扫描可见肝脏占位的血供不如肝癌丰富，且纤维成分较多，有延迟强化现象，呈"快进慢出"特点。

③ 肝血管瘤：为肝脏良性肿瘤，女性多见，CT 增强扫描可见自占位周边开始强化充填，呈"快进慢出"，与肝癌的"快进快出"有区别，MRI 可见典型的"灯泡征"。

④ 肝脓肿：常有痢疾或化脓性疾病史而无肝病史，有或曾有感染表现，有发热、外周血白细胞和中性粒细胞增多等，脓肿相应部位的胸壁常有局限性水肿、压痛及右上腹肌紧张等改变。腹部 CT 见肝内占位边界不清，内部密度不均，增强后周边可见强化，若有气液平，则可确诊。

● 应做哪些检查？各有什么临床意义？

答：完善血液生化、肿瘤标志物、上腹部 CT 增强，必要时上腹部 MRI，如条件允许，可考虑行 PET-CT。

（1）血液生化　肝癌可以出现谷草转氨酶、谷丙转氨酶、血清碱性磷酸酶、乳酸脱氢酶或胆红素升高和白蛋白降低等肝功能异常及淋巴细胞亚群等免疫指标改变。乙型肝炎病毒表面抗原阳性或"乙肝两对半"定量检查阳性和（或）丙肝抗体阳性都是肝炎病毒感染的重要标志；而 HBV DNA 和 HCV mRNA 可以反映肝炎病毒载量。

（2）肿瘤标志物　血清 AFP 及其异质体是诊断肝癌的重要指标和特异性最强的肿瘤标记物，国内常用于肝癌的普查、早期诊断、术后监测和随访。

（3）上腹部 CT　是目前肝癌诊断和鉴别诊断最重要的影像检查方法，用来观察肝癌形态及血供状况、肝癌的检出、定性、分期及肝癌治疗后复查。CT 的分辨率高，能提高肝癌小病灶的检出率和定性准确性。增强扫描除可以清晰地显示病灶的数目、大小、形态和强化特征外，还可明确病灶和重要血管之间的关系、肝门及腹腔有无淋巴结肿大及邻近器官有无侵犯，为临床肝癌分期提供可靠的依据。

（4）上腹部 MRI　无放射性辐射，组织分辨率高，可以多方位、多序列成像，对肝癌病灶内部的组织结构变化（如出血坏死、脂肪变性）及包膜的显示和分辨率均优于 CT。对良、恶性肝内占位，尤其与血管瘤的鉴别，可能优于 CT；同时，无需增强即能显示门静脉和肝静脉的分支；对于小肝癌 MRI 优于 CT，目前证据较多。

（5）PET-CT　PET-CT 既可反映肝脏占位的生化代谢信息，又可通过 CT 形态显像进行病灶的精确解剖定位，同时全身扫描可以了解整体状况和评估转移情况，达到早期发现病灶的目的，同时可了解肿瘤治疗前后的大小和代谢变化。

◎ ［住院医师补充病历］

> 患者中年男性，因"右上腹胀痛伴食欲减退 1 个月"入院。既往有乙型肝炎病史多年。入院后谷草转氨酶、谷丙转氨酶、血清碱性磷酸酶、乳酸脱氢酶或胆红素均明显升高，白蛋白降低。乙型肝炎病毒表面抗原阳性，HBV DNA 阴性。AFP 500μg/L。上腹部 CT 增强示：肝右叶可见一直径约 3cm×2.9cm×2cm 的低密度占位，在动脉期呈显著强化，在静脉期其强化不及周边肝组织，而在延迟期造影剂持续消退。全身 PET-CT 未见其他部位转移灶。

❓ 主任医师常问住院医师的问题

● **该患者目前的诊断是什么？肝癌的诊断标准是什么？**

答：（1）该患者目前的诊断是原发性肝癌。

（2）在所有的实体瘤中，唯有原发性肝癌可采用临床诊断标准，国内外都认可，非侵袭性、简易方便和可操作性强，要求在同时满足以下条件中的①＋②a 两项或①＋②b＋③三项时，可以确立原发性肝癌的临床诊断。

① 具有肝硬化及 HBV 和（或）HCV 感染［HBV 和（或）HCV 抗原阳性］的证据。

② 典型的原发性肝癌影像学特征

a. 如果肝脏占位直径≥2cm，CT 和 MRI 两项影像学检查中有一项显示肝脏占位具有肝癌的特征，即可诊断 HCC。

b. 如果肝脏占位直径为 1～2cm，则需要 CT 和 MRI 两项影像学检查都显示肝脏占位具有肝癌的特征，方可诊断为原发性肝癌，以加强诊断的特异性。

③ 血清 AFP≥400μg/L 持续 1 个月或≥200μg/L 持续 2 个月，并能排除其他原因引起的 AFP 升高，包括妊娠、生殖系胚胎源性肿瘤、活动性肝病及继发性肝癌等。

● 目前该患者的肝癌分期是什么？

答：巴塞罗那临床肝癌分期（BCLC 分期）与治疗策略比较全面地考虑了肿瘤、肝功能和全身情况，与治疗原则联系起来，并且具有循证医学高级别证据的支持，目前已在全球范围被广泛采用。患者目前 PS 评分 0 分，单个肿瘤，直径最大约 3cm，Child-pugh B 级，根据该评分目前考虑为早期。

 主任医师常问主治医师的问题

● 目前肝癌的治疗方案有哪些？

答：（1）手术治疗　包括肝切除和肝移植术，早期原发性肝癌肝切除疗效明显，近 10 年来手术切除的 5 年存活率显著提高，近 80%。因此，代偿良好的早期原发性肝癌首选肝切除。肝移植术主要用于小肝癌合并严重肝硬化者。但静脉癌栓、肝内播散或肝外器官转移者应为禁忌。

（2）局部消融治疗　影像引导定位，用物理或化学方法直接杀灭肿瘤。主要包括射频、微波、冷冻、高功率超声聚焦消融及无水乙醇注射治疗。影像引导技术包括 US、CT 和 MRI。治疗途径有经皮、经腹腔镜和经开腹手术。

（3）肝动脉介入治疗　按治疗操作的不同，常分为肝动脉灌注化疗（TAI）、肝动脉栓塞（TAE）和肝动脉栓塞化疗（TACE）。可手术切除的肝癌，原则上术前不主张行 TACE；HCC 经多次 TACE 后，如肿瘤明显缩小，应争取及时手术切除。对疑为非根治性切除者，术后预防性TACE 可进一步清除肝内可能残存的肿瘤。

（4）系统治疗（全身治疗）　主要适用于有肝外转移者；局部病变不适合手术、射频或微波消融和 TACE，或局部治疗失败者；弥漫型肝癌；合并门静脉主干和（或）下腔静脉癌栓者。包括分子靶向药物治疗及系统化疗。目前尚不推荐传统化疗。国内多中心研究表明，亚砷酸注射液治疗中晚期原发性肝癌具有一定的姑息性作用，已获 SFDA 批准增加晚期肝癌的适应证。国际多中心 Ⅲ 期临床研究（EACH 研究）结果证明，含奥沙利铂的联合化疗可为晚期原发性肝癌患者带来较好的客观疗效、控制病情和生存获益，且安全性好。

● **该患者目前应首选哪种治疗方案？**

答：患者目前肝癌考虑为早期，排除手术禁忌证后，应首选手术切除治疗。

● **目前肝癌的分子靶向药物的应用情况如何？**

答：分子靶向药物治疗肝癌已成为新的研究热点，受到高度关注和重视。多项国际多中心 Ⅲ 期临床研究证明，分子靶向药物索拉非尼能够延缓原发性肝癌进展，明显延长晚期患者生存期，且安全性较好。目前，索拉非尼已相继获得欧洲 EMEA、美国 FDA 和我国 SFDA 等批准，用于治疗不能手术切除和远处转移的原发性肝癌。另外，关于索拉非尼作为根治性切除术或局部消融后辅助治疗的研究、肝癌肝移植患者术后早期应用索拉非尼能否延长生存期的研究、有血管侵犯的肝癌切除术后患者早期应用索拉非尼能否预防肝癌复发转移的研究、索拉非尼与肝动脉介入治疗联合应用的研究在一些大中心正在进行中。其他新的分子靶向药物也在研究中。

主任医师总结

目前肝癌的治疗方法较多，其中包括手术治疗（肝切除术、肝移植术）、局部治疗（局部消融治疗、肝动脉介入治疗）、放射治疗、系统全身治疗（分子靶向药物治疗、系统全身化疗、中医药治疗、生物治疗、基础肝病和抗病毒治疗等）。但原发性肝癌患者发现时多为中晚期，且多有慢性肝病基础，单一手术或其他治疗难以解决所有问题，有必要采取多学科综合治疗。随着对原发性肝癌的发病机制和复发转移的深入研究，我国对肝癌的治疗已由原来的单一治疗阶段步入了多学科综合系统治疗，由多学科综合治疗团队对患者进行客观评估，为患者制订最佳的个体化治疗方案。国外在 20 世纪 90 年代就已经建立多学科的规范化治疗中心，而我国才刚起步，必须借鉴国外的一些先进经验来加快多学科综合治疗团队的建设，为肝癌患者制订更合理、更全面的治疗方案。这种治疗模式一定会大大提高我国原发性肝癌患者的长期生存率，降低病死率。

（尹 川　姚定康）

中年男性，酒精性肝硬化十余年，睡眠障碍5天，意识行为异常3天——肝性脑病

❀［实习医师汇报病历］

　　患者男性，48岁，因"酒精性肝硬化十余年，睡眠障碍5天，意识行为异常3天"入院。5天前开始出现夜间睡眠不佳，昼眠夜醒，情绪紧张，脾气暴躁易怒，自行口服"地西泮（安定）"；3天前开始嗜睡，经常自言自语，与之对话常言不对题，步行不稳，摔倒2次；2天前起处于昏睡状态，但呼之能应，偶清醒时胡言乱语；今晨起患者无法唤醒，救护车送至我院急诊。患者既往酒精性肝硬化史十余年，3个月前出现"腹水"，口服"氢氯噻嗪"利尿治疗，未经复查；1周前劳累后出现发热、鼻塞，自行服用"消炎药"。入院时查体：浅昏迷状，大声呼喊或强刺激可睁眼，肝病面容，腹水征阳性，双侧肌张力升高，腱反射亢进和踝阵挛、锥体束征阳性。入院后初步诊断：肝性脑病。

❓ 主任医师常问实习医师的问题

● 目前考虑的诊断是什么？

　　答：酒精性肝硬化（失代偿期）、腹水，肝性脑病。

● 诊断依据是什么？鉴别诊断是什么？

　　答：（1）肝性脑病的诊断依据

① 中年男性。

② 基础疾病为酒精性肝硬化，并伴有腹水。

③ 有服用排钾类利尿药、感染、服用镇静催眠药等诱因。

④ 有睡眠障碍、行为失常、言语不清、昏迷等症状。

⑤ 体检出现双侧肌张力升高，腱反射亢进和踝阵挛、锥体束征阳性。

　　（2）鉴别诊断　主要就意识障碍、昏迷症状与醉酒状态、脑血管意外及中枢神经系统感染、糖尿病急症、电解质紊乱等鉴别。

① 醉酒状态：酒精性肝病史，应警惕醉酒状态，但患者本次发病

前无饮酒史，可排除。

② 脑血管意外及中枢神经系统感染：肝病患者常合并凝血功能障碍，抵抗力差，易合并感染，发生脑血管意外及中枢神经系统感染机会增加；但脑血管意外或中枢神经系统感染患者通常有神经系统定位体征，表现偏瘫及面瘫等，与该患者不符。

③ 糖尿病急症：包括糖尿病酮症酸中毒、高渗性昏迷、低血糖昏迷等，患者无糖尿病病史，可能性不大，查血糖、电解质、尿常规及血气分析有助于鉴别。

④ 电解质紊乱：肝硬化腹水患者服用利尿药出现低钠血症、低钾血症等电解质紊乱，是肝性脑病的常见病因，但其本身严重时也可表现为意识障碍，特别严重时也可表现为昏迷，该患者不能排除该可能，查电解质有助于排除。

● **应做哪些检查？各有什么临床意义？**

答：（1）肝功能、血常规、凝血功能、AFP、腹部超声、上腹部CT等 进一步了解肝脏功能、门静脉高压情况及肝硬化程度，并排除肝癌。

（2）血氨、电解质、血气分析 有助于明确肝性脑病的诊断，并排除其他病因导致意识障碍。

（3）血糖、尿常规 排除糖尿病急症。

（4）头颅CT或MRI 排除中枢神经系统病变。

（5）神经心理学测试及神经生理学检查 神经心理学测试包括数字连接试验（NCT）、数字符号试验（DST）、轨迹描绘试验（LTT）和系列打点试验（SDT）等，有助于评判轻微肝性脑病的发生。神经生理学检查包括脑电图、脑诱发电位等，有助于更客观评判脑神经功能，但该患者目前处于昏迷状态，无法唤醒，无法行上述神经心理学检查；依据典型的病史、症状、体征及实验室检查结果，肝性脑病确诊并不困难，暂无需行神经生理学检查。

✿ ［住院医师补充病历］

患者中年男性，因"酒精性肝硬化十余年，睡眠障碍5天，意识行为异常3天"入院。既往有酒精性肝硬化史，入院前有服用排钾利尿药、呼吸道感染及服用催眠药史。入院后查腹部B超及上腹部CT平扫＋增强示肝硬化、脾大、大量腹水；头颅CT未见明显异常。血常规：白细胞$3.5 \times 10^9/L$，血红蛋白95g/L，血小板$35 \times 10^9/L$；

肝功能：总胆红素 47μmol/L，白蛋白 27g/L；血糖 5.3mmol/L；凝血功能 PT 15s；血氨 240μg/dl。

 主任医师常问住院医师的问题

● **该患者目前的诊断和治疗原则是什么？**

答：（1）诊断　依据酒精性肝硬化病史，肝性脑病诱因，肝功能损害及门静脉高压证据，意识障碍、睡眠及行为失常和昏迷等神经精神症状、腱反射亢进、锥体束征阳性等体征，结合血氨升高、肝功能异常等实验室检查结果，肝性脑病诊断明确。在肝硬化基础上发生的肝性脑病，为 C 型。目前意识模糊、呈嗜睡到浅昏迷状态，但是对语言及强刺激有反应，扑翼样震颤无法引出，按照 West-Haven 分级标准分级为 3级。故目前诊断：肝硬化（失代偿期，Child-pugh C 级）、腹水、肝性脑病（C 型 3 级）。

（2）治疗原则　根据临床类型、不同诱因及疾病的严重程度制订个体化的治疗方案。

① 去除诱因。

② 减少来自肠道有害物质（如氨等）的产生和吸收。

③ 改善氨及氨基酸代谢。

④ 加强综合治疗，适当营养支持及维持水电解质平衡。

● **具体治疗方案有哪些？**

答：（1）戒酒。

（2）监测电解质，根据电解质情况停用氢氯噻嗪（双克），改用螺内酯或螺内酯联合呋塞米（速尿）；预防感染；停止使用催眠药。

（3）给予乳果糖灌肠，待症状有所好转，可口服药物后改为口服，或加用利福昔明抑制肠道细菌增殖，减轻肠源性内毒素血症及肠道氨的产生和吸收。

（4）静脉滴注天冬氨酸-鸟氨酸（L-ornithine-L-aspartate，LOLA）、精氨酸等促进氨代谢、降低血氨。

（5）给予 3-氨基酸、6-氨基酸等支链氨基酸改善氨基酸代谢。

（6）加强营养支持，每日非蛋白质能量摄入量为 25～35kcal/（kg·d），

蛋白质摄入量为 $0.5\sim1.2g/(kg\cdot d)$。

（7）患者为失代偿期肝硬化，合并腹水及肝性脑病，有肝移植指征，若已戒酒，可考虑肝移植。

❓ 主任医师常问主治医师的问题

● 肝性脑病的发病机制有哪些？

答：肝性脑病的发病机制尚未完全明确，目前认为多种因素相互协同、相互依赖、互为因果、共同促进其发生发展。目前有关肝性脑病的发病机制主要如下。

（1）氨中毒学说。

（2）细菌感染与炎症学说。

（3）γ-氨基丁酸（GABA）神经递质与假性神经递质学说等。

（4）氨基酸代谢失衡、低钠血症、锰中毒、乙酰胆碱减少也与肝性脑病发病相关。

● 目前肝性脑病如何分级？什么是轻微肝性脑病？什么是隐匿性肝性脑病？

答：肝性脑病的分级方法众多，目前应用最广泛的是 West-Haven 分级标准。该标准将肝性脑病分为 0～4 级。0 级：没有能觉察的人格或行为变化、无扑翼样震颤。1 级：患者具有轻度认知障碍，表现为欣快或抑郁，出现注意时间缩短、加法计算能力降低，可引出扑翼样震颤。2 级：患者表现为倦怠或淡漠、行为错乱、语言不清，具有轻度定向（时间和空间定向）异常、轻微人格改变，出现减法计算能力异常，此期患者容易引出扑翼样震颤。3 级：表现为嗜睡到半昏迷，意识模糊，但是对语言刺激有反应，伴有明显的定向障碍，此期扑翼样震颤可能无法引出。4 级：患者表现为昏迷，对语言和强刺激无反应。

轻微肝性脑病（minimal hepatic encephalopathy，MHE）是指无明显临床症状，只有通过神经心理测试才能发现的肝性脑病，大致相当于 West-Haven 分级中的 0 级。我国住院肝硬化患者中，MHE 的发生率约为 39.9%。随着肝功能损害的加重，其发生率增加，且与病因无明显相关性。MHE 患者发生意外事故的概率大大高于正常人。因此，应尽量避免从事操作车床、开车等高危工作。

由于 West-Haven 分级标准中 0～1 级肝性脑病很难区别。因此，近年也有学者提倡使用国际肝性脑病和氮代谢学会制订的 SONIC 分级标准,即将 MHE 和 West-Haven 分级 1 级肝性脑病归为"隐匿性肝性脑病(covert hepatic encephalopathy,CHE)";将有明显肝性脑病临床表现的患者定义为"显性肝性脑病(overt hepatic encephalopathy,OHE)",即 West-Haven 分级标准中的 2 级、3 级和 4 级肝性脑病。

如何评价肝性脑病相关神经生理学检查、神经心理学测试、血氨及肝功能检测、CT 和 MRI 等影像学检查的优缺点?

答:(1)神经生理学检查(如脑电图和诱发电位等)可反映肝性脑病的大脑皮质电位,对肝性脑病的诊断及预后评估有一定价值,以诱发电位诊断效能较好;但上述检查受仪器设备、专业人员的限制,且并无特异性,多用于临床研究。

(2)神经心理学测试在临床被广泛采用,是目前诊断 MHE 的主要方法,包括传统的纸-笔测试、可重复性成套神经心理状态测验、控制抑制试验(inhibitory control test,ICT)和临界闪烁频率(critical flicker frequency,CFF)、中枢神经系统功能检测(central nervous system vital signs,CNSVS)等。传统的纸-笔测试简单易行,是临床使用的主要手段,但受年龄和教育程度的影响。可重复性成套神经心理状态测验测查内容包括即时记忆、延迟记忆、注意、视觉空间能力和语言能力,可以用于 MHE 的检出。ICT、CFF、CNSVS 等在我国应用经验均很少,其中 CNSVS 被认为是诊断 MHE 的可靠、方便、敏感方法,值得临床工作中进一步探讨。

(3)血氨及肝功能检测有助于评判基础肝脏疾病程度。大部分肝性脑病患者,特别是慢性肝性脑病患者具有血氨增高,但是血氨水平与病情严重程度之间无确切关系。动脉血氨较静脉血氨有价值。标本采集、转运方法及能否及时检测都可能影响血氨结果。

(4)头颅 CT 和 MRI 等影像学检查主要用于排除脑血管意外、中枢神经系统肿瘤及感染等其他导致神经精神状态改变的疾病;腹部 CT 或 MRI 有助于肝硬化及门-体分流的诊断;磁共振质谱分析和功能磁共振可获得脑内分子和功能变化的证据,但其诊断效能尚待进一步研究。

主任医师总结

(1)肝性脑病是一种肝功能严重受损和(或)大量门-体静脉分流所致的以代谢紊乱为基础的中枢神经系统功能失调综合征。其病理生理基础是肝细胞功能衰竭和门-体静脉之间存在手术造成的或自然形成的侧支循环分流；肠道的许多毒性代谢产物未经肝脏解毒和清除，经侧支进入体循环，透过血脑屏障到达脑部，引起大脑功能紊乱。

（2）肝性脑病主要临床表现为各种神经、精神症状及扑翼样震颤等体征。因基础疾病、肝细胞损害的程度、速度和诱因不同而分为 3 型，预后不一。依据基础疾病、典型的症状、体征及肝功能、血氨等实验室检查结果，诊断一般并不困难，但仍需注意与酒精中毒、电解质紊乱、中枢神经系统感染及脑血管病、糖尿病急症等导致意识障碍和昏迷的其他疾病鉴别。肝性脑病的治疗原则为消除诱因、减少肠腔内含氮物质分解与产氨、降低血氨、平衡氨基酸代谢。

（3）MHE 患者没有典型的症状、体征，但发生意外事故机会大大增加，在临床工作中应注意及时发现及检出上述患者。神经心理学检查仍是目前诊断 MHE 的主要方法，但由于其影响因素多，探索更加可靠、方便、敏感、客观的 MHE 检出方法是临床迫切需要解决的问题。

（曾 欣）

中年男性，中上腹剧烈疼痛伴呕吐
1 天——急性胰腺炎

✳ ［实习医师汇报病历］

患者男性，58 岁，因"中上腹剧烈疼痛伴呕吐 1 天"入院。入院前 1 天患者突然出现中上腹剧烈疼痛，呈持续性、刀割样，伴腹胀、频繁呕吐，呕吐物为未消化食物及黄色液体，呕吐后腹痛无缓解，无发热、畏寒，无眼黄、尿黄及皮肤黄染，无呕血、黑粪。外院予禁食、胃肠减压、抗感染、抑酸、抑酶、镇痛等治疗，效果不佳，腹胀进行性加重，伴停止排便、排气。查体：一般情况差，生命体征平稳，蜷曲体位，胃管通畅在位，引流出咖啡色液体。皮肤、巩膜无黄染，心肺未及阳性体征。腹膨隆，未见胃肠型，腹肌紧张，拒按，全腹部压痛明显，伴反跳痛，腹部未扪及包块，肝脾触诊不满意，墨菲征检查不配合，叩诊呈鼓音，移动性浊音可疑阳性，肝肾区无叩击痛；听诊 1min 肠鸣音消失。双下肢无水肿。辅助检查：血常规 WBC 22.9×10^9/L，N% 81.6%；血生化：ALT 220U/L，AST

> 263U/L，血淀粉酶＞4800U/L，GLU 9.5mmol/L，Ca^{2+} 2.4mmol/L；
> 彩超：胆囊结石、胆囊炎；胆总管、主胰管扩张。入院初步诊断：
> ①急性胰腺炎（胆源性，重型）；②胆囊炎、胆囊结石；③胆总管、
> 胰管扩张（胆总管结石?）。

 主任医师常问实习医师的问题

● **目前考虑的诊断是什么？**

答：急性胆源性胰腺炎（重型）。

● **诊断依据是什么？鉴别诊断是什么？**

答：（1）**诊断依据**

① 患者以突发中上腹痛为主要表现，呈持续性、刀割样剧烈疼痛，伴恶心、呕吐，血淀粉酶大于正常值上限3倍，急性胰腺炎诊断明确。

② 患者起病前无暴饮暴食及大量饮酒史，否认高脂血症史；B超示胆囊结石、胆囊炎，胆总管、主胰管扩张，考虑胆源性引起的可能性大。

③ 查体：腹膨隆，腹肌紧张，全腹压痛、反跳痛，移动性浊音可疑阳性。辅助检查：WBC 22.9×10^9/L，N% 81.6%；ALT 220U/L，AST 263U/L，GLU 9.5mmol/L。提示患者可能存在腹膜炎、腹水、肝功能、血糖异常，病变累及多系统，考虑为重型胰腺炎。

（2）应与以下疾病鉴别

① 急性胆管炎：可出现突发剧烈腹痛，伴肩背部放射痛，可有发热、黄疸等，可并发急性胰腺炎。患者有胆囊结石，血常规、肝功能明显异常，尽管未出现明显黄疸，但超声提示胆总管扩张、主胰管扩张，胆总管结石合并胆管炎不能除外。

② 胃、十二指肠溃疡穿孔：可出现突发剧烈腹痛、腹胀，伴发热，常出现腹肌紧张、腹部压痛、反跳痛，血常规明显增高，但通常有消化性溃疡病史、血淀粉酶增高不明显，可行腹部平片检查进一步鉴别。

③ 急性肠梗阻：可有腹胀、腹痛、呕吐、停排大便，腹部平片可出现液气平，急性重症胰腺炎可出现麻痹性肠梗阻，该患者出现腹胀进行性加重，伴停止排便排气，不排除急性胰腺炎并发麻痹性肠梗阻，可行腹部平片检查明确。

● 应做哪些检查？各有什么临床意义？

答：上腹部 CT＋增强、磁共振胆胰管造影（MRCP）、上腹部 B
超、腹部平片、胸部 X 线片、肿瘤标志物、定期检测血常规、肝功能、
肾功能、电解质，必要时做血气分析。

（1）上腹部 CT 平扫＋增强　是判定胰腺炎严重程度的重要方法，
可以了解胰腺形态是否正常，胰腺密度是否均匀，胰管是否扩张，周围
是否有渗出，是否存在实性或囊性病灶，有无腹水，肝脏、胆囊、胆总
管、脾脏、胃肠及腹膜后淋巴结有无异常等。

（2）磁共振胆胰管造影（MRCP）　是胰管、胆管形态判定的重要
手段，可以了解胆管系统（包括肝内胆管、肝总管、胆总管、胆囊及胆
囊管）和胰管是否扩张、狭窄、囊肿，是否存在结石或肿瘤，可以了
解胰管是否扩张、狭窄、囊肿，是否存在结石或肿瘤。优点在于较 CT
更直观、可靠地判定是否存在胆胰管扩张及胆总管结石，为是否行经
内镜逆行性胰胆管造影（ERCP）下取石或留置鼻胆管引流提供了可靠
依据。

（3）上腹部 B 超　可以判定胰腺炎程度，但在重症胰腺炎时由于常
存在麻痹性肠梗阻，超声受胃肠胀气干扰常不能清楚地显示胰腺，故 B
超是辅助诊断依据。

（4）腹部平片　可用以鉴别有无胃肠穿孔及肠梗阻。

（5）胸部 X 线片　可用以判定有无肺部感染及胸腔积液。

（6）肿瘤标志物　可用以排除有无胃肠及胰腺肿瘤。

（7）定期检测血常规、肝功能、肾功能、电解质，必要时做血气分
析。主要用于判定病情的程度及进展情况。

❀ ［住院医师补充病历］

> 　　患者男性，突然出现剧烈中上腹痛伴呕吐入院，查体可发现明
> 显腹膜炎三联征，血白细胞总数及中性粒细胞百分比明显升高，血淀
> 粉酶明显升高，ALT、AST 及血糖升高。入院上腹部 CT（图 3-9）示
> 胰腺体积弥漫性肿大，胰周见大量絮样渗出液，左侧肾周筋膜增厚；
> CT 考虑急性胰腺炎，胆囊结石、胆囊炎，腹腔积液，双肺炎症，双
> 侧胸腔积液。上腹部 MRI＋MRCP：胆总管轻度扩张，胆总管下端
> 隐约可见充盈缺损。

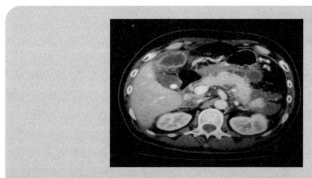

图 3-9　上腹部 CT

 主任医师常问住院医师的问题

● **该患者目前的诊断和治疗原则是什么？**

答：根据患者的临床表现、影像学检查和实验室检查（血象、血淀粉酶、ALT、AST 及血糖异常升高），目前诊断急性重型胰腺炎成立。依据 CT 示胆囊结石、胆囊炎，MRCP 示胆总管轻度扩张，胆总管下端隐约可见充盈缺损，考虑胆总管结石、胆管炎可能存在，急性胰腺炎病因为胆源性。治疗上在常规禁食、胃肠减压、抗感染、抑酸、抑酶、镇痛及加强支持的同时，鉴于患者发病尚不超过 72h，可考虑急诊 ERCP 取石或留置鼻胆管引流治疗。

● **具体的治疗方案是什么？**

答：患者病情重，给予一级护理、心电监护、氧饱和度监测，向患者及家属交代病情。继续禁食、胃肠减压，给予第三代头孢菌素＋甲硝唑抗感染，质子泵抑制药（如泮托拉唑）抑制胃酸，生长抑素（如奥曲肽）抑制胰酶分泌，加贝脂抑制胰酶活性，生大黄、甘油灌肠剂等灌肠改善肠道功能，芒硝外敷改善腹胀等症状。如腹痛剧烈，可临时给予哌替啶（杜冷丁）镇痛等。加强支持治疗，每天静脉输入足量糖、氨基酸、脂肪酸及维生素，可给予一定量白蛋白或血浆。定期复查血常规、淀粉酶、血糖、血钙、肝肾功能等，必要时血气分析。和患者家属沟通病情，如家属同意可考虑行急诊 ERCP。

主任医师常问主治医师的问题

● **该患者诊断、治疗上应注意哪些问题？**

答：依据患者的临床表现、影像学和实验室检查，目前诊断急性胰腺炎（胆源性，重型）成立。患者病情重，应注意病情进一步进展，出现严重全身并发症的可能。具体有以下几点。

（1）CT示双肺炎症、双侧胸腔积液，提示患者肺功能已受影响，需注意发生急性呼吸窘迫综合征（ARDS）的可能，加强患者病情的监护，予吸氧、氧饱和度监测、心电监护，必要时予血气分析。如出现呼吸困难，及时面罩吸氧，发生ARDS，及时气管切开，呼吸机正压辅助呼吸及大剂量短程糖皮质激素治疗。

（2）重型急性胰腺炎多需要较长时间的禁食，且该患者现腹胀明显，停止排便排气，可能存在麻痹性肠梗阻，极易出现肠功能衰竭，可予生大黄、甘油灌肠剂等灌肠，保证每天2～3次排便，芒硝外敷改善腹胀。腹胀情况改善，可放置鼻空肠喂养管，尽早予肠内营养。

（3）患者胃管引流出咖啡色液体提示上消化道出血存在，病因考虑急性胃黏膜病变可能性大，可予大剂量质子泵抑制药。

（4）急性胰腺炎（胆源性，重型）应予抗生素，原则上使用能透过血胰屏障且对革兰阴性菌敏感的抗生素，目前可予第三代头孢菌素（或喹诺酮类）＋甲硝唑抗感染，如感染不能控制，可用碳青霉烯类，注意真菌二重感染。

（5）至于是否进行ERCP手术，因患者MRCP示胆总管轻度扩张，胆总管下端隐约可见充盈缺损，提示胆总管结石、胆管炎存在，目前发病尚不超过72h，积极的治疗方案是立即行ERCP解除胆道梗阻，留置鼻胆管引流，必要时取石，可加快患者病情的缓解。但ERCP手术有风险，术中或术后可能出现ERCP相关并发症，导致病情加重，甚至危及生命。因此，术前与患者家属交代病情、告知ERCP手术风险极为重要。

主任医师总结

（1）临床上患者满足以下3条中的2条可确立急性胰腺炎诊断。
① 特征性上腹痛。
② 血清淀粉酶活性增高≥正常值上限3倍。

③ 特征性影像学（强调 CT）表现。

《中国急性胰腺炎诊治指南（2013 年）》推荐 CT 扫描作为诊断急性胰腺炎的标准影像学方法，必要时行增强 CT 或动态增强 CT 检查。腹部超声检查由于受胃肠道积气影响，对诊断急性胰腺炎价值有限，但对明确有无胆道结石有帮助。该患者均满足以上三点，急性胰腺炎诊断成立。

（2）急性胰腺炎诊断需区分轻型和重型。重型的诊断标准为：具备急性胰腺炎的临床表现和生化改变，且具备下列之一者：局部并发症（胰腺坏死、假性囊肿、胰腺脓肿）；器官衰竭；Ranson 评分≥3 分；APACHE Ⅱ评分≥8 分；CT 分级为 D、E。其中 CT 分级对急性胰腺炎诊断分型具有重要价值，而 Ranson 评分和 APACHE Ⅱ评分多用于临床科研。该患者 CT 分级至少为 D 级，诊断急性胰腺炎（重型）成立。《中国急性胰腺炎诊治指南（2013 年）》将急性胰腺炎分为轻度、中度和重度，轻度相当于以前轻型，重型分为中度和重度，中度定义为急性胰腺炎基础上，出现一过性器官功能衰竭（48h 内自行恢复），重度急性胰腺炎伴有持续器官功能衰竭（48h 不能恢复），按此定义该患者目前尚未出现严重的器官衰竭，诊断上可定为急性胰腺炎（中度）。

（3）急性胰腺炎的饮食、营养支持是基础治疗。《中国急性胰腺炎诊治指南（2013 年）》指出急性胰腺炎患者常规监测生命体征、禁食，对有严重腹胀、麻痹性肠梗阻者应进行胃肠减压。轻型患者一般于住院 3～7 天内可恢复进食，进食的确切时机尚无确定标准，临床依据患者腹痛缓解，无恶心、呕吐，肠鸣音恢复，医师整体评价患者情况好转时可开始进食，如不能确知患者能否安全接受低脂饮食可先予糖类或流质饮食，临床上不以血清淀粉酶活性高低作为开放饮食的必要条件。该患者是重型，通常数周内不能经口进食，需长期营养支持。目前认为肠内营养有利于患者恢复。可先予静脉肠外营养，3～4 天后评估病情，如病情趋向缓解，可考虑实施肠内营养。实施肠内营养的时机，可选择在 1 周左右，患者腹胀明显减轻，胃肠功能逐步恢复时实施。可在内镜或 X 线引导下将鼻空肠营养管放置于 Treitz 韧带远端，先予要素饮食，观察患者的反应，如能耐受，则逐渐加大剂量，灌注前可先灌注生理盐水，促进肠蠕动。应注意补充谷氨酰胺制剂。肠内营养应遵循如下要素。

① 生命体征稳定。

② 胃肠功能恢复，没有肠梗阻，没有腹内高压。

③ 喂养管位于空肠。

④ 输注速度循序渐进。

⑤ 如果腹痛、肠麻痹、腹部压痛等胰腺炎症状和体征加重应及时停止。

（4）支持治疗、防止低氧血症和保证充分补液，是急性胰腺炎重型患者治疗的关键。《中国急性胰腺炎诊治指南（2013 年）》指出足量补液，补液量包括基础需要量和流入组织间隙的液体量，应注意输注胶体物质和补充微量元素、维生素。血容量减少可导致血液浓缩、心动过速、低血压、尿量减少和肾前性氮质血症，可累及胰腺微循环，加重胰腺坏死。该患者为重型患者，静脉补液量要充足，每天应补充一定量的血浆或白蛋白。

（5）预防和治疗肠道衰竭很重要。应密切观察患者腹部体征及排便情况，监测肠鸣音变化。给予促肠道动力药物、生大黄、乳果糖、微生态制剂、谷氨酰胺制剂等，可应用中药，如芒硝外敷。病情允许下，尽早实施肠内营养。这些对保护胃肠道屏障功能、减少细菌及内毒素移位、促进腹腔渗液的吸收、预防肠道衰竭具有重要意义。

（6）生长抑素及其类似物（奥曲肽）可以通过直接抑制胰腺外分泌而发挥作用，该患者为重型，治疗中可用生长抑素及其类似物（奥曲肽）持续静滴。H_2 受体拮抗药和质子泵抑制药可通过抑制胃酸分泌而间接抑制胰腺分泌，还可预防应激性溃疡的发生，可适当选用。

（7）至于抗生素应用，《中国急性胰腺炎诊治指南（2013 年）》指出对于非胆源性急性胰腺炎不推荐常规使用抗生素。对于胆源性急性胰腺炎或重型患者（如该例患者）应常规使用抗生素。胰腺感染的致病菌主要为革兰阴性菌和厌氧菌等肠道常驻菌。因此，使用抗生素应遵循抗菌谱为革兰阴性菌和厌氧菌为主、脂溶性强、有效通过血胰屏障等三大原则。推荐第三代头孢菌素联合甲硝唑，或碳青酶烯类抗生素，疗程为 7～14 天，特殊情况下可延长应用。对可疑胰腺坏死的患者，应行 CT 引导经皮抽吸涂片和培养，在培养及药物敏感试验结果未定前可选择的抗生素包括碳青酶烯类、第三代头孢菌素联合甲硝唑，如果涂片显示革兰阳性菌感染，在药物敏感试验结果确定前可选择万古霉素。临床上出现无法用细菌感染来解释发热等表现时，应考虑到真菌感染的可能，可经验性应用抗真菌药，同时进行血液或体液真菌培养。

（8）通过 ERCP 解除胆管梗阻、引流感染胆汁、避免胆汁反流胰腺，能够在起病早期阻断疾病的发展。《中国急性胰腺炎诊治指南（2013 年）》推荐有条件的单位对于怀疑或已经证实的急性胰腺炎（胆源性），如果符合重症指标和（或）有胆管炎、黄疸、胆总管扩张，或最初判断是轻型，但在治疗中病情恶化者，应行内镜下治疗。对于重型急性胰腺炎行 ERCP 治疗的最佳时机为发病 48～72h，对于轻型胆源性急性胰腺炎住院期间均可行 ERCP 治疗。该患者 MRCP 疑似有胆管炎、胆总管结石，有 ERCP 手术指征，且发病尚在 72h 内，如家属同意可行 ERCP 手术治疗。手术方式可考虑为经内镜 Oddi 括约肌切开取石、鼻胆管引流。

（9）急性胰腺炎是否需要外科手术一直存在争议，《中国急性胰腺炎诊治指南（2013 年）》指出急性胰腺炎早期阶段，除出现严重的腹腔间隔室综合征，均不建议外科手术治疗，后期阶段出现下列情况下要考虑外科手术。

① 出现胰腺脓肿、胰腺坏死继发感染，应外科手术。无菌性胰腺坏死多不主张手术治疗。诊断胰腺感染可依据 CT 有"气泡征"，如无气泡，临床上又疑有胰腺感染，可行 CT 引导下细针穿刺。手术方式，依不同的手术指征和时机有所不同，通常早期手术主要是充分引流，对界限明显的胰腺坏死组织可以做清除。

② 出现胰腺假性囊肿，部分会自行吸收，若假性囊肿直径＞6cm，且有压迫现象和临床表现，可行穿刺引流或外科手术引流。

目前该患者尚无手术指征。

（王雨田　姚定康）

老年女性，反复右上腹痛 1 周，加重伴发热、尿黄 1 天——急性化脓性胆管炎

✺ ［实习医师汇报病历］

患者女性，72 岁，因"反复右上腹痛 1 周，加重伴发热、尿黄 1 天"入院。入院 1 周前患者出现反复右上腹痛，放射至背部，伴恶心、干呕，急诊于我院，拟"慢性胆囊炎、胆囊结石"，予以头孢替安联合甲硝唑抗感染治疗无效，1 天前症状加重伴畏寒、寒战、发热，体温最高 39.5℃，同时尿色加深如浓茶，大便略发白。急诊化验示白细胞增高（11.7×10⁹/L）、总胆红素增高（158 μmol/L）伴碱性磷酸酶、谷氨酰转肽酶（GGT）升高，转氨酶也增高（ALT 180U/L、AST 78U/L），急查腹部 B 超示胆囊结石、胆囊炎、肝内

外胆管扩张、胆总管远端结石可能。既往有慢性胆囊炎、胆囊结石病史，平均 3 年发作 1 次，未长期服用利胆药物治疗。查体：体温 39.0℃，血压 85/55mmHg，脉搏 80 次/分，呼吸 17 次/分，皮肤巩膜明显黄染，浅表淋巴结未扪及肿大。心肺无阳性发现。腹平软，未见胃肠型及蠕动波，右上腹压痛，无反跳痛，肝脾肋下未及，墨菲征阴性，叩诊鼓音，肝区轻度叩击痛，肾区无叩击痛，移动性浊音阴性，肠鸣音 4 次/分，双下肢无水肿。入院初步诊断：①急性化脓性胆管炎，胆总管结石；②慢性胆囊炎，胆囊结石。

 主任医师常问实习医师的问题

● **目前考虑的诊断是什么？**

答：急性化脓性胆管炎，胆总管结石。

● **诊断为急性化脓性胆管炎的依据是什么？**

答：符合 Charcot 三联征（夏科三联征）就可以临床诊断急性胆管炎。Charcot 三联征是指腹痛、黄疸、畏寒发热。该患者先出现反复右上腹痛伴背部牵涉痛，而后继发畏寒、发热、黄疸，其中黄疸以结合胆红素增高为主，B 超提示肝内外胆管扩张，支持肝外胆道梗阻继发急性胆管炎的诊断。同时满足 Charcot 三联征、休克及谵妄、嗜睡、昏迷等精神症状者称为 Reynold 五联征（雷诺五联征）。出现 Reynold 五联征则可以临床诊断急性化脓性胆管炎，经内镜逆行胰胆管造影术（ERCP）、经皮经肝穿刺胆管引流（PTCD）或手术见胆管内引流出脓性胆汁可进一步证实。本患者在 Charcot 三联征基础上出现休克，虽然未出现精神症状，但急性化脓性胆管炎仍需考虑，可待 ERCP 进一步明确。

● **该患者需与哪些疾病相鉴别？**

答：（1）急性胆源性胰腺炎 胆总管结石并发急性胰腺炎同样可出现腹痛，继发感染时可出现畏寒、发热，易与急性胆管炎相混淆。该患者 B 超未提示胰腺肿大，也未见胰腺周围渗出，可查血、尿淀粉酶进一步除外。

（2）慢性胆囊炎急性发作 患者有慢性胆囊炎、胆囊结石病史，需考虑本病，但查体墨菲征阴性，B 超未提示胆囊肿大、胆囊壁水肿增厚，故可排除。

（3）消化性溃疡穿孔 患者平素无慢性、周期性、节律性腹痛，入院查体无腹膜炎三联征（板状腹、压痛、反跳痛），肝浊音界未消失，可除外。

（4）右下肺炎 患者无咳嗽、咳痰，查体两肺未闻及干湿啰音，入院前胸部 X 线片未见异常，可除外。

● **急性化脓性胆管炎的治疗原则是什么？**

答：治疗原则包括应用抗生素、及时胆道引流。胆道引流是治疗的关键，即使患者处于休克状态，也需在积极抗休克的同时行急诊胆道引流治疗，采用的方法包括 ERCP、PTCD 或手术治疗。但需告知家属治疗的风险极大，取得家属理解。

❀ ［住院医师补充病历］

患者老年女性，有胆囊结石、慢性胆囊炎病史，且偶有发作。发病之初化验血提示总胆红素轻度增高（37μmol/L），其中直接胆红素为 11μmol/L，间接胆红素为 26μmol/L，ALT（424 U/L）及 AST（750U/L）显著增高。经头孢替安联合甲硝唑治疗 1 周后症状加重并出现畏寒、寒战、发热、尿黄，复查发现白细胞显著增高（11.7×10⁹/L），且总胆红素较前明显增高（158μmol/L），以结合胆红素增高（95μmol/L）为主，转氨酶增高（ALT 180U/L、AST 78U/L）程度略减轻。入院当天行急诊 ERC＋EST＋EPBD＋网篮和气囊取石＋ENBD 术，术中见乳头外形正常，切开刀插入胆管后见脓性胆汁流出，造影显示胆总管和肝内胆管扩张，胆总管下段见大小约 1.0cm×1.6cm 结石影，沿胆管切开乳头 1.0cm，用柱状水囊扩张，扩张后用网篮和气囊取出黄色结石一枚及泥沙样结石（图 3-10～图

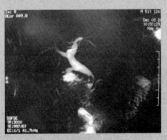

图 3-10 MRCP 显示胆总管结石伴肝内外胆管扩张

3-12)。术后患者腹痛缓解，未再发热，监测血压波动在100～110/80～90mmHg，术后第二天复查血常规基本正常，总胆红素较前下降（108μmol/L），ALT（101 U/L）及AST（49 U/L）继续较前下降。

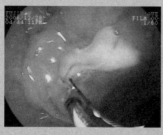 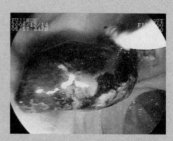

图 3-11　乳头处见脓性胆汁流出　　　图 3-12　ERCP取出结石

 主任医师常问住院医师的问题

● **急性化脓性胆管炎的血清酶学变化有什么意义？**

答：急性胆管炎可引起血清酶学的异常，其中以胆汁淤积酶谱增高较显著，如GGT及ALP，其变化趋势及升高幅度常与胆红素相一致。而肝细胞损伤酶谱（如ALT、AST）也可升高，但一般不超过500U/L，可作为肝实质细胞损伤和胆道梗阻的鉴别。该患者ALT、AST升高较明显，其中AST升高超过500U/L，应考虑有肝实质细胞损伤的可能，但患者ERCP取石术后快速下降，仍考虑为胆道梗阻伴发胆管炎所致。

● **梗阻性黄疸有何特征？**

答：临床表现为黄疸伴皮肤瘙痒，大便呈白陶土样，生化检查示总胆红素显著增高，结合胆红素升高为主，一般占50％以上，尿胆红素阳性，尿胆原阴性，影像学检查显示肝内外胆管扩张，如胆管无明显扩张多为肝内胆汁淤积。

● **急性化脓性胆管炎的病因有哪些？如何鉴别？**

答：（1）原发性和继发性胆管结石是最常见的原因。原发性胆管结石主要是胆红素钙结石，可发生于肝内胆管及肝外胆管。继发性胆管结石主要是胆固醇结石，往往是胆囊结石排入胆管所致。胆道及壶腹部周围的恶性肿瘤也是急性胆管炎的常见病因。而胆道蛔虫、胆道华支睾吸虫则是农村地区发病的常见病因。此外，原发性硬化性胆管炎、IgG₄相关性胆管炎、先天性胆管囊肿、胆肠吻合术后等可引起胆道狭窄的疾病也是急性胆管炎的病因。该患者有胆囊结石病史，以反复右上腹痛伴背部牵涉痛起病，入院后急诊经内镜逆行胆管造影术（ERC）见胆总管下段结石影，用网篮和气囊取出结石，故胆总管结石诊断明确。

（2）需进行如下鉴别

① 恶性肿瘤往往表现为无痛性黄疸进行性加重，可伴有消瘦，肿瘤指标（如 CA19-9、CEA 等）增高，CT 可提示占位，ERCP、MRCP 胆道造影可显示胆管狭窄。

② IgG₄相关性胆管炎可查 IgG₄，若显著增高并经激素治疗后恢复正常，同时胆道狭窄也缓解，则可明确确诊。

③ 原发性硬化性胆管炎在 ERCP 或 MRCP 上可见胆管呈串珠样、节段性狭窄，部分患者抗中性粒细胞胞浆抗体（ANCA）阳性，往往合并溃疡性结肠炎。

● 应做哪些检查？各有什么临床意义？

答：腹部 B 超、腹部 CT、MRCP、ERCP、PTCD。

（1）腹部 B 超以其无创、经济、安全、便捷的特点作为首选检查方法，可显示肝内外胆管有无扩张、胆管内有无结石影、胆囊有无增大、胆囊内有无结石。但是 B 超易受肠道气体及内容物干扰，胆总管下段常显示不清。

（2）腹部 CT 的分辨率较高，不受肠道积气、肥胖的影响，对于明确胆管扩张程度、胆管梗阻的部位及原因有较好的诊断价值，但胆固醇结石在 CT 上不显影，因此应用也受到局限。

（3）MRCP 可以不重叠地显影肝内外胆管及胰管，也具备无创的优点，对于胆管、胰管病变有确诊价值，但对于置入心脏起搏器等 MRI 禁忌的患者不能选用，故也有一定的局限性。

（4）ERCP 是有创的检查方法，不作为首选，尤其是作为诊断性检查，目前一般不推荐。ERCP 需经自然腔道，因此对于胃肠道重建术后（如毕Ⅱ氏手术后）、恶性肿瘤引起十二指肠肠腔狭窄或胆管完全阻塞等导致内镜无法通过、乳头插管困难的患者不能实施 ERCP，这类患者可以考虑 PTCD。

（5）PTCD 可引起出血、胆瘘等并发症，作为诊断方法也一般不推荐。需指出的是 ERCP 和 PTCD 对于急性化脓性胆管炎患者具有较好的胆道引流作用，在抗生素应用前提下，对于控制胆道感染具有重要价值。

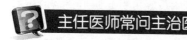
主任医师常问主治医师的问题

● 急性化脓性胆管炎如何选择抗生素？

答：胆道感染往往是肠道细菌逆行感染，最多见的是需氧革兰阴性杆菌，常见的有大肠杆菌、肺炎克雷伯杆菌、变形杆菌、铜绿假单胞菌。尤其需要受到注意的是厌氧菌，常见的有脆弱杆菌。故应当选用能够覆盖革兰阴性杆菌及厌氧菌的抗生素，如第三代头孢菌素或喹诺酮类联合甲硝唑治疗，并根据细菌培养和药物敏感试验结果进行调整。

● 急性化脓性胆管炎患者如何进行胆道引流？

答：及时胆道引流是救治急性化脓性胆管炎的关键手段。用于胆道引流的方法有三种，即 ERCP、PTCD 和外科手术。随着技术的进步和广泛开展，ERCP 是目前最常用的方法，该法不仅可进行胆道引流（图3-13），常用内引流（胆道支架）和（或）外引流（鼻胆管），对于胆管结石患者，ERCP 还能通过乳头切开取石，解决梗阻病因。当不适合行ERCP 或有 ERCP 禁忌证时，可行 PTCD，其疗效与 ERCP 相当，也可根据胆管阻塞的病因选择内引流和（或）外引流。ERCP 和 PTCD 均为有创治疗方法，有一定并发症，ERCP 并发症常见的有胰腺炎、胃肠道穿孔、出血及感染等，PTCD 则可能并发胆瘘、胆汁性腹膜炎、出血等。对于ERCP、PTCD 不成功或患者一般状况较好者，也可外科急诊手术。

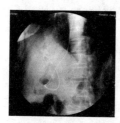
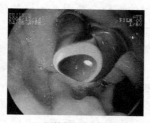
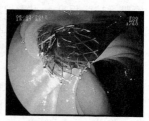

(a) 鼻胆管引流	(b) 胆管塑料支架引流	(c) 胆管金属支架引流

图 3-13　ERCP 胆道引流方式

主任医师总结

急性化脓性胆管炎是临床较常见的危急重症，若不及时救治，预后很差。典型患者临床表现为 Reynold 五联征，即腹痛、黄疸、发热、休克、精神症状。其病因主要是胆管结石、胆管及其附近的恶性肿瘤。诊断一般不难，有胆道梗阻依据及感染表现者应考虑该病，同时应在积极治疗的同时进行胆道梗阻原因的鉴别。应根据胆道梗阻的原因及患者全身状况个体化选择合适的胆道引流途径及方法，其中以 ERCP 为首选。除合理应用抗生素和及时胆道引流外，需注意维持水、电解质平衡，休克患者应积极进行抗休克治疗。该患者为胆总管结石并发急性化脓性胆管炎，通过支持治疗、抗生素应用及 ERCP 取石解除胆道梗阻取得满意疗效。

（盛夏 陈岳祥）

中年男性，反复上腹不适伴黑粪 3 周，呕血 1 天——上消化道出血

⊛ ［实习医师汇报病历］

> 患者男性，45 岁，因"反复上腹不适伴黑粪 3 周，呕血 1 天"入院。入院 3 周前患者自觉上腹部不适，偶有嗳气、反酸，口服"西咪替丁（甲氰咪胍）"有好转，但发现大便色黑，次数大致同前，1～2 次/天，仍成形，未予重视。1 天前于进食辣椒及烤馒头后，自觉中上腹不适，伴恶心，后排出柏油便约 600ml，并呕鲜血约 500ml，内含血凝块，当即晕倒，家人急送至我院，急诊查 Hb 48g/L。入院查体：体温 37 ℃，脉搏 120 次/分，血压 90/60mmHg，急性病容，皮肤苍白，无出血点，面颊可见蜘蛛痣 2 个，浅表淋巴结不大，结膜苍白，巩膜可疑黄染，心界正常，心率 120 次/分，律齐，未闻及杂音，双肺无异常，腹饱满，未见腹壁静脉曲张，腹软，全腹无压痛、反跳痛，肝脏肋下未及，脾肋下 10cm，并过正中线 2cm，质硬，移动性浊音阳性，肠鸣音 3～5 次/分。既往史：1979 年发现 HBsAg（＋），否认高血压病、心脏病史，否认结核病史，否认药物过敏史。

❓ 主任医师常问实习医师的问题

● 目前考虑的诊断是什么？

答：上消化道出血：食管-胃底静脉曲张破裂出血？

● 诊断为上消化道出血的依据是什么？鉴别诊断是什么？

答：（1）诊断依据

① 中年男性。

② 既往有慢性乙型肝炎病史。

③ 有黑粪伴呕血症状，伴晕厥、皮肤苍白及心率加快等周围循环衰竭症状和体征。

④ 血常规示重度贫血。

（2）鉴别诊断

① 呕血与咯血的鉴别：呕血是指呕吐物含有鲜血或血性物，一般上消化道（如食管和胃）出血时容易引起呕血，先有恶心感，继之发生反射性呕吐。咯血又是指喉以下呼吸道出血经口腔咯出，多因肺部或支气管出血，主要鉴别要点见表 3-3。该患者出血前伴有中上腹部不适及恶心，考虑为呕血。

② 上消化道出血与下消化道出血的鉴别：呕血多提示上消化道出血，黑粪大多来自上消化道，而血便大多来自下消化道（表 3-4）。该患者有黑粪伴呕血，考虑为上消化道出血。

表 3-3　呕血与咯血的鉴别要点

项目	呕血	咯血
常见疾病	消化性溃疡、食管-胃底静脉破裂曲张、胃黏膜损伤、胃癌等	肺结核、支气管扩张症、支气管肺癌、二尖瓣狭窄
出血方式、伴随症状	呕吐伴恶心、上腹部不适、头晕、心悸	咯血伴咳嗽、胸闷等
出血物性状	暗红色、咖啡样，可伴食物	鲜红色，伴有气泡、痰液
pH	酸性	碱性
出血后情况	伴黑粪	有血丝痰

表 3-4　上消化道出血和下消化道出血的鉴别要点

项目	上消化道出血	下消化道出血
既往史	多有溃疡史、肝胆疾病史或有呕血史	多有下腹部疼痛、包块及排便异常史
出血先兆	上腹部闷热、疼痛或绞痛发作，恶心	中、下腹不适或下坠，欲排便
出血方式	呕血伴有柏油样便	便血，无呕血
便血特点	柏油样便，稠或成形，无血块	暗红或鲜红稀便，多不成形，可有血块

③ 上消化道出血的病因鉴别：上消化道出血的常见原因包括消化性溃疡、急性胃黏膜病变、食管-胃底静脉曲张破裂出血、先天性血管畸形（如 Dieulafoy 病）、胃癌、胆道疾病等。该患者既往有慢性肝炎病史，本次出血量大，出血速度较快，考虑出血原因为食管-胃底静脉曲张破裂出血。需进一步排除如下疾病。

a. 胃癌：中年患者，3 周前开始出现上腹部不适伴黑粪，现出现黑粪伴呕血，需要排除胃癌伴出血可能，查胃镜可鉴别。

b. 消化性溃疡：青年患者多见，多有慢性、周期性、节律性上腹痛，胃镜可进一步明确。

c. 急性胃黏膜病变：服用非甾体抗炎药等损伤胃黏膜的药物或手术等应激状态时，可出现急性糜烂性出血性胃炎，该患者无相关病史，考虑可能性不大。

d. Dieulafoy 病：由于为动脉性出血，出血量通常较大，极为凶猛，该患者病程长达 3 周，与该病特点不符。

e. Mallory-Weiss 综合征：出血前多有剧烈恶心、呕吐等病史，与该患者不符，考虑可能性不大。

● **应做哪些检查？各有什么临床意义？**

答：血常规、肝功能、肾功能、凝血功能、腹部 B 超、胃镜等。

（1）**血常规** 动态监测血常规有助于判断出血的程度及出血是否停止。

（2）**肝功能、肾功能、凝血功能、腹部 B 超** 有助于了解肝功能及是否有肝硬化及门静脉高压等。

（3）**胃镜** 不仅是明确上消化道出血原因的最主要手段，还可以对出血进行内镜下治疗。

❀ ［住院医师补充病历］

患者中年男性，因"反复黑粪 3 周，呕血 1 天"入院，出血前有进食坚硬食物史，出血后伴晕厥，急诊查血常规 Hb 48g/L，既往有二十余年慢性乙型肝炎病史，未予规范化诊治。入院后肝功能：总胆红素 19μmol/L，结合胆红素 6μmol/L，非结合胆红素 13μmol/L，总蛋白 73g/L，白蛋白 25g/L，球蛋白 48g/L，前白蛋白 71mg/L，ALT 179U/L，AST 45U/L，GGT 149U/L，葡萄糖 3.9mmol/L；凝血酶原时间延长 10s；肝炎标志物：HBsAg（＋），HBeAb（＋），

HBcAb（＋）；HBV DNA 3.4×10^5/L；腹部 B 超示肝脏表面凹凸不平，肝实质回声增粗，门静脉直径 14 mm，脾脏肿大，大量腹水；胃镜示食管-胃底静脉曲张（重度）。

 主任医师常问住院医师的问题

● **该患者目前的诊断是什么？**

答：根据患者黑粪伴呕血，且有晕厥、心率加快等周围循环衰竭症状和体征，查血常规示重度贫血，上消化道出血诊断明确，出血量为大量；既往有慢性乙肝病史，查体有蜘蛛痣、腹水征阳性，腹部 B 超示肝硬化、脾大、腹水及门静脉高压，结合胃镜结果诊断为食管-胃底静脉曲张破裂出血。

● **治疗原则和具体方案是什么？**

答：门静脉高压出现食管-胃底静脉曲张破裂出血时，应尽快降低门静脉压力，迅速控制出血，维持血流动力学稳定，并积极防治并发症。中到大量出血时主要治疗措施是纠正低血容量性休克、止血、防止胃肠道出血相关并发症、监测生命体征和尿量。

（1）一般治疗　患者应卧床休息，保持呼吸道通畅，避免呕血时血液吸入引起窒息，必要时吸氧。活动性出血期间禁食。严密监测患者生命体征及尿量、神志变化；观察呕血与黑粪情况；定期复查血常规；必要时进行中心静脉压测定；根据情况进行心电监护。

（2）积极补充血容量　立即查血型和配血，尽快建立有效的静脉输液通道，尽快补充血容量。根据出血程度确定扩容量及液体性质，以维持血流动力学稳定并使血红蛋白水平维持在 80g/L 以上。要谨慎恢复食管-胃底静脉曲张破裂出血的血容量，过度输血或输液可能导致继续或再次出血。避免仅用氯化钠溶液补足液体，以免加重腹水或其他血管外液体的蓄积。必要时应及时补充血浆、血小板等。血容量充足的指征如下。

① 收缩压 90～120mmHg。

② 脉搏<100 次/分。

③ 尿量>40ml/h、血 Na^+<140mmol/L。

④ 神志清楚或好转，无明显脱水貌。

（3）药物治疗

① 降低门静脉压力药物：生长抑素及其类似物是目前治疗急性食管-胃底静脉曲张破裂出血的主要和首选药物。常用药物包括生长抑素的人工合成物注射用生长抑素（思他宁）和生长抑素类似物奥曲肽。注射用生长抑素通常首剂以 $250\mu g$ 静推，而后以 $25\mu g/h$ 的速度持续静滴 $24\sim48\ h$；奥曲肽一般采用静脉注射，首剂 $50\mu g$ 静推，而后以 $25\mu g/h$ 的速度持续静滴。

② 其他药物：预防性应用喹诺酮类和头孢菌素类抗菌药物可明显降低感染导致的病死率和其他并发症发生率。抗生素首选第三代头孢菌素静脉给药，如头孢曲松 $1g/d$，静推。组胺 H_2 受体拮抗药和质子泵抑制药能提高胃内 pH 值，促进血小板聚集和纤维蛋白凝块的形成，避免血凝块过早溶解，有利于止血和预防再出血。

（4）内镜治疗　内镜治疗包括内镜下曲张静脉套扎术（EVL）、硬化剂注射治疗（EIS）及组织黏合剂注射治疗等，食管静脉曲张破裂出血多选择 EVL 或 EIS，胃底静脉曲张破裂出血多选择组织黏合剂注射。

（5）三腔二气囊管压迫止血　如急性出血药物无法控制又无条件进行急诊内镜治疗或内镜治疗失败时，可考虑经鼻腔或口插入三腔二气囊管。一般先向胃囊注气，用以压迫胃底；若无效可向食管囊注气，压迫食管的曲张静脉。

（6）外科治疗或经颈静脉肝内门-体静脉分流术　急诊外科手术并发症多、病死率高，因此应尽量避免，但在大量出血上述方法治疗无效时只能进行外科手术。有条件的医院亦可用经颈静脉肝内门-体静脉分流术治疗，该法尤适用于准备做肝移植的患者。

主任医师常问主治医师的问题

● 怎么判断出血是否停止？

答：临床上出现下列情况应考虑出血仍未停止。

（1）6h 内输血 4U 以上，生命体征仍不平稳，收缩压＜70mmHg，心率＞100 次/分或心率增加＞20 次/分。

（2）间断呕血或便血，收缩压降低 20mmHg 以上或心率增加＞20 次/分，继续输血才能维持血红蛋白含量稳定。

（3）药物和内镜治疗后新鲜呕血，在未输血情况下，血红蛋白含量下降 30g/L 以上。

● 生长抑素类药物治疗食管-胃底静脉曲张破裂出血的机制是什么？

答：生长抑素类药物能选择性收缩内脏血管平滑肌、抑制其他扩血管物质的作用，增加食管下端括约肌压力，减少侧支循环血流；抑制胃泌素分泌，减少胃酸形成，减少再出血危险性；减少肝动脉血流量，降低肝内血管阻力。

主任医师总结

（1）上消化道出血是指 Treitz 韧带以上的消化道，包括食管、胃、十二指肠或胰胆等病变引起的出血，胃空肠吻合术后的空肠病变出血亦属这一范围。其临床主要表现为呕血和（或）黑粪，往往伴有血容量减少引起的急性周围循环衰竭。上消化道出血的病因很多，常见的有消化性溃疡、急性胃黏膜病变、食管-胃底静脉曲张破裂出血和胃癌等。其中，十二指肠溃疡、胃溃疡和食管-胃底静脉曲张占前三位。根据出血的病因又可分为非静脉曲张性出血和静脉曲张性出血两大类。

（2）上消化道出血的急诊诊治过程分为三个阶段：紧急治疗期、病因诊断期和加强治疗期。紧急治疗期是指入院 6～48h，治疗目标是控制急性出血、维持患者生命体征平稳并针对患者病情做出初步诊断及评估，治疗手段以药物治疗为主（PPI、生长抑素和抗菌药物联合用药）；病因诊断期是入院 48h 内，在急性出血得到控制、患者血液动力学稳定的情况下，行急诊内镜检查以明确病因并进行相应的内镜下治疗；加强治疗期是入院后 3～7 天，治疗目标是病因治疗，预防早期再出血的发生。病因明确后，可根据不同病因采取不同的治疗手段。临床推荐采用药物联合内镜治疗为主的综合治疗方法。

（胡平方　姚定康）

参 考 文 献

[1] Krawitt EL. Autoimmune hepatitis [J]. N Engl J Med，2006，354（1）：54-66.

[2] Hennes EM, Zeniya M, Czaja AJ, et al. Simplified criteria for the diagnosis of autoimmune hepatitis [J]. Hepatology，2008，48（1）：169-176.

[3] Czaja AJ. Performance parameters of the diagnostic scoring systems for autoimmune hepatitis [J]. Hepatology，2008，48（5）：1540-1548.

[4] Ishibashi H, Komori A, Shimoda S, et al. Guidelines for therapy of autoimmune liver disease [J]. Semin Liver Dis，2007，27（2）：214-226.

[5] Manns MP，Czaja AJ，Gorham JD，et al. Diagnosis and management of autoimmune hepatitis [J]. Hepatology，2010，51（6）：2193-2213.

[6] Qiu D，Wang Q，Wang H，et al. Validation of the simplified criteria for diagnosis of autoimmune hepatitis in Chinese patients [J]. J Hepatol，2011，54（2）：340-349.

[7] Gleeson D，Heneghan MA. British Society of Gastroenterology（BSG）guidelines for management of autoimmune hepatitis [J]. Gut，2011，60（12）：235-259.

[8]《中华内科杂志》编委会，《中华消化杂志》编委会，《中华消化内镜杂志》编委会. 急性非静脉曲张性上消化道出血诊治指南（2009，杭州）. 中华消化杂志，2009，29（10）：682-686.

[9] 中华医学会消化病学分会，中华医学会肝病学分会，中华医学会内镜学分会. 肝硬化门静脉高压食管胃静脉曲张的防治共识（2008，杭州）. 中华消化杂志，28（8）：551-558.

[10] 中华医学会消化病学分会胃肠动力学组. 胃食管反流病治疗共识意见（2007，西安）[J]. 中华消化杂志，2007，10：689-690.

[11] 林三仁，许国铭，胡品津等. 中国胃食管反流病共识意见 [J]. 胃肠病学，2007，4：233-239.

[12] 中华医学会消化病学分会. Barrett食管诊治共识（修订版，2011年6月，重庆）[J]. 2011，8：555-556.

[13] Katz PO1，Gerson LB，Vela MF. Guidelines for the diagnosis and management of gastroesophageal reflux disease [J]. Am J Gastroenterol，2013，108（3）：308-328.

[14] Gastroesophageal reflux disease：drug therapy. Rev Assoc Med Bras. 2011，57（6）：617-628.

[15] Guidelines for the programmatic management of drug-resistant tuberculosis. Geneva，World Health Organization，2006（WHO/HTM/TB/2006. 361）.

[16] 中国防痨协会. 耐药结核病化疗治疗指南（2009）[J]. 中华结核和呼吸杂志，2010，33（7）：485-497.

[17] González-Martín J，García-García JM，Anibarro L，et al. Consensus document on the diagnosis，treatment and prevention of tuberculosis [J]. Arch Bronconeumol，2010，46（5）：255-274.

[18] Lee Goldman，Dennis Ausiello. Cecil textbook of medicine. 22nd edition. Goldman Ausiello. 2004.

[19] Mazurek GH，Jereb J，Vernon A，et al. Updated guidelines for using interferon gamma release assays to detect mycobacterium tuberculosis infection -United States，2010. MMWR Recomm Rep，2010，25；59（RR-5）：1-25.

第四章　泌尿系统疾病

青年男性，血尿、水肿 1 个月，少尿半个月——急进性肾小球肾炎

⚘ [实习医师汇报病历]

患者男性，32 岁，因"血尿、水肿 1 个月，少尿半个月"入院，1 个月前患者"感冒"后出现肉眼血尿，尿色呈洗肉水样，颜面水肿逐渐加重至全身水肿，无咳嗽、咳痰，无胸闷、气喘，无恶心、呕吐，无腹胀、腹泻。近半个月来尿量进行性减少，目前约 250ml/d，伴恶心、呕吐、腹胀。查体：体温 37.0℃，脉搏 96 次/分，呼吸 20 次/分，血压 165/110mmHg，无皮疹，心肺正常，腹部稍膨隆，无压痛、反跳痛。肝脾肋下未及，移动性浊音（＋），肾脏未触及，双肾区无明显叩击痛。双下肢中度凹陷性水肿。辅助检查：Hb 70g/L，尿蛋白（＋＋＋），尿 RBC 满视野，尿 WBC 3～5 个/HP，尿蛋白定量 3g/d，肾功能示 BUN 34mmol/L，Scr 707μmol/L。

❓ 主任医师常问实习医师的问题

● 该患者有哪些特点？

答：青年男性，急性起病，临床表现为血尿、蛋白尿、水肿、高血压，并于短期内出现少尿及肾功能下降。

● 目前考虑的诊断是什么？

答：急进性肾炎综合征；中度贫血。

● 诊断为急进性肾炎综合征的依据是什么？鉴别诊断是什么？

答：（1）诊断依据

① 患者在发病前有前驱感染。

② 患者出现肉眼血尿、蛋白尿、高血压及水肿。

③ 短期内出现少尿（＜400ml/d）及肾功能下降（BUN 34mmol/L，Scr 707μmol/L）。

（2）需要与以下疾病鉴别

① 急性肾炎综合征：患者通常亦表现为血尿、蛋白尿、水肿及高血压，但肾功能多不致在短期内出现明显下降。

② 急性肾损伤：患者也会有肾功能短期内的明显下降，但常有明确的肾缺血（如休克、脱水）或肾毒性药物或肾小管堵塞等诱因。临床上肾小管损害为主（钠排泄分数＞1，肾衰指数＞1，低比重尿，低渗透压尿）。

③ 慢性肾功能不全急性加重：患者短期内肾功能也会有急剧下降。但患者多有慢性肾脏病的病史，同时可从双肾缩小、尿毒症面容、钙磷代谢异常和继发性甲状旁腺功能亢进症（甲旁亢）等得到提示信息。

④ IgA 肾病：少数 IgA 肾病患者可并发急性肾损伤，部分患者伴肉眼血尿发作，临床表现及实验室检查结果与急进性肾炎综合征相似，需要通过肾活检鉴别。

⑤ 急性间质性肾炎：患者肾功能亦可能发生明显下降，但多有全身过敏反应的表现，多以肾小管功能损害为主，表现为肾性糖尿、低比重及低渗透压尿。

⑥ 尿路梗阻：有结石、肿瘤或前列腺肥大病史者突发完全无尿或间歇无尿时应与急进性肾炎综合征鉴别。超声和 X 线检查可帮助确诊。

⑦ 狼疮肾炎：狼疮肾炎患者有时可表现为急进性肾炎综合征，但患者有系统性红斑狼疮（SLE）的其他表现，肾活检可提供病理学诊断。

⑧高血压病：该患者发病以前的血压值可供参考鉴别。

● 应做哪些检查？各有什么临床意义？

答：（1）应做泌尿系 B 超，心电图、血压、呼吸监测，抗链球菌溶血素"O"抗体、免疫球蛋白、抗肾小球基膜（GBM）抗体、血补体、自身抗体谱，血电解质，尿常规、肾功能，肾穿刺。

（2）临床意义

① 泌尿系 B 超：可鉴别肾后性梗阻因素造成的急性肾功能不全，同时通过观察肾脏体积可鉴别慢性肾脏病急性加重。

② 心电图、血压、呼吸监测：急性肾功能不全患者内环境紊乱多见，水、电解质、酸碱平衡紊乱多在心电图、血压及呼吸有所体现，监测这些项目便于及时发现和纠正内环境紊乱。

③ 抗链球菌溶血素 "O" 抗体、免疫球蛋白、抗 GBM 抗体、血补体、自身抗体谱：免疫学检查为 SLE 等自身免疫性疾病及 IgA 肾病的诊断提供线索。

④ 血电解质：最为重要的是监测血钾，高钾血症及低钾血症造成的临床后果比较严重，应密切监测并及时处理。

⑤ 尿常规、肾功能：急进性肾炎综合征的肾功能是处于快速的动态变化中的，因此应当复查尿常规、肾功能以了解疾病进展及治疗效果。

⑥ 肾穿刺：是鉴别肾脏病变病理类型的最重要诊断方法，通过肾活检提供的信息可与多种疾病鉴别，并可指导用药方案。

⊛ ［住院医师补充病历］

> 患者青年男性，因 "血尿、水肿 1 个月，少尿半个月" 入院。入院后查抗链球菌溶血素 "O" 抗体（一），抗核抗体谱（一），抗中性粒细胞胞质抗体（一）。肾穿刺活检病理学检查（图 4-1）示 33 个肾小球中有 23 个肾小球囊壁层上皮细胞增生，有细胞性新月体形成，系膜细胞 4～5 个/系膜区。免疫荧光示 IgG 和 C3 沿系膜区及毛细血管袢呈团块状沉积。病理诊断为新月体肾炎。

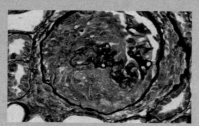

图 4-1　光镜（细胞性新月体）

 主任医师常问住院医师的问题

● **该患者目前的诊断是什么？治疗原则是什么？**

答：根据临床症状、体征，结合实验室检查及肾穿刺活检病理学检查，目前诊断：急进性肾小球肾炎（Ⅱ型）；中度贫血。本病发展快，病情迅速恶化，因此应立即对症治疗，维持内环境稳态，凡急性肾功能不全达到透析指征者应及时行透析治疗，同时及时控制急性免疫炎症反应。

● **强化治疗的具体方案是什么？**

答：该患者为Ⅱ型新月体性肾小球肾炎，适用甲泼尼龙冲击伴环磷酰胺治疗。具体方案为甲泼尼龙 0.5～1.0g 溶于 5％的葡萄糖液中静滴，每日 1 次或每两日 1 次，3 次为 1 个疗程。必要时间隔 3～5 天可进行下一疗程，一般不超过 3 个疗程。甲泼尼龙冲击疗法也需辅以泼尼松及环磷酰胺常规口服治疗，具体为泼尼松 1mg/(kg·d)，2～3 个月后渐减量。环磷酰胺 2～3mg/(kg·d)，积累剂量不超过 8g。近年有人用环磷酰胺冲击疗法（0.8～1g 溶于 5％葡萄糖液中静滴，每月 1 次），以替代常规口服，可减少环磷酰胺的副作用，其确切优缺点和疗效尚待进一步总结。

 主任医师常问主治医师的问题

● **急进性肾小球肾炎三种病理类型在临床表现、病理、自身抗体、治疗方案与预后方面有什么区别？**

答：见表 4-1。

表 4-1　急进性肾小球肾炎的分类及特征

类型	临床表现	病理表现	自身抗体	治疗方案	预后
Ⅰ	急进性肾炎综合征，部分患者有肺出血	IgG/C3 沿基底膜呈线状沉积，多数肾小球新月体形成且新月体类型较为一致，常伴基底膜及包曼囊断裂	抗 GBM 抗体阳性，部分 ANCA 阳性	首选血浆置换；MP 冲击疗法；糖皮质激素联合细胞毒药物	预后差，多依赖肾脏替代治疗
Ⅱ	急进性肾炎综合征，可有基础肾脏病的表现	免疫球蛋白和补体成分呈颗粒状或团块状沿肾小球毛细血管袢和系膜区沉积，肾小球细胞浸润明显，除新月体形成外，多有基础肾小球疾病的特点	可有抗核抗体和类风湿因子等	MP 冲击疗法；糖皮质激素联合细胞毒药物	疗效尚可，及时治疗可脱离透析
Ⅲ	急进性肾炎综合征，多有全身多脏器受累的表现	无明显免疫球蛋白沉积。可有肾小球的袢坏死，新月体多新旧不等	多 ANCA 阳性	MP 冲击疗法；糖皮质激素联合细胞毒药物	疗效较好，及时治疗可脱离透析

● 哪些因素会影响患者预后？

答：（1）免疫病理类型　Ⅲ型较好，Ⅱ型居中，Ⅰ型最差。

（2）强化治疗是否及时　临床无少尿、血肌酐＜530μmol/L，病理尚未显示广泛不可逆病变（纤维性新月体、肾小球硬化或间质纤维化）时即开始治疗者预后好，否则预后差。

（3）老年患者预后相对较差。

主任医师总结

（1）急进性肾小球肾炎若能得到及时明确的诊断和早期强化治疗，预后可得到显著改善。早期强化治疗可使部分患者得到缓解，避免或脱离透析，不少患者肾功能能得以完全恢复。若诊断不及时，早期未接受强化治疗，患者多于数周至半年内进展至不可逆性肾衰竭，故早期诊断及强化治疗是关键。

（2）本病缓解后的长期转归及逐渐转为慢性病变并发展为慢性肾衰竭较为常见，故应特别注意采取措施保护残余肾功能，延缓疾病进展和慢性肾衰竭的发生。部分患者可长期维持缓解。本病仅少数患者可复发，部分复发患者强化治疗仍然有效，无效者则有赖于长期维持性透析治疗。

（杨　博　毛志国）

老年男性，眼睑及双下肢水肿 4 个月——肾病综合征

❀ ［实习医师汇报病历］

患者男性，66 岁，因"眼睑及双下肢水肿 4 个月"入院，入院前在当地门诊查尿蛋白（＋＋＋＋），血白蛋白 26g/L，血肌酐 86μmol/L，近 1 周出现尿量减少、偶有胸闷就诊。体格检查：血压 140/90mmHg，颜面水肿，双下肺呼吸音略低，心率 80 次/分，心律齐，心音低钝。腹软，移动性浊音（＋），双下肢中度凹陷性水肿。否认肝炎、结核病史，否认糖尿病病史，否认家族遗传病史。入院初步诊断：肾病综合征。

主任医师常问实习医师的问题

● **目前考虑的诊断是什么？诊断依据是什么？**

答：患者目前诊断为肾病综合征，诊断依据主要是"三高一低"（大量蛋白尿、高度水肿、高脂血症和低白蛋白血症）。此患者有大量蛋白尿和低白蛋白血症，是诊断肾病综合征的必要条件。

● **该病可能出现的并发症有哪些？**

答：肾病综合征由于大量蛋白尿的漏出导致低蛋白血症，包括免疫球蛋白和营养物质等，常见的并发症包括感染、血栓形成或栓塞、急性肾损伤和营养不良等。

● **应做哪些检查？**

答：患者需完善实验室检查，如肝功能、肾功能、电解质、血脂、自身免疫抗体（排除继发病）、肝炎病毒指标、M 蛋白鉴定、尿蛋白谱分析、肿瘤标志物、免疫球蛋白、补体等，在辅助检查中需完善腹部 B 超、胸部 X 线片、心电图，最重要的是尽快进行肾穿刺检查。

● **肾穿刺检查的适应证和禁忌证有哪些？**

答：（1）适应证　凡有弥漫性肾实质损害，包括原发性或继发性的肾小球疾病、肾小管间质性疾病等均为肾活检的适应证。

① 肾病综合征。

② 急慢性肾炎综合征。

③ 快速进展性肾炎综合征。

④ 持续性无症状尿检异常［蛋白尿和（或）肾小球源性镜下血尿］。

⑤ 原因不明的急性肾功能减退。

⑥ 原因不明的慢性肾功能减退，且肾脏体积未完全缩小。

⑦ 移植肾肾活检：各类非外科因素导致的移植肾肾功能减退、肾功能延迟恢复、肾小管坏死、药物性肾中毒、慢性排斥反应及怀疑复发或新发的肾小球疾病。

⑧ 根据病情需要，可以行重复肾活检。

（2）禁忌证

① 绝对禁忌证

a. 明显的出血倾向。

b. 不配合操作者。

c. 固缩肾、小肾和孤独肾。

d. 肾脏血管瘤、海绵肾或多囊肾。

② 相对禁忌证

a. 活动性肾盂肾炎。

b. 肾脏异位或游走。

c. 未控制的严重高血压。

d. 过度肥胖。

e. 高度腹水。

f. 其他：剧烈性咳嗽、腹痛及腹泻、严重贫血、心功能不全以及妊娠或高龄。

❀ ［住院医师补充病历］

　　患者男性，66岁，眼睑及双下肢水肿4个月，在当地医院查尿蛋白（＋＋＋＋），血白蛋白26g/L，血肌酐86μmol/L，诊断为肾病综合征，给予泼尼松60mg/d治疗3个月，伴间断利尿治疗，患者症状未缓解，近1周患者出现尿量减少，每日尿量600～700ml，偶有胸闷。体格检查：同上。实验室检查：尿常规蛋白（＋＋＋），24h尿蛋白定量6.9g，胆固醇8.36mmol/L，总蛋白（T）36g/L，白蛋白（A）20g/L，球蛋白（G）16g/L，血糖4.6mmol/L，尿素氮（BUN）12.4mmol/L，血肌酐（Scr）212μmol/L。自身免疫性指标、肝炎及肿瘤标志物均正常，M蛋白鉴定阴性。腹部B超示双肾大小形态正常。肾活检（图4-2）：GBM略增厚、僵硬，基底膜上皮

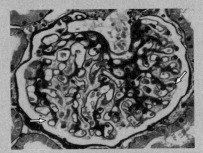

图4-2　光镜过碘酸六胺银（PASM）染色×600
（基底膜上皮侧可见"钉突"形成，空心箭头）

侧可见"钉突"形成，肾间质弥漫性水肿，肾小管上皮细胞变性，管腔可见部分蛋白管型。免疫荧光（图4-3）：IgG沿毛细血管袢弥漫性颗粒状沉积，荧光强度（＋＋＋＋）。电镜（图4-4）：肾小球基底膜上皮侧可见大量电子致密物沉积。

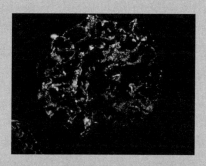
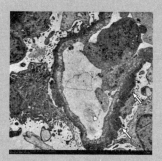

图 4-3　免疫荧光×400（IgG 沿毛细血管袢弥漫性颗粒状沉积）

图 4-4　电镜（肾小球基底膜上皮侧可见大量电子致密物沉积，空心箭头）

 主任医师常问住院医师的问题

● **该患者完整的诊断是什么？**

答：肾病综合征，膜性肾病（Ⅱ期）；急性肾损伤（KDIGO 2 期）。

● **常见的鉴别诊断有哪些？**

答：（1）自身免疫性疾病　系统性红斑狼疮、干燥综合征等，需详细检查自身免疫性抗体、抗中性粒细胞胞质抗体、免疫球蛋白及补体等排除系统性疾病。

（2）代谢性疾病　糖尿病肾病。糖尿病肾病患者多有糖尿病史 10 年以上，多伴有眼底视网膜微血管并发症，伴或不伴有外周血管及神经系统并发症，尿蛋白以白蛋白为主，在肾脏病理中可看到系膜区基质的增多或典型的 K-W 结节。

（3）药物引起　NSAID、金制剂、青霉胺等常见。

（4）血液系统疾病　多发性骨髓瘤。患者常为中老年，虽无骨痛、贫血等表现，仍需进行血、尿 M 蛋白检查以排除单克隆免疫球蛋白类的浆细胞疾病。

（5）肿瘤相关性肾病　许多实体肿瘤会伴有尿蛋白增高，可达肾病综合征水平，去除肿瘤可改善尿蛋白，本例患者 66 岁，仍需排除肿瘤相关性肾病。

（6）乙型肝炎相关性肾病　患者多有乙型肝炎"大三阳"或"小三阳"病史，也有部分患者仅仅有核心抗体阳性，肾脏病理学检查中进行乙型肝炎抗原的免疫组化检测，可见表面抗原沉积在肾脏中。乙型肝炎相关性肾病的病理表现包括膜性肾病、膜增殖性肾炎或系膜增殖性肾炎。该患者无乙型肝炎病史，可能性极小，但仍需肾脏病理做进一步鉴别。

● **出现该并发症的原因是什么？**

答：患者出现急性肾损伤可能的机制：大量水分渗透到组织间隙，引起血管内相对低血容量，肾脏灌注不足；间质高度水肿压迫肾小管及大量管型堵塞肾小管（少尿时滤过的大量蛋白与肾小管分泌蛋白极易形成管型），从而肾小管腔形成高压，既使肾小球滤过率剧烈减少，又导致肾小管上皮损伤、坏死，进而引起急性肾损伤。

● **最新的急性肾损伤（AKI）的诊断及分期标准是什么？**

答：2012 年，国际改善全球肾脏病预后组织（Kidney Disease Improving Global Outcome，KDIGO）制订了新的 AKI 标准：定义为 48h 内血肌酐升高 $\geqslant 26.5\mu mol/L$，或 7 天内血肌酐升高 $\geqslant 1.5$ 倍基线值可诊断 AKI。AKI 分为三期。1 期：肌酐 48h 内升高 $\geqslant 26.5\mu mol/L$，或升高 $1.5\sim1.9$ 倍，尿量 $<0.5ml/(kg\cdot h)$，持续时间超过 6h。2 期：肌酐升高 $2.0\sim2.9$ 倍，尿量 $<0.5ml/(kg\cdot h)$，持续时间超过 12h。3 期：肌酐升高 >3 倍，或 $\geqslant353.6\mu mol/L$，或开始替代治疗，尿量 $<0.3ml/(kg\cdot h)$，持续时间超过 24h 或无尿持续时间超过 12h。

❓ 主任医师常问主治医师的问题

● **膜性肾病的病理特征有哪些？如何分期？**

答：（1）膜性肾病的病理特征如下。

① 光镜：其特征性病变为肾小球周边血管袢弥漫、均匀增厚，基底膜上皮侧可见"钉突"形成。

② 免疫荧光：可见 IgG、C3 沿毛细血管袢呈颗粒状弥漫沉积。

③ 电镜：诊断膜性肾病最直接、最重要的手段，可见基底膜增厚，上皮侧电子致密物沉积。

（2）膜性肾病的病理根据病变不同分为Ⅰ、Ⅱ、Ⅲ、Ⅳ期。

① Ⅰ期：光镜下，肾小球毛细血管袢基本正常，肾小球基底膜上皮侧无"钉突"形成，光镜下易漏诊，需免疫荧光或电镜帮助诊断，电镜下可见足突融合，基底膜上皮侧小的电子致密物沉积。

② Ⅱ期：光镜下，毛细血管袢呈僵硬状，肾小球基底膜上皮侧可见"钉突"形成；免疫荧光可见沿肾小球基底膜广泛分布的颗粒状沉积；电镜下上皮侧电子致密物沉积伴足突融合。

③ Ⅲ期：光镜下，肾小球基底膜上"钉突"连成片，呈"链条状"或"串珠状"；免疫荧光可见大量免疫复合物沿肾小球基底膜呈粗颗粒状沉积；电镜下节段性基底膜增厚，致密物界限不清，破坏了肾小球基底膜致密层的完整性。

④ Ⅳ期：光镜下，肾小球基底膜极度增厚，系膜增生，肾小球局灶性节段性硬化，肾小管萎缩及间质纤维化等；免疫荧光示肾小球基底膜上免疫沉积物呈不规则分布，其荧光强度减弱；电镜下肾小球基底膜显著增厚，致密物密度减低，包含在基底膜中难以识别，并被逐渐吸收，出现电子透亮区。

● 如何对膜性肾病进行风险评估？

答：主要根据蛋白尿程度和肾功能进行特发性膜性肾病的风险评估。低度危险：24h 尿蛋白≤4g 持续 6 个月以上，肾功能正常。中度危险：4g＜24h 尿蛋白＜8g 持续 6 个月且肾功能正常。高度危险：24h 尿蛋白≥8g 持续 6 个月或肾功能异常。

● 特发性膜性肾病（IMN）的治疗原则是什么？

答：建议根据危险程度不同采取相应的治疗方案：对于低度危险患者建议以非手术治疗为主，给予低盐低脂饮食、调节血脂、抗凝血等对症支持治疗，以血管紧张素转化酶抑制药（ACEI）或血管紧张素受体拮抗药（ARB）为基础，控制血压、减少蛋白尿及保护肾功能；对于中度危险患者，建议先给予针对低度危险相同的对症支持治疗，观察 3～6 个月，若肾病综合征持续并加重，或出现预后不良的因素，则给予糖皮质激素联合免疫抑制药治疗；对于高度危险患者，建议糖皮质激素联合免疫抑制药治疗。部分中度危险患者可根据实际情况立即采取针对高度危险患者的治疗措施。

● **特发性膜性肾病的治疗方案如何选择?**

答：(1) 2012 年 KDIGO 指南建议特发性膜性肾病 (IMN) 伴有肾病综合征且符合以下条件之一的患者使用激素联合免疫抑制药治疗。

① 经 6 个月降压及降尿蛋白治疗后尿蛋白仍大于 4g/d, 尿蛋白高于基线值 50% 以上且无下降趋势。

② 存在肾病综合征相关的严重、致残或致命的并发症。

③ 明确诊断起 6～12 个月内血肌酐上升 30%, 但估算的肾小球滤过率 (eGFR) 不低于 25～30ml/(min·1.73m²), 且该变化非肾病综合征并发症所致。

④ 对于血肌酐大于 320μmol/L 或 eGFR <30ml/(min·1.73m²) 且超声提示肾脏体积明显缩小或出现严重的并发症或潜在的危及生命的感染, 则不建议使用免疫抑制药治疗。

(2) IMN 初次治疗　建议首选为期 6 个月交替使用口服/静脉糖皮质激素＋静脉烷化剂治疗, 优先考虑环磷酰胺, 初次治疗至少需 6 个月。

① 糖皮质激素＋环磷酰胺方案

a. 泼尼松：年龄＜65 岁, 1mg/(kg·d) (初始剂量), 上限 60mg/d; 年龄＞65 岁, 0.5mg/(kg·d) (初始剂量)。如肾病综合征缓解, 原方案治疗继续 2 周后激素减量; 如肾病综合征未缓解, 继续原方案治疗 3 个月后激素减为 0.5～0.8mg/(kg·d) [0.3～0.4mg/(kg·d), 年龄＞65 岁]; 再治疗 3 个月如无效则中止该方案。

b. 每月静脉滴注环磷酰胺 [0.5～0.75g/(m²·月)], 前 6 月每个月 1 次, 后 6 月每 2 个月治疗 1 次, 总剂量 8～10g。

② 糖皮质激素＋钙调磷酸酶抑制剂

a. 糖皮质激素＋环孢素 (CsA) 方案 (疗程 12 个月)：泼尼松 0.5mg/(kg·d) (初始剂量), 如肾病综合征缓解, 原方案治疗继续 2 周后激素减量, 如肾病综合征不缓解, 继续原方案治疗 3 个月后减为 0.3～0.4mg/(kg·d); 再治疗 3 个月后如无效则中止治疗; CsA：3～4mg/(kg·d), 分 2 次口服, 监测 CsA 谷浓度在 100～200ng/ml 范围内; 监测肾功能。

b. 糖皮质激素＋他克莫司 (FK506) (疗程 12 个月)：泼尼松 0.5mg/(kg·d) (初始剂量), 如肾病综合征缓解, 原方案治疗继续 2 周后激素减量, 如肾病综合征不缓解, 继续原方案治疗 3 个月后减为 0.3～0.4mg/(kg·d); 再治疗 3 个月后如无效则中止治疗; 他克莫司：0.05mg/(kg·d)

（初始剂量），监测他克莫司浓度在 $5\sim10$ng/ml 范围内，若肾病综合征缓解，足量使用 3 个月后他克莫司减 1mg/d；继续使用 3 个月后他克莫司再减 1mg/d；根据缓解情况逐渐减量。

（3）二线治疗方案　二线药物包括霉酚酸酯、利妥昔单抗、促肾上腺皮质激素（ACTH）、来氟米特（爱诺华）、甲氨蝶呤（MTX）、其他新型免疫抑制药。适用于对烷化剂和 CNI 有禁忌证或抵抗时使用，不建议上述药物应用于初次治疗。

（4）IMN 复发治疗　对于复发的患者，建议使用初次治疗中诱导缓解的相同药物；若初次治疗方案为 6 个月的激素联合烷化剂，建议重复使用该方案。

● 常见的免疫抑制药有哪些？副作用是什么？

答：（1）糖皮质激素　长期大量使用引起的不良反应包括向心性肥胖、高血糖、低血钾、骨质疏松、感染、胃肠溃疡、高脂血症、精神神经系统异常及白内障等。

（2）环磷酰胺　副作用主要包括骨髓抑制（主要是白细胞减少）、消化系统症状、生殖细胞抑制、肝损害及出血性膀胱炎等。

（3）环孢素 A　副作用主要包括胃肠道反应、牙龈增生、多毛、色素沉着、肾毒性、高尿酸血症及肝损害等。

（4）他克莫司　副作用主要包括高血糖、肝损害、肾毒性等。

（5）霉酚酸酯　副作用主要包括恶心、呕吐、腹泻、便秘、胃肠道出血、贫血、白细胞下降、尿路感染、巨细胞病毒及疱疹病毒感染等。

主任医师总结

老年男性患者以眼睑、双下肢水肿为主要症状，伴有大量蛋白尿、低蛋白血症、高脂血症，符合"三高一低"，诊断为肾病综合征，在排除糖尿病、乙型肝炎、肿瘤、自身免疫系统性疾病、浆细胞单克隆疾病等继发性肾病综合征后，经过肾穿刺活检病理学检查，主要以 IgG 沿毛细血管袢弥漫性颗粒状沉积，光镜可见基底膜上皮侧"钉突"形成，电镜上可见肾小球基底膜上皮侧大量电子致密物沉积，诊断为膜性肾病 II 期。患者在治疗过程中激素治疗效果欠佳，高度水肿情况下可能存在利尿药的不当使用，出现了急性肾损伤的并发症。故该患者完整的诊断为：肾病综合征，膜性肾病 II 期；急性肾损伤（KDIGO 2 期）。

（1）膜性肾病（MN）是引起成人肾病综合征最常见的病因之一，分为特发性和继发性。特发性膜性肾病机制不甚明了，多与免疫发病机制有关，中性内肽酶（NEP）、M型磷脂酶A_2受体（PLA_2R）、醛糖还原酶（AR）和超氧化物歧化酶（SOD2）原位抗原是近期膜性肾病发病机制中的重要进展。IMN患者中抗PLA_2R抗体阳性率约为70%，肾小球免疫沉积物中主要的免疫球蛋白亚类为IgG_4。抗PLA_2R抗体阳性的MN患者病情相对较重，自发或治疗缓解率低，复发率高，因此检测循环血中抗PLA_2R抗体对于诊断和监测特发性膜性肾症的疗效具有较好的作用。

（2）特发性膜性肾病好发于中老年人，发病高峰为40～50岁，男女比例约为2:1。特发性膜性肾病临床病程多样，25%～35%患者可自发性缓解，20%患者在10年内进展至终末期肾病。非肾病范围蛋白尿的膜性肾病患者预后良好，但肾病综合征的MN会进展至肾衰竭，使用糖皮质激素和免疫抑制药积极治疗能缓解蛋白尿，改善肾脏存活率。

（3）特发性膜性肾病的治疗仍需在循证医学的基础上个体化治疗。

① 对于低危（尿蛋白<4g/d，肾功能正常）的患者提倡非手术治疗，非手术包括如下措施。

a. 降蛋白尿治疗：建议选用ACEI或ARB，从小剂量开始逐渐增至患者能耐受的最大剂量，使24h尿蛋白<1g。

b. 控制血压：可选用ACEI、ARB、钙通道阻滞药（CCB）、α受体阻滞药、β受体阻滞药等。降压靶目标为≤140/90mmHg。

c. 调节血脂：可选用降胆固醇和甘油三酯类药物。

d. 利尿治疗：水肿明显可小剂量使用利尿药，需保证血容量的充足。

e. 抗凝治疗：低分子肝素（血浆白蛋白<25g/L）或抗血小板黏附或华法林抗凝治疗。

f. 中医药治疗：可选用中成药物进行治疗。

② 对于中危（尿蛋白4～8g/d，肾功能正常）的患者应用针对低危患者的非手术治疗后，观察3～6个月，若肾病综合征持续并加重，或出现预后不良的因素，则给予糖皮质激素联合免疫抑制药治疗。

③ 对于高危（尿蛋白>8g/d，肾功能损伤）的患者在控制血压、血脂、ACEI/ARB降尿蛋白的同时，给予糖皮质激素联合免疫抑制剂治疗。糖皮质激素联合免疫抑制药治疗时，建议给予骨化三醇和钙剂预防骨质疏松、H_2受体拮抗药或质子泵抑制药保护胃黏膜。

（4）大量研究表明肾功能轻度损伤即可导致发病率及病死率增加，故目前国际肾脏病和急救医学等趋向将急性肾衰竭（Acute Kidney Failure, ARF）改为急性肾损伤（Acute Kidney Injury, AKI），急性肾损伤的诊断标准也在不断改进，2002 年急性透析质量指导组（Acute Dialysis Quality Initiative group，ADQI）制订了 RIFLE 分层诊断标准，将 AKI 分为风险期、损伤期、衰竭期、功能丧失期及终末期肾病期。该标准有一定局限性。2005 年，急性肾损伤网络（Acute Kidney Injury Network，AKIN）制订了新的急性肾损伤共识，分为 1 期、2 期、3 期。2012 年，国际改善全球肾脏病预后组织（Kidney Disease Improving Global Outcome，KDIGO）制订了最新的 AKI 标准。

（5）该患者有肾功能损害，需考虑为高危患者，应给予积极的治疗，患者在扩容的基础上适度利尿，若效果欠佳而伴有高度水肿，可给予床旁缓慢超滤（Slowly Continue Ultrafiltration，SCUF）以减轻肾间质及全身水肿，此种治疗需严格控制超滤量，超滤不要过快，以避免加重肾损伤。在减轻肾间质水肿的同时，患者尿量会逐渐增加，所以应以不减少尿量的情况下缓慢超滤。结合患者的病情可先给予糖皮质激素联合环磷酰胺的免疫抑制治疗。

（孙丽君　郁胜强）

中年男性，尿中泡沫增多 3 个月，双下肢水肿 2 个月——IgA 肾病

 ［实习医师汇报病历］

> 患者男性，45 岁，因"尿中泡沫增多 3 个月，双下肢水肿 2 个月"入院。患者无发热，无尿频、尿急、尿痛，无肉眼血尿，无少尿，无光过敏及口干、眼干，水肿反复出现，自服中草药 1 个月余（具体不详）。入院前检查"尿常规示尿蛋白（＋＋＋），尿潜血（＋＋），红细胞 $230/\mu l$；24h 尿蛋白定量 2.9g；双肾、输尿管、膀胱 B 超未见异常。"既往高血压病史二十余年，无肝炎、结核及药物过敏史。入院初步诊断：慢性肾炎综合征。

主任医师常问实习医师的问题

● **目前考虑的诊断是什么？**

答：慢性肾炎综合征，IgA 肾病。

● **诊断依据是什么？鉴别诊断是什么？**

答：（1）诊断依据

① 中年男性，起病隐匿。

② 尿中泡沫增多 3 个月，双下肢水肿 2 个月。

③ 既往高血压病史多年。

④ 尿常规示尿蛋白（＋＋＋），尿潜血（＋＋）；24h 尿蛋白定量 2.9g。

⑤ 查体见双下肢对称性凹陷性水肿。

（2）需与以下疾病鉴别

① 急性链球菌感染后肾炎：典型表现为上呼吸道感染（或急性扁桃体炎）后出现血尿（多为肉眼血尿），感染潜伏期为 1～2 周，可有蛋白尿、水肿、高血压，甚至一过性急性肾炎综合征表现，可有血清 C3下降，抗链球菌溶血素"O"（ASO）水平升高，多数患者经休息和一般支持治疗可痊愈。

② 紫癜性肾炎：患者往往出现皮肤紫癜，并可有腹痛、黑粪、关节痛等症状，肾脏受累可发生于任何时间，但常发生在肾外表现出现后的 4 周内，表现为镜下血尿或间断肉眼血尿，可伴有蛋白尿，少表现为肾病综合征。

③ 肾小球系膜区继发性 IgA 沉积的疾病：慢性酒精性肝病、强直性脊柱炎、银屑病等，肾脏免疫病理可显示肾小球系膜区有 IgA 沉积，但肾脏临床表现不常见；狼疮肾炎、乙型肝炎相关肾炎等虽然肾脏受累常见，但肾脏免疫病理除 IgA 沉积外，伴有多种免疫复合物沉积。

● **应做哪些检查？各有什么临床意义？**

答：患者入院后需完善尿液检查、肝功能、肾功能、血清免疫学、自身抗体、泌尿系 B 超、肾穿刺活检术等检查。

（1）尿液检查 包括尿常规、尿红细胞形态、尿微量蛋白谱、24h尿蛋白定量等。尿常规提示蛋白尿、镜下血尿，尿微量蛋白谱中微量白蛋白、α_1 微球蛋白、转铁蛋白（TRF）等均可升高，同时尿红细胞表现为"多形性"，提示血尿来源是肾小球源性。

（2）肝功能、肾功能 当表现为肾病综合征（24h 尿蛋白＞3.5g）时，血中白蛋白降低（＜30g/L），病情严重时可影响肾功能及血脂。

（3）血清免疫学及自身抗体检查 包括血免疫球蛋白及补体，多表现为血清 IgA 升高，IgG、IgM、IgE、补体 C3、补体 C4 均可无异常。除狼疮肾炎等继发性 IgA 肾病可有特异性抗体阳性外，原发性 IgA 肾病自身抗体多为阴性。

　　（4）泌尿系 B 超　双肾大小形态正常。

　　（5）肾穿刺活检术　可帮助确诊 IgA 肾病及其分型，指导临床治疗。

❀ ［住院医师补充病历］

　　中年男性患者，3 个月前发现尿中泡沫增多，2 个月前发现双下肢水肿，无发热，无肉眼血尿，无关节痛，无光过敏、口腔溃疡，无皮疹等伴随症状。检查"尿蛋白（＋＋＋），尿潜血（＋＋）；24h 尿蛋白定量 2.9g"。既往高血压病史二十余年，平时血压控制可。拟诊"慢性肾炎综合征"收住院。入院后检查尿蛋白（＋＋＋），尿红细胞 280/μl；24h 尿蛋白 2.1g；IgA 3.96g/L；血肌酐 68μmol/L。排除禁忌后行"肾穿刺活检术"（图 4-5～图 4-7），病理诊断为"IgA 肾病（局灶性节段性硬化性肾小球肾炎）Hass Ⅱ 型"。

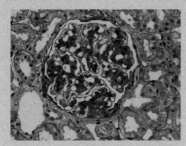

图 4-5　光镜过碘酸雪夫（PAS）染色×400（系膜增生、系膜基质增多，肾小球节段性硬化）

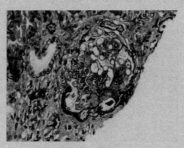

图 4-6　光镜 PASM 染色×400（局灶性节段性硬化）

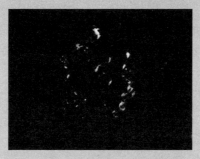

图 4-7　免疫荧光 IgA×400（IgA 沿系膜区弥漫性团块状沉积）

主任医师常问住院医师的问题

● **该患者目前的诊断是什么？**

答：慢性肾炎综合征，IgA 肾病 Hass Ⅱ型，高血压病。

● **该患者的肾活检病理表现是什么？**

答：（1）光镜　PASM 示系膜增生和系膜基质增多，肾小球局灶性节段性硬化；Masson 染色示系膜区可见嗜复红物沉积。

（2）免疫荧光　IgA 沿系膜区弥漫性团块状沉积。

（3）电镜　肾小球系膜区、旁系膜区见电子致密物沉积。

● **IgA 肾病的治疗原则是什么？**

答：根据不同的临床表现及病理改变决定治疗方案，治疗原则如下。

（1）防治感染　积极治疗和去除可能的皮肤黏膜感染，包括咽炎、扁桃体炎等。

（2）控制血压　蛋白尿＞1g/d 的患者血压控制目标为 125/75mmHg 以下，蛋白尿＜1g/d 的患者血压控制目标为 130/80mmHg 以下。

（3）减少蛋白尿，尽可能达到蛋白尿缓解（＜0.3～0.5g/d）。

（4）保护肾功能。

（5）避免劳累、脱水和肾毒性药物的使用。

（6）定期复查。

主任医师常问主治医师的问题

● **IgA 肾病常用的病理分型、临床分型有哪些？**

答：应用较广泛的病理分型有 WHO 组织学分类方法、Lee 分类法和 Hass 分类法。

我国的 IgA 肾病的临床分型有孤立性镜下血尿型、无症状尿检异常型、反复发作肉眼血尿型、血管炎型、大量蛋白尿型和高血压型。

● **对于 IgA 肾病治疗中常用的有关激素、免疫抑制药和 ACEI/ARB 的治疗原则是什么？**

答：（1）ACEI/ARB　对于蛋白尿超过 0.5g/d 以上或存在高血压（＞130/80mmHg）的 IgA 肾病患者均应使用 ACEI/ARB 类药物治疗。

（2）经 ACEI/ARB 治疗蛋白尿持续超过 1g/d 的患者，建议加用激素，泼尼松 0.5～1.0mg/（kg·d），4～8 周后酌情减量，治疗 6～8 个月。

（3）对于进展性 IgA 肾病（血肌酐每年升高超过 15%，或血肌酐 133～250μmol/L）且病理以活动性病变为主、肾小球硬化不超过 50% 患者可予激素联合环磷酰胺治疗。

（4）其他免疫抑制药　霉酚酸酯（吗替麦考酚酯，MMF）的应用尚有争议；环孢素可能加速肾功能恶化，目前并不推荐。

主任医师总结

（1）IgA 肾病是我国最常见的原发性肾小球疾病，以肾脏免疫病理显示 IgA 为主的免疫复合物沉积在肾小球系膜区为特征。IgA 肾病可发生在不同年龄段，但以青壮年为主。IgA 肾病发病机制尚未明确，临床与病理表现多种多样，主要表现为血尿，可伴不同程度的蛋白尿、高血压和肾功能受损，预后个体化，是导致终末期肾脏病（ESRD）的常见的肾小球疾病。

（2）治疗上，除一般治疗外，对于伴蛋白尿（超过 0.5g/d 以上）或存在高血压的 IgA 肾病患者，均应服用 ACEI 或 ARB 类药物，目的为减少尿蛋白，防治肾小球硬化。上述方案效果不佳或肾病持续恶化的蛋白尿患者，应选用糖皮质激素或根据个体情况加用其他免疫抑制药。

（卞蓉蓉　梅长林）

青年女性，颜面部红斑 4 个月，双下肢水肿 2 个月——狼疮肾炎

◎ ［实习医师汇报病历］

患者女性，26 岁，因"颜面部红斑 4 个月，双下肢水肿 2 个月"入院。入院前当地医院查尿蛋白（＋＋＋），血清白蛋白 29g/L，ANA 及 dsDNA 抗体阳性。予以口服"泼尼松、羟氯喹"治疗，颜面部红斑较前缓解。查体：血压 140/90mmHg，心率 95 次/分，眼睑水肿，颜面部蝶形红斑，腹膨隆，移动性浊音阳性，双肾区无叩击痛，双下肢中度凹陷性水肿。个人史：海鲜过敏。入院初步诊断：系统性红斑狼疮，狼疮肾炎。

主任医师常问实习医师的问题

● 目前考虑的诊断是什么？诊断依据是什么？

答：（1）诊断　系统性红斑狼疮，狼疮肾炎。

（2）诊断依据

① 系统性红斑狼疮：育龄期女性；颜面部红斑；浆膜腔积液；临床表现为大量蛋白尿、低蛋白血症的肾病综合征；ANA 及抗 ds-DNA 抗体阳性。

② 狼疮肾炎：系统性红斑狼疮诊断明确，出现大量蛋白尿等肾脏受累表现。

● 狼疮肾炎需要与哪些疾病相鉴别？

答：（1）过敏性紫癜肾炎　患者无明显皮肤紫癜、关节痛、腹痛、黑粪等症状，不支持。

（2）类风湿关节炎肾损害　无明显关节红肿及游走性关节痛，可进一步查类风湿因子及环瓜氨酸多肽。

（3）原发性肾小球疾病　排除各种继发因素后考虑原发性肾小球疾病，最终诊断需结合肾活检病理。

● 2009 年美国风湿病学会修订的系统性红斑狼疮的诊断标准是什么？

答：（1）临床标准

① 急性或亚急性皮肤狼疮表现。

② 慢性皮肤狼疮表现。

③ 口腔或鼻咽部溃疡。

④ 非瘢痕性脱发。

⑤ 炎性滑膜炎。

⑥ 浆膜炎。

⑦ 肾脏改变：尿蛋白＞0.5g/24h 或出现红细胞管型。

⑧ 神经病变。

⑨ 溶血性贫血。

⑩ 白细胞、淋巴细胞或血小板减少。

（2）免疫学标准

① ANA 阳性。

② 抗 ds-DNA 抗体阳性。

③ 抗 Sm 抗体阳性。

④ 抗磷脂抗体阳性。

⑤ 补体下降。

⑥ 无溶血性贫血者直接 Coombs 试验阳性。

（3）确诊条件

① 肾脏病理证实为狼疮肾炎特点并伴有 ANA 或抗 ds-DNA 抗体阳性。

② 上述临床及免疫指标中有 4 项以上符合（至少包含 1 项临床指标和 1 项免疫学指标）。

狼疮肾炎的肾脏损害包括哪些？

答：狼疮肾炎的临床表现多样，轻重不一，肾脏损害包括无症状尿检异常、肾病综合征、急性肾炎综合征、慢性肾炎综合征、急进性肾炎和急慢性肾功能不全等。

［住院医师补充病历］

患者育龄期女性，因"颜面部红斑 4 个月，双下肢水肿 2 个月"入院。对海鲜过敏。查尿蛋白（＋＋＋），24h 尿蛋白定量 6.8g，血清白蛋白 29g/L，表现为肾病综合征。全身有典型红斑、腹水表现，ANA 及抗 ds-DNA 抗体阳性，补体 C3 和 C4 下降，胸部 X 线片提示双侧少量胸腔积液、心包积液。肾穿刺活检病理学检查（图 4-8、图 4-9）：狼疮肾炎 IV G（A/C）型。光镜：肾小球弥漫增殖，大量细胞增生，肾小球呈分叶。肾小球毛细血管袢内皮下大量嗜复红物质沉积，毛细血管腔内大量血栓。免疫荧光（图 4-9）：IgG、IgM、C3 均沿毛

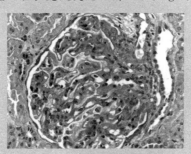

图 4-8　光镜 PAS 染色×400

细血管袢颗粒状沉积，呈"满堂亮"。电镜：肾小球毛细血管袢、系膜区、内皮下均有电子致密物沉积，毛细血管腔内血栓形成。

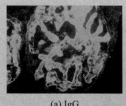 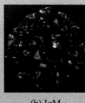 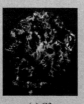

(a) IgG   (b) IgM   (c) C3

图 4-9 免疫荧光×400

 主任医师常问住院医师的问题

● **该患者目前完整的诊断是什么？**

答：系统性红斑狼疮，狼疮肾炎Ⅳ G（A/C）型。

● **2003 年最新狼疮肾炎（LN）的病理分型是什么？**

答：根据 2003 年肾脏病理学分型标准，LN 可分为 6 型：系膜轻微病变型 LN（Ⅰ型）、系膜增生性 LN（Ⅱ型）、局灶性 LN（Ⅲ型）、弥漫性 LN（Ⅳ型）、膜性 LN（Ⅴ型）和终末期硬化性 LN（Ⅵ型，＞90%肾小球硬化）。其中，Ⅴ型 LN 可合并Ⅲ型或Ⅳ型病变，这时应作出复合性诊断，如Ⅲ＋Ⅴ、Ⅳ＋Ⅴ等。

Ⅲ型根据活动性（A）与慢性（C）不同，可进一步分为：Ⅲ型（A），局灶增殖性；Ⅲ型（A/C），局灶增殖伴硬化性；Ⅲ型（C），局灶硬化性。

Ⅳ型根据活动性（A）、慢性（C）、节段性（S）、球性（G），又可再分为：Ⅳ型 S（A），弥漫节段增殖性；Ⅳ G（A），弥漫球性增殖性；Ⅳ型 S（A/C），弥漫节段增殖硬化性；Ⅳ型 G（A/C）弥漫球性增殖伴硬化性；Ⅳ型 S（C），弥漫节段硬化型；Ⅳ型 G（C），弥漫球性硬化性 LN。

● **该患者的治疗原则是什么？**

答：控制狼疮的活动，保护重要脏器的功能，减少免疫抑制治疗带来的不良反应。狼疮肾炎不同的病理类型，免疫损伤机制不同，治疗方法不一。

主任医师常问主治医师的问题

该患者的免疫抑制治疗策略如何？

答：该患者病理表现为弥漫球性增殖伴硬化性，属于Ⅳ型狼疮肾炎。其免疫抑制治疗包括诱导治疗和维持治疗。诱导治疗可以选择激素联合环磷酰胺（CTX），或者激素联合霉酚酸酯（MMF）。维持治疗可选用激素联合 MMF、激素联合雷公藤多苷或激素联合硫唑嘌呤等治疗。

（1）诱导治疗的药物用法

① 糖皮质激素：甲泼尼龙冲击剂量 0.5g/d 或 1g/d 静滴注射，连续 3 天为 1 个疗程，必要时可重复 1 个疗程。后续以泼尼松 [0.6～0.8mg/(kg·d)] 口服，4 周后逐渐减量，每 2 周减少 5～20mg/d，再每 2 周减少 2.5～10mg/d 维持。

② 环磷酰胺（CTX）：0.5～1g/m^2，每月静滴 1 次，年龄＞60 岁或血清肌酐＞300μmol/L 的患者，剂量降低 25%。同时注意进行水化增加尿量，以减轻 CTX 的膀胱毒性。总疗程 6 个月，总剂量＜9g。

③ 霉酚酸酯：诱导治疗起始剂量 1.5～2.0g/d，分 2 次口服。视患者体重、血浆白蛋白和肾功能水平，酌情调整剂量。一般疗程 6～9 个月。

（2）维持治疗的药物用法

① 泼尼松：10mg/d 口服，如果持续缓解，可调整为隔日口服。

② 雷公藤多苷：60mg/d，分 3 次口服。

③ 硫唑嘌呤：1.5～2.5mg/(kg·d)，分 2 次口服。

④ 霉酚酸酯：0.5～0.75g/d，分 2 次口服。

⑤ 来氟米特：20mg/d 口服。

冲击治疗的指征及用法是什么？

答：以下情况需甲泼尼龙冲击治疗：表现为快速进展性肾炎综合征；病理显示肾小球有大量炎细胞浸润及免疫复合物沉积、伴细胞性新月体、袢坏死；系统性红斑狼疮引起的血细胞减少、心肌炎、心包炎、狼疮肺炎、肺出血、狼疮脑病、狼疮危象及严重皮损。

主任医师总结

（1）狼疮肾炎是系统性红斑狼疮最常见的靶器官损害，好发于育龄期女性，发病受遗传背景、内分泌、代谢、环境、机体免疫等多种因素影响，病因机制尚不明确。

（2）肾活检病理学检查是诊断的重要方式，也是指导治疗、判断预后的重要手段，应在治疗前积极明确病理类型，必要时可重复肾活检。同一病理类型的临床和免疫学特征并不一致，不同病理类型也可表现出相同临床表现。要注意临床和病理之间的联系。

（3）狼疮肾炎使用免疫抑制药治疗时，必然带来生理性免疫功能的紊乱，可能导致感染或肿瘤的发生，因此必须"有的放矢"、"趋利避害"、"适可而止"。

（4）多靶点治疗

① 优点：不同药物作用在不同靶点，可以起协同作用，各种药物剂量减半，减少不良反应和毒性作用。

② 缺点：感染和肿瘤发生风险增加。

（5）尽管男性狼疮少见，但男性狼疮患者的病情一般较重，预后较差，起病症状不典型，临床要注意避免漏诊、误诊。

（庹素馨　梅长林）

青年男性，双下肢皮肤紫癜伴关节痛3周，尿检异常5天——过敏性紫癜肾炎

❋ ［实习医师汇报病历］

患者男性，14岁，因"双下肢皮肤紫癜伴关节痛3周，尿检异常5天"入院。3周前上呼吸道感染后出现双下肢伴双侧踝关节持续性隐痛。5天前查尿常规：蛋白（＋＋），潜血（＋＋），尿红细胞形态：多形性。查体：血压110/70mmHg，心率80次/分，双肾区无叩击痛，双下肢皮肤散在分布暗红色紫癜，稍高出皮面，压之不褪色，对称分布，双踝关节轻压痛，局部无红肿。入院初步诊断：过敏性紫癜，过敏性紫癜肾炎。

❓ 主任医师常问实习医师的问题

● 目前考虑的诊断是什么？诊断依据是什么？

答：（1）诊断　过敏性紫癜，过敏性紫癜肾炎。

（2）诊断依据

① 过敏性紫癜：14 岁男性；特征性皮肤紫癜；关节痛；血尿、蛋白尿。

② 过敏性紫癜肾炎：符合过敏性紫癜诊断患者，出现肾脏受累表现。

● 紫癜性肾炎需要与哪些疾病鉴别？

答：（1）抗中性粒细胞胞质抗体（ANCA）相关性血管炎　此类小血管炎均可有皮肤紫癜、关节痛和肾炎，尤其是血清 ANCA 阳性时需注意鉴别，但 ANCA 血管炎发病年龄较大，肺出血发生率高，血清抗体阳性，常有严重的血尿和肾功能不全，病理上可见毛细血管袢坏死、新月体更加突出、无明显免疫复合物沉积。

（2）狼疮肾炎　部分狼疮肾炎可伴有血小板减少性紫癜，需要鉴别。狼疮肾炎好发于育龄期女性，多伴有其他脏器损害，同时血清多种自身抗体阳性、低补体血症，肾活检病理学检查可见肾组织中大量以 IgG 沉积为主的免疫复合物且伴 C1q 沉积。

（3）感染后肾小球肾炎　本病少部分因沉积的免疫球蛋白以 IgA 为主，皮肤感染表现为紫癜样皮疹，可有一过性关节痛和胃肠道症状，需要鉴别；但感染后肾小球肾炎有补体 C3 的动态改变，肾活检病理学检查可见肾小球弥漫性内皮增生，电镜下可见上皮侧驼峰样电子致密物沉积，无内皮下及系膜区沉积。

（4）IgA 肾病　与紫癜性肾炎的病理特征相似，尤其是紫癜性肾炎的肾损害首先出现时容易误诊。临床上，紫癜性肾炎常见于儿童，其肾炎综合征或肾病综合征的发生率更高，肾小球毛细血管袢的炎症及纤维蛋白沉积更明显。

❀ ［住院医师补充病历］

> 男性患儿，有典型的皮肤紫癜、关节痛及肾脏受累表现，入院查血生化：蛋白 30g/L，血肌酐 53μmol/L。24h 尿蛋白定量 850mg。自身免疫抗体、乙肝五项、丙肝抗体均阴性。M 蛋白未见异常。双肾 B 超：双肾大、小形态正常。肾穿刺活检病理（图 4-10、图 4-11）：IgA 沉着为主的系膜增生性肾炎。光镜：肾小球毛细血管袢节段坏死，节段细胞性新月体形成。免疫荧光：肾小球系膜区及节段毛细血管袢 IgA 沉积。电镜：系膜区、内皮下、上皮侧广泛电子致密物沉积。

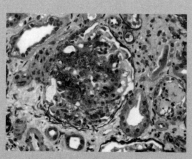
图 4-10　光镜 PASM×400
（新月体形成）

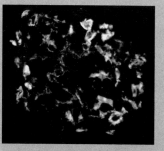
图 4-11　免疫荧光×400
（肾小球系膜区及节段
毛细血管袢 IgA 沉积）

主任医师常问住院医师的问题

● 过敏性紫癜的诊断标准是什么？

答：1990 年，美国风湿病协会制订的过敏性紫癜诊断标准包括：可触及的皮肤紫癜；发病年龄＜20 岁；急腹痛；活检显示小动脉或小静脉中性粒细胞浸润。符合以上 2 项或 2 项以上者，可诊断为过敏性紫癜，其敏感性和特异性约 90％。

在此基础上，欧洲最近提出了新的诊断标准，即皮肤紫癜不伴血小板减少或凝血功能障碍，同时伴有以下 1 项或 1 项以上表现者：弥漫性腹痛；关节炎/关节痛；组织活检显示以 IgA 为主的免疫复合物沉积。

● 过敏性紫癜肾炎的肾脏表现有哪些？

答：紫癜肾炎多发生于皮肤紫癜后 1 个月内，有的与皮肤紫癜同时出现，可以表现为单纯血尿、蛋白尿、肾病综合征、急性肾炎综合征、慢性肾炎综合征及急进性肾炎综合征等。其肾脏表现多种多样，肾脏受累的程度与皮肤、关节及胃肠道受累的程度无关。

● 该患者的治疗方案是什么？

答：（1）一般治疗　休息、维持水电解质平衡。积极寻找并去除可能的变应原，避免接触可能致命的食物及药物，预防上呼吸道感染，清除慢性感染灶。

（2）药物治疗

① 对于蛋白尿＜0.5g/d 的患者，以治疗过敏性紫癜为主，避免肾损害因素，随访观察。

② 持续蛋白尿在 0.5～1g/d 的患儿，使用血管紧张素转化酶抑制药（ACEI）或血管紧张素Ⅱ受体拮抗药（ARB）进行治疗。

③ 对于持续蛋白尿＞1g/d、已使用 ACEI、ARB 且 eGFR＞50ml/min 的患儿，给予激素治疗半年，除非是新月体肾炎伴肾功能急剧恶化，一般不建议联用环磷酰胺或硫唑嘌呤。

该患者 24h 尿蛋白定量 850mg，应使用 ACEI 或 ARB 进行治疗。

 主任医师常问主治医师的问题

● **国际儿童肾脏病学会（ISKDC）制订的紫癜肾炎的病理分型是什么？**

答：ISKDC 的分级标准是目前临床最常用的方法之一，共分六级，其分级的主要依据是肾小球新月体数量和肾小球毛细血管袢内增生程度。

（1）Ⅰ级　轻微肾小球异常。

（2）Ⅱ级　单纯性系膜增生，又分为局灶分布和弥漫分布。

（3）Ⅲ级　新月体形成和（或）节段性病变＜50%，也分为局灶性系膜增生和弥漫系膜增生。

（4）Ⅳ级　系膜增生伴有 50%～75% 新月体和（或）节段性病变。

（5）Ⅴ级　系膜增生伴有 75% 以上的新月体和（或）节段性病变。

（6）Ⅵ级　假性系膜毛细血管性肾小球肾炎。

● **影响紫癜肾炎预后的因素有哪些？**

答：（1）年龄　成人预后较儿童差，10 年肾脏存活率成人为 85%，儿童为 95%。

（2）临床表现　表现为单纯血尿和（或）蛋白尿者，较急性肾炎综合征、肾病综合征及肾炎伴肾病综合征预后好。

（3）肾脏病理　紫癜肾炎的预后与肾脏病理级别负相关，进展至终末期肾病者，病理几乎均为Ⅲ级以上。大量新月体形成、间质纤维化和肾小管萎缩严重者，远期预后差。

主任医师总结

（1）过敏性紫癜是一种主要累及皮肤、关节、胃肠道和肾脏毛细血管及小血管、伴有 IgA 沉积的系统性血管炎。半数以上累及肾脏，成为过敏性紫癜肾炎。发病前多有诱因，如感染或变态反应等。

（2）过敏性紫癜好发于儿童，居儿童继发性肾脏病首位。男性多于女性，一般儿童预后较成人好。

（3）肾活检病理表现为系膜增生性改变，伴新月体形成和（或）节段性肾小球毛细血管袢坏死。有时临床表现与肾脏病理表现不一致，因此肾活检病理学检查十分重要。

（4）激素治疗不能预防过敏性紫癜累积肾脏，单纯皮肤紫癜患者可不用激素，但对已经出现肾脏损害者应给予激素治疗。大量研究表明，激素能减轻紫癜肾炎的蛋白尿、血尿，改善肾功能。

（庹素馨）

中年男性，口干、多饮、多尿 8 年，双下肢水肿 6 个月——糖尿病肾病

❀ ［实习医师汇报病历］

患者男性，56 岁，因"口干、多饮、多尿 8 年，双下肢水肿 6 个月"入院。患者 8 年前因口干、多饮、多尿，查空腹血糖及餐后血糖升高，诊断"2 型糖尿病"，口服降糖药物，血糖控制不佳。6 个月前出现双下肢水肿并进行性加重，查尿蛋白（＋＋＋），24h 尿蛋白定量 6.7g，血清白蛋白 22g/L，血肌酐 110μmol/L，总胆固醇 7.2mmol/L。眼底检查：糖尿病视网膜病变。肌电图：周围神经中度损害。查体：血压 150/100mmHg，眼睑水肿，双下肢中度凹陷性水肿。入院诊断：2 型糖尿病，糖尿病肾病。

❓ 主任医师常问实习医师的问题

● 目前考虑的诊断是什么？诊断依据是什么？

答：（1）诊断 2 型糖尿病，糖尿病肾病，糖尿病眼底病变，糖尿

周围神经病变。

（2）诊断依据

① 有糖尿病史 8 年且血糖控制不佳。

② 口干、多饮、多尿 8 年，双下肢水肿 6 个月，尿蛋白检查异常，临床有糖尿病、肾病综合征表现，伴有高血压。

③ 眼底检查、肌电图检查提示有糖尿病眼底病变、周围神经病变。

糖尿病的常见并发症有哪些？

答：（1）急性并发症　糖尿病酮症酸中毒、急性非酮性高渗性昏迷、乳酸酸中毒。

（2）感染性并发症　包括疖、痈等皮肤化脓性感染；足癣、体癣等皮肤真菌感染；女性真菌性阴道炎、前庭大腺炎（巴氏腺炎，多为白色念珠菌感染）；肺结核、肾盂肾炎、膀胱炎等。

（3）慢性并发症

① 大血管并发症：主要是动脉粥样硬化，主要侵犯主动脉、冠状动脉、脑动脉、肾动脉和肢体动脉等，引起冠心病、缺血性或出血性脑血管病、肾动脉硬化、肢体动脉硬化等。

② 微血管并发症：糖尿病肾病、糖尿病视网膜病变。

③ 糖尿病神经系统并发症：包括中枢、周围和自主神经病变。

④ 糖尿病足。

[住院医师补充病历]

入院后行心脏彩超：左心房增大，二尖瓣、三尖瓣及主动脉瓣轻度反流，左心室舒张功能降低。颈动脉血管超声：双侧颈动脉多发斑块形成。肾活检病理学检查（图 4-12）：糖尿病肾病Ⅴ期。光镜：

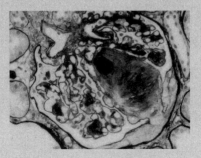

图 4-12　光镜 PASM 染色×400（K-W 结节形成，毛细血管瘤样扩张）

肾小球系膜区重度增宽，基质大量增生，呈结节样改变，系膜细胞数减少，外周毛细血管袢融合。免疫荧光：IgG 沿肾小球毛细血管袢呈假线样沉积，伴有 IgM、C3 线样沉积。电镜：肾小球基底膜弥漫性增厚，正常结构消失。系膜基质增多，形成 K-W 结节。

❓ 主任医师常问住院医师的问题

● 该患者目前完整的诊断是什么？

答：2 型糖尿病，糖尿病肾病 V 期，糖尿病视网膜病变，糖尿病周围神经病变，糖尿病外周血管病变。

● Mogensen 根据糖尿病肾病的病理生理特点和演变过程，将糖尿病肾病分为 5 期，分别是什么？

答：(1) 肾脏高滤过期　肾脏结构正常，肾小球滤过率增加 $30\% \sim 40\%$。

(2) 正常白蛋白尿期　肾小球毛细血管基底膜增厚，但病变仍属可逆性。

(3) 微量白蛋白尿期　尿白蛋白/肌酐 $30 \sim 300mg/g$，或尿白蛋白排泄量 $30 \sim 300mg/24h$，或尿白蛋白排泄率 $20 \sim 200\mu g/min$。

(4) 临床糖尿病肾病期　常规尿蛋白阳性，24h 尿蛋白排泄率 $> 0.5g$，或尿白蛋白排泄率超过微量白蛋白尿上限，可伴有水肿和高血压，GFR 开始降低，肾功能减退。

(5) 晚期糖尿病肾病期　出现尿毒症临床症状。

● 针对该患者的治疗包括哪些方面？

答：(1) 饮食治疗　早期应限制蛋白质摄入量，保证足够的热量。

(2) 控制血糖　糖化血红蛋白应控制在 7% 以下。

(3) 控制血压　控制在 130/80mmHg 以下。

(4) 调脂治疗　治疗目标为：总胆固醇 $<4.5mmol/L$，低密度脂蛋白胆固醇（LDL）$<2.5mmol/L$，三酰甘油（TG）$<1.5mmol/L$，高密度脂蛋白胆固醇（HDL）$>1.1mmol/L$。

(5) 其他药物　改善循环，抗氧化。

(6) 当估算肾小球滤过率（eGFR）$<15ml/min$ 时，需要考虑肾脏

替代治疗，可以选择透析或肾移植。

 主任医师常问主治医师的问题

● **该患者是否可以使用 ACEI/ARB？它治疗糖尿病肾病的机制是什么？**

答：（1）该患者在监测血钾和血肌酐的情况下，可加用 ACEI/ARB。因为 ACEI/ARB 能减少糖尿病肾病患者尿蛋白的排泄，延缓其肾功能损伤的速度。

（2）其作用机制概括如下。

① 控制高血压，减少蛋白尿，保护肾功能。

② 改善肾小球血流动力学。ACEI 可通过减少血管紧张素Ⅱ产生及抑制缓激肽降解来扩张出球小动脉，降低肾内压力，从而减轻肾小球高滤过。

③ 通过改善血流动力学异常，保护足细胞。

④ 抑制肾组织局部细胞因子，如血小板衍生因子（PDGF）、转化生长因子（TGF）-β_1 产生。上述细胞因子能刺激肾脏细胞增殖、肥大和细胞外基质的产生。

⑤ 抑制肾小球固有细胞或成纤维细胞和巨噬细胞的活性和增殖，延缓肾间质纤维化进程。

● **临床遇到糖尿病合并蛋白尿的患者，要考虑哪些情况？**

答：糖尿病合并蛋白尿者可存在糖尿病肾病（DN）、非糖尿病性慢性肾脏疾病（NDRD）、糖尿病肾病（DN）合并非糖尿病性慢性肾脏疾病（NDRD）。

大量白蛋白尿患者或微量白蛋白尿患者合并糖尿病视网膜病变，或 1 型糖尿病患者出现微量白蛋白尿、病程超过 10 年诊断 DN 可能性大。但出现以下情况时需行肾穿刺活检明确诊断。

① 无糖尿病视网膜病变。

② 短期内 eGFR 快速下降。

③ 蛋白尿急剧增多或肾病综合征。

④ 难以控制的高血压。

⑤ 尿检红细胞较多。

⑥ 存在其他系统性疾病的症状或体征。

⑦ ACEI 或 ARB 开始治疗后 2～3 个月内 eGFR 下降超过 30％。

主任医师总结 ··

（1）糖尿病肾病是糖尿病的全身微血管并发症之一，也是糖尿病患者最主要的死亡原因之一。

（2）Mogensen 分期将糖尿病肾病分为 5 期，即肾脏高滤过期、正常白蛋白尿期、微量白蛋白尿期、临床糖尿病肾病期、晚期糖尿病肾病期。

（3）糖尿病合并蛋白尿者可存在糖尿病肾病（DN）、非糖尿病性慢性肾脏疾病（NDRD）、糖尿病肾病（DN）合并非糖尿病性慢性肾脏疾病（NDRD）。必要时需行肾穿刺活检明确诊断。

（4）糖尿病肾病的治疗主要包括早期饮食治疗、控制血糖、控制血压、调脂治疗、改善循环、抗氧化等，当 eGFR＜15ml/min 时，需要考虑肾脏替代治疗。

（庹素馨　梅长林）

中年女性，乏力、食欲缺乏 3 个月，夜尿增多 1 个月——慢性间质性肾炎

✺ ［实习医师汇报病历］

> 　　患者女性，50 岁，因"乏力、食欲缺乏 3 个月，夜尿增多 1 个月"入院。外院查尿常规：尿比重 1.012，尿蛋白（＋），尿糖（＋），潜血（－），镜检红细胞及白细胞正常。予以血管紧张素受体拮抗药治疗后，复查：尿蛋白（＋）。血肌酐 123μmol/L，血钾 3.2mmol/L，血氯 110mmol/L，二氧化碳结合力 18mmol/L。夜尿 3～4 次/天，24h 尿量无明显改变。既往史：8 个月前因诊断"肺结核"，开始予以异烟肼、利福平、乙胺丁醇和左氧氟沙星联合治疗至今。否认家族遗传病史。查体：血压 135/90mmHg，双下肢无水肿，双肾区无叩击痛。入院诊断：慢性肾脏病（CKD-3 期），间质性肾炎。

？　主任医师常问实习医师的问题

● **目前考虑的诊断是什么？诊断依据是什么？**

　　答：（1）诊断　慢性肾脏病（CKD 3 期），慢性间质性肾炎。

（2）诊断依据

① 异烟肼、利福平、乙胺丁醇和左氧氟沙星联合治疗 7 个月。

② 乏力、食欲缺乏 3 个月，夜尿增多 1 个月。

③ 符合肾小管功能损伤的特点：尿比重 1.012，尿蛋白（＋），尿糖（＋），尿潜血（－）；血肌酐 $123\mu mol/L$，血钾 3.2mmol/L，血氯 110mmol/L，二氧化碳结合力 18mmol/L。

慢性间质性肾炎需要与哪些疾病鉴别？

答：（1）慢性肾小球肾炎　与慢性肾小球肾炎相比，慢性间质性肾炎的尿蛋白定量一般＜1.5g，尿沉渣白细胞和红细胞较少，少有细胞管型。贫血较重，与 GFR 的程度不平行。尿钠排泄增多，可有代谢性酸中毒和（或）范可尼综合征。必要时可结合肾活检病理学检查以鉴别。

（2）糖尿病肾病　通常有多年糖尿病病史，有全身大、中、小血管病变，如糖尿病视网膜病变等全身血管病变。该患者无糖尿病病史，可排除。

（3）良性肾小动脉硬化症　也可出现明显肾小管功能异常，但多为成年后发病，有多年高血压病病史后出现肾小管、肾小球功能异常，并有其他靶器官损伤。该患者无相关病史，暂不考虑。

［住院医师补充病历］

老年女性，有慢性用药史，入院查：尿 pH 值 7.6，尿蛋白（＋），潜血（－），尿糖（＋），24h 尿蛋白定量 950mg，尿微量白蛋白 560mg，尿转铁蛋白（TRF）及 β_2 微球蛋白升高。血红蛋白 89g/L，血肌酐 $135\mu mol/L$，肾脏B超：双肾大小形态正常，皮质回声稍增强，皮髓质界限欠清晰。肾穿刺病理示慢性间质性肾炎。光镜：肾小管上皮细胞体积增大，管腔扩张、形状不规则，可见肾小管呈囊样扩张。间质有大量细胞外基质呈局灶性堆积。免疫荧光：肾小球无免疫球蛋白和补体沉积。电镜：肾小管可见新生、基底膜样物质。

主任医师常问住院医师的问题

慢性间质性肾炎常见的临床表现有哪些？

答：慢性间质性肾炎常见的临床表现如下。

（1）原发病的临床表现。

（2）肾小管功能损伤的表现　浓缩功能障碍导致夜尿增多，尿比重及尿渗透压下降，酸化功能障碍导致肾小管酸中毒。

（3）慢性肾脏病表现　非特异性表现，如乏力、食欲缺乏、高血压、贫血、钙磷代谢紊乱等；肾脏排泄功能障碍可表现为毒素潴留症状。

● **慢性间质性肾炎的病理表现如何？**

答：肾脏标本光镜下可见肾间质多灶状或大片纤维化，可伴淋巴细胞或单核细胞浸润，肾小管萎缩或消失，肾小球可出现缺血性固缩或硬化。免疫荧光检查阴性。电镜检查可见肾间质大量纤维束。

 主任医师常问主治医师的问题

● **该患者的治疗方案主要包括哪些？**

答：（1）病因治疗　治疗病因性疾病，消除诱发因素。

（2）一般治疗　休息，保证足够的热量，合理摄入蛋白。

（3）对症支持　纠正水电解质代谢紊乱，控制血压，纠正贫血，预防并发症等。

（4）免疫抑制　该患者肾活检病理学检查见肾间质大量炎细胞浸润而无明显纤维化，可用糖皮质激素。

主任医师总结

（1）慢性间质性肾炎常见的病因有药物、毒素、感染、梗阻性疾病、免疫性疾病、血液系统疾病、代谢性疾病、遗传性疾病等。其中药物最为常见。患者病史中存在长期服用抗结核药物，是非常重要的诊断线索。

（2）诊断慢性间质性肾炎，除了临床表现为肾小管损伤为主外，主要依靠肾穿刺活检明确。

（3）治疗上要尽可能针对病因，治疗原发病，去除可逆因素，避免急性肾损伤，有助于肾功能恢复。

（庹素馨　吴俊）

老年女性，尿频、尿急、右侧腰痛，伴发热2天——急性肾盂肾炎

 ［实习医师汇报病历］

> 老年女性，68岁，因"尿频、尿急、右侧腰痛，伴发热2天"入院。入院前于外院门诊行尿常规检查示尿白细胞（＋＋＋），尿红细胞（＋＋＋），尿蛋白（－），尿白细胞满视野。血常规：白细胞10.8×10^9/L，中性粒细胞百分比89.6％。查体：双肾叩痛阳性。患者既往有糖尿病病史，平素未规律服药，未规律监测血糖。入院初步诊断：急性肾盂肾炎。

主任医师常问实习医师的问题

● **目前考虑的诊断是什么？**

答：急性肾盂肾炎。

● **诊断为急性肾盂肾炎的依据是什么？鉴别诊断是什么？**

答：（1）诊断依据

① 老年女性。

② 主诉尿频、尿急、右侧腰痛，伴发热2天。

③ 有糖尿病病史。

④ 尿常规提示尿白细胞增多，血常规提示白细胞、中性粒细胞增多。

⑤ 查体：双肾叩痛阳性。

（2）需要与以下疾病鉴别

① 急性下尿路感染（急性膀胱炎）：一般以尿路刺激征（尿频、尿急、尿痛）为主要表现，无发热等全身症状，无腰痛，查体时无肾区叩痛，尿检无尿白细胞管型。尿抗体包裹细菌阴性，血清抗链球菌O抗体阴性。

② 肾结核：常伴有血尿，尿沉渣涂片找到抗酸杆菌，尿培养结核分枝杆菌阳性，尿普通细菌培养阴性可以鉴别。必要时静脉肾盂造影（IVP），如发现肾实质虫蚀样破坏性缺损则支持肾结核诊断。

③ 尿道综合征：常见于女性，有尿频、尿急、尿痛等尿路刺激症状，但多次检查无细菌阳性结果。

④ 慢性肾小球肾炎：有明确的蛋白尿、血尿病史，可有水肿病史，双侧肾脏受累，晚期可有双肾萎缩，肾小球功能受损较为突出。当慢性肾小球炎合并尿路感染时或晚期出现肾功能不全时较难鉴别，通常尿常规异常以蛋白尿多见，且尿蛋白分析以大、中分子蛋白为主，定性多在"＋＋"以上，肾小球功能受损早于、重于肾小管功能受损。

⑤ 慢性肾盂肾炎：急性发作时症状类似急性肾盂肾炎。既往有急性肾盂肾炎病史，反复出现尿频、不同程度低热、腰部酸痛等症状，肾小管功能受损，表现为夜尿增多、低比重尿，晚期出现肾功能受损。尿常规以脓细胞尿为主，可有少量尿蛋白，且以小分子蛋白为主，双肾 B 超及 X 线示有肾脏外形及肾盂肾盏改变。

● **应做哪些检查？各有什么临床意义？**

答：尿常规及尿 N-乙酰-β-D-葡萄糖苷酶（NAG）、尿 β_2-微球蛋白（MG）、细菌学检查、血常规、肾功能、影像学检查及其他检查（糖耐量、免疫功能测定）。

（1）尿常规及尿 NAG、尿 β_2-MG　尿沉渣白细胞>5 个/Hp 甚至满视野，可伴程度不等的镜下血尿，甚至肉眼血尿。尿蛋白可增多，但一般<2g/d，且多为小分子蛋白。脓尿对尿路感染的诊断有一定帮助，尤其是在用敏感的抗生素治疗后，尿菌培养可阴性，但仍可短期内有脓尿。肾盂肾炎患者一般尿 NAG、尿 β_2-MG 升高。

（2）细菌学检查　临床一般行细菌涂片及中段尿培养，在诊断不清时亦可采用导尿、膀胱穿刺尿做细菌培养。细菌涂片：快速简便，可初步确定杆菌或球菌，革兰阳性或阴性，对于尿路感染的早期经验性治疗时抗生素的选择有重要参考价值。细菌培养：一般认为真性菌尿诊断标准为>10^5/ml，对于抗生素的选择有重要意义。但也可能出现假阳性或假阴性结果，假阳性主要为标本污染或存放时间过长，而假阴性的主要原因：近 1 周使用过抗生素；尿液在膀胱停留时间不足 6h；饮水过多致尿液稀释等。

（3）血常规　急性肾盂肾炎时可有血白细胞升高、中性粒细胞升高、核左移、血沉增快。但受多种因素影响，如上呼吸道感染等，故只作为急性肾盂肾炎的参考指标，而非诊断指标。

（4）肾功能　慢性肾盂肾炎时可出现肾功能受损、血肌酐升高。而急性尿路感染一般对肾功能无影响，但若出现尿路梗阻，则血清肌酐可能出现一过性升高。

（5）影像学检查 判断病情的急性、慢性，查找易感因素等，需依靠影像学检查。

① 双肾B超：能显示肾脏的被膜、实质、肾盂等组织结构，准确地测定肾脏的大小、位置和形态，鉴别肾脏内肿物是囊性还是实性病变。对诊断肾盂积水和肾结石最为可靠，还能检查肾脏的急性损伤、肾脏周围脓肿和腹膜后血肿。而且B超检查对人体无害。有肾盂积水、肾外形改变（凹凸不平，双肾大小不等）的一般为慢性改变。

② X线腹平片及静脉肾盂造影（IVP）：造影剂注入静脉后，几乎全部以原形经过肾小球、肾小管浓缩排出使之显影，不但可以显示肾盂、肾盏、输尿管及膀胱内腔解剖形态，而且可以了解两肾的排泄功能，有助于了解有无畸形、结石、囊肿、钙化及梗阻等情况。若肾盂、肾盏变形、缩窄，则提示慢性肾盂肾炎。

（6）其他检查

① 糖耐量测定：反应患者血糖情况，异常者诊断为糖尿病者，易反复感染。该患者已经确定糖尿病病史，可不行此检查。

② 免疫功能测定：免疫球蛋白、补体、T淋巴细胞亚群、细胞因子等低下者；或自身免疫指标异常，免疫功能紊乱者，易反复感染。

✵ ［住院医师补充病历］

> 患者女性，因"尿频、尿急、右侧腰痛，伴发热2天"入院，有糖尿病病史多年。因已在院外行"左氧氟沙星"静滴经验性抗生素治疗，遂入院后尿细菌培养阴性。肾功能正常。糖化血红蛋白7.9％。双肾B超显示双肾形态、结构正常，未见结石。

🅿️ 主任医师常问住院医师的问题

⬤ 该患者目前的诊断和治疗原则是什么？

答：根据临床症状、体征，结合影像学检查，目前诊断为急性肾盂肾炎。急性肾盂肾炎患者应及时运用适当的抗生素。首发的急性肾盂肾炎多为革兰阴性杆菌，其中又以大肠杆菌最多见，故应先行中段尿细菌培养后，不要等待尿培养结果和药敏试验回报，给予针对革兰阴性杆菌的经验性抗感染治疗。且所选用的药物在血中、尿中都有较高浓度，肾毒性低。用药 72h 无效时（症状不减轻或尿检无好转）方换其他抗生素，不宜频繁换药。要用够疗程，一般为 10～14 天，或症状缓解后继用药 3～5 天。停药后宜随访观察，每周复查一次尿常规及尿细菌培养，6 周后无脓尿及菌尿方可认为痊愈。同时加强患者的血糖控制，注意外阴清洁，保持排尿通畅。

● **具体的治疗方案是什么？**

答：该患者未行培养已行"左氧氟沙星"治疗，故尿细菌培养阴性，鉴于其症状有所改善，故继续维持目前静脉"左氧氟沙星"治疗，0.3g 静脉滴注，每日 2 次，应用至热退后 3 天可考虑改用口服药物治疗，如复方磺胺甲噁唑 1g，每日 2 次，或左氧氟沙星 0.5g，每日 1 次，总疗程一般在 2 周。

 主任医师常问主治医师的问题

● **若经验治疗失败，应如何进一步治疗？**

答：（1）若经验性治疗 2～3 天无好转，则根据药物敏感试验结果更换抗生素。

（2）若 14 天疗程后尿菌仍阳性，则参考药物敏感试验选用药效更强的抗生素，继续治疗 4～6 周。用药期间，每 1～2 周行尿培养，观察尿是否转阴。

（3）若治疗期间仍发热，则注意排除并发症，如肾盂积脓、肾周脓肿等。

● **疗程结束后如何随访和处理？**

答：疗程结束后第 2、第 6 周应分别做尿细菌培养，以后每月复查 1 次，共随访 1 年。随访期间若发现复发，应及时再治疗。感染症状重者，应卧床休息，多饮水，保持排尿通畅，根据药物敏感试验选用抗生素静脉治疗。注意原发疾病及尿路异常的因素处理，严重者可联合抗感染治疗。

主任医师总结

（1）尿路感染是各种病原微生物引起的肾脏、输尿管、膀胱和尿道等泌尿系统各个部位感染的总称，而最常见的病原微生物是细菌。中段尿培养某菌含量超过 10^5 个菌落形成单位（CFU）/ml 时就可确诊为尿路感染。尿路感染是仅次于呼吸道及消化道的感染性疾病，全球每年超过 1.5 亿人患尿路感染，育龄女性特别是妊娠期女性常见，占 5%～7%，青年男性极少，老年女性高达 10%。

（2）尿路感染按感染部位可分为上尿路感染（指肾盂肾炎）和下尿路感染（主要指膀胱炎）；膀胱炎、肾盂肾炎可按病程分为急性和慢性；按是否有尿路结构或功能异常分为单纯性和复杂性尿路感染。

（3）下尿路感染一般 3 日抗生素疗法可治愈。急性肾盂肾炎一般根据药物敏感试验选择有效药物治疗 2 周，病情轻者给予口服用药，病情较重者给予静脉用药，并需定期随访。急性肾盂肾炎药物选择：第三代喹诺酮类，如左氧氟沙星；半合成广谱青霉素类，如哌拉西林，对铜绿假单胞菌有效；第三代头孢菌素类，如头孢他啶、头孢哌酮，对铜绿假单胞菌有效；氨基糖苷类药物，疗效较好，但由于其肾毒性、耳毒性等严重副作用，肾内科医师较少选用。

（4）复杂性尿路感染一般有原发系统性疾病，如糖尿病、移植肾（长期应用免疫抑制药）、免疫缺陷、任何原因导致的梗阻性尿路疾病（如结石、神经源性膀胱、膀胱出口梗阻）、膀胱输尿管反流或其他功能异常、尿流改道、留置导尿等。

（5）尿路感染的随访十分重要。一般在疗程结束后 2 周、6 周复查尿菌阴性，可判断治愈。急性非复杂性肾盂肾炎预后良好，有效抗菌治疗后，90% 可治愈，约 10% 可转为持续性菌尿或反复再发，但即使变为慢性肾盂肾炎，只要治疗效果好，极少发展为肾衰竭。复杂性肾盂肾炎治疗中应注意去除诱发因素（如结石、梗阻等），根据药物敏感试验选择杀菌性抗生素，疗程需延长至 6 周。反复发作者，应给予长程抑菌疗法，即每晚睡前排尿后，口服小剂量抗生素（每日剂量的 1/3 至 1/2），目前临床常用有复方磺胺甲噁唑（复方新诺明）1 片或左氧氟沙星 100mg，通常服用 6 个月至 1 年。复杂性肾盂肾炎的临床疗效差、治愈率低，容易复发，半数以上易变为慢性肾盂肾炎，其中约 20% 影响肾功能而预后不良。

（陶 煜 梅长林）

中年女性，乏力、食欲缺乏1个月余，血肌酐升高1周——急性肾损伤

⊛ ［实习医师汇报病历］

　　患者女性，48岁，因"乏力、食欲缺乏1个月余，血肌酐升高1周"入院。1个月前起无明显诱因出现乏力、食欲缺乏，时有恶心，伴呕吐，呕吐物为胃内容物，无尿路刺激症状，无胸闷、气促，外院消化科给予雷贝拉唑、逍遥丸等药物口服治疗，症状反复。1周前尿液检查示尿蛋白（＋＋），尿潜血（＋＋＋）；血液检查示血红蛋白93g/L，肌酐236.4μmol/L，尿素氮10.5mmol/L，上腹部磁共振平扫未见明显异常，MRCP未见明显异常。2天后复查血清肌酐值为280.2μmol/L，尿素氮10.9mmol/L，下腹部磁共振平扫示子宫多发肌瘤，盆腔少量积液。近1个月来体重下降约10kg，大便如常，尿量无明显变化。查体：体温36℃，心率76次/分，血压90/60mmHg，轻度贫血貌，未及明显异常阳性体征。既往无肾脏病史，1年前体检血肌酐在正常范围内；有高血压病史4年，口服氨氯地平治疗，血压控制达标；有子宫多发肌瘤病史。

❓ 主任医师常问实习医师的问题

● **目前考虑的诊断是什么？**

　　答：急性肾损伤（AKI 2期），高血压病。

● **诊断为急性肾损伤的依据是什么？鉴别诊断考虑什么？**

　　答：（1）诊断依据

　　① 中年女性，病程短于3个月。

　　② 主诉乏力、食欲缺乏1个月余，血肌酐升高1周。

　　③ 血肌酐绝对值超出正常值2倍，48h肌酐值增长≥26.4μmol/L。

　　（2）鉴别诊断主要考虑导致急性肾损伤的病因，根据解剖结构分类可分为肾前性、肾实质性与肾后性三大类。

　　① 肾前性因素的鉴别：各种原因导致肾脏血流灌注不足均可能导

致肾前性急性肾损伤，常见病因包括有效循环容量不足、心排出量降低、全身血管扩张、肾动脉收缩、肾脏自主调节反应受损等，如能在 6h 内得以纠正，则血流动力学损害可以逆转，肾功能可迅速恢复；如低灌注持续存在，则可发生肾小管上皮细胞明显损伤，进而发展至急性肾小管坏死。

② 肾后性因素的鉴别：尿液排出自形成后到排出体外的输送通道中任意部位梗阻都可能导致肾后性急性肾损伤，均会伴有明确的泌尿系统影像学检查异常，早期可能因肾滤过压代偿性增高，尚能维持正常的肾小球滤过率，后期可导致肾皮质区出现无灌注或低灌注状态，肾小球滤过率持续下降。

③ 肾实质性因素的鉴别：是导致急性肾损伤的首要病因，根据受损伤部位不同，又可分为小管性、间质性、血管性及小球性。其中急性肾小管坏死是最为常见的急性肾损伤病因，典型患者表现为起始期、少尿期和恢复期三大阶段，病情进展较快，部分表现为非少尿型的患者预后较好。具体属于哪种肾实质因素导致的急性肾损伤需要肾活检来进一步鉴别。

● **应做哪些检查？各有什么临床意义？**

答：需要进一步进行血液检查、尿液检查和影像学检查。

（1）血液检查　血常规、电解质、肝肾功能、血脂、肿瘤标志物、自身抗体、免疫球蛋白、补体、甲状旁腺激素、M 蛋白鉴定、乙肝五项、HIV、梅毒、丙肝、血清铁蛋白、总铁结合力、铁饱和度等。

① 肝功能、肾功能、血脂：动态比较肾功能变化，判断患者是否确诊急性肾损伤；根据肝功能水平，判断患者是否合并肝损害，与血脂结合，判断患者是否存在肾病综合征，如患者球蛋白显著增高还应考虑相关血液系统疾病，查 M 蛋白鉴定。

② 血常规、电解质、甲状旁腺激素等：能辅助判断急性肾损伤与慢性肾衰竭，低钙高磷、贫血、高甲状旁腺激素水平都提示慢性肾衰竭，电解质中二氧化碳结合力能反映患者体内酸中毒水平。

③ 肿瘤标志物、自身抗体、免疫球蛋白、补体、M 蛋白鉴定等：用于鉴别导致急性肾损伤的病因，区分原发性与继发性肾脏病。

④ 乙肝五项、HIV、梅毒、丙肝：用于有创操作前常规检查及病因鉴别。

⑤ 血清铁蛋白、总铁结合力、铁饱和度：用于鉴别贫血原因。

(2) 尿液检查　尿常规、24h 尿蛋白定量、尿蛋白谱分析、尿白蛋白肌酐比、尿渗透压、尿电解质等。

① 尿常规、24h 尿蛋白定量、尿蛋白谱分析、尿白蛋白肌酐比等：用于明确尿蛋白定量、尿蛋白种类（来源），区分导致蛋白尿的病因。

② 尿渗透压、尿电解质：用于评估肾小管功能。

(3) 影像学检查　胸部正侧位片、腹部 B 超。

① 胸部正侧位片：用于明确有无胸腔积液、肺部炎症等肾衰竭患者易出现的并发症，并通过心胸比、心影大小等判断有无心包积液或长期高血压等并发症导致的心肺异常。

② 腹部 B 超：用于准确测量肾脏大小，鉴别病程的急慢性。

● 是否需要做肾活检？有什么临床价值？

答：需要行肾活检。主要目的为明确导致急性肾损伤的病因，根据病因采取相应措施，并判断患者临床预后。

❀ [住院医师补充病历]

患者女性，因乏力、食欲缺乏 1 个月余，血肌酐升高 1 周入院。入院后肝肾功能示白蛋白 39g/L，球蛋白 40g/L，血糖 4.9mmol/L，胆红素、转氨酶正常，肌酐 316μmol/L。电解质示血钾 3.4mmol/L，钙 2.25mmol/L，磷 1.04mmol/L。血常规示血红蛋白 93g/L。尿常规示尿比重 1.015，pH 6.50，尿蛋白（＋＋），尿白细胞 94/μl，白细胞酯酶（－）。乙型肝炎病毒表面抗体阳性，HIV、梅毒抗体、肿瘤标志物阴性，血 M 蛋白鉴定未见异常，自身免疫抗体检查全阴性，凝血功能正常，心电图、胸部正侧位片均未见明显异常。予经皮肾穿刺病理活检（图 4-13、图 4-14）示共 12 个肾小球，未见小球硬化，小球体积稍大，细胞数为 90～110 个/小球，系膜细胞 2～3 个/系膜区，系膜基质轻度增生。毛细血管袢开放可，基底膜不厚，部分小球轻微球囊粘连。2 个小球可见轻度囊周纤维化，Masson 染色阴性。小管间质重度病变，小管结构不清，弥漫性肾小管上皮细胞肿胀变性、坏死脱落，可见小灶性肾小管萎缩，部分小管扩张，可见大量脱落坏死的细胞管型和蛋白管型；间质区可见弥漫性淋巴细胞、分叶核粒细胞和嗜酸性粒细胞浸润。小动脉壁轻微增厚，动脉壁未见透明样变性，血管腔内未见血栓形成，管壁未见明显炎细胞浸润。刚果红染色阴性。病理诊断：急性间质性肾炎。

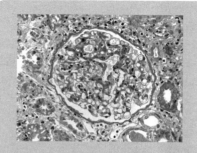

图 4-13　光镜 PAS 染色×400
（小球体积稍大，细胞数为
90～110 个/小球，系膜细胞
2～3 个/系膜区，系膜基质
轻度增生）

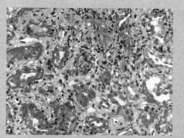

图 4-14　光镜 PAS 染色×400
（小管间质重度病变，小管结构
不清，弥漫性小管上皮细胞肿
胀变性、坏死脱落，可见小灶
性肾小管萎缩，部分小管扩张，
可见细胞管型和蛋白管型；间质
区可见弥漫性淋巴细胞、分叶核
粒细胞和嗜酸性粒细胞浸润）

主任医师常问住院医师的问题

● **该患者目前的诊断和治疗原则是什么？**

答：（1）该患者目前诊断为急性间质性肾炎（AKI 2 级），高血压病。
（2）主要治疗原则如下。

① 立即切断可能的变应原：主要是可疑的药物或毒物，部分轻症
患者可能自行缓解，重症患者能有效避免病情反复。

② 免疫抑制治疗：考虑与药物过敏相关的急性间质性肾炎，使用
糖皮质激素治疗应注意及早用药、中小剂量为主，疗程不宜过长；与自
身免疫性疾病、感染等其他因素有关的急性间质性肾炎应以原发疾病治
疗方法及周期为主。

③ 适时开始肾替代治疗：在治疗起效、肾功能完全恢复前，应根
据是否存在高钾血症、心力衰竭、肺水肿等血液净化指征考虑是否行血
液净化治疗。

● **该患者具体的治疗方案是什么？**

答：以免疫抑制治疗为核心的综合治疗，治疗目的为抑制肾间质炎

症反应，促进肾功能恢复。患者肾活检结果提示为急性间质性肾炎，且可见显著嗜酸性粒细胞浸润，结合病史首先考虑为药物过敏性因素导致，具体的治疗措施为免疫抑制治疗＋一体化辅助治疗。为快速抑制肾间质炎症，首先采用甲泼尼龙 90mg 静滴 1 次/日，使用 3 天，然后换用 30mg 泼尼松片，口服 1 次/日（体重 63kg），辅以保护胃黏膜、补钙、纠正贫血等辅助治疗措施，疗程为 4～8 周，根据肾功能及尿常规变化逐步减量至停用，总疗程不超过 6 个月。

 主任医师常问主治医师的问题

● **急性肾损伤诊治的最新进展是什么？**

答：2012 年由国际肾脏病预后改良组织（KDIGO）对急性肾损伤临床诊治指南进行了最新的修订，强调指出急性肾损伤（acute kidney injury，AKI）定义为以下三种情况的任意一种：48h 内血清肌酐升高 $\geqslant 26.5\mu mol/L$；已知或认定在过去 7 天内血清肌酐升高 $\geqslant$ 基线值的 1.5 倍；6h 内尿量 $<0.5ml/(kg \cdot h)$。

其严重程度分级标准（表 4-2）。

表 4-2　急性肾损伤严重程度的分级标准

分级/级	血清肌酐	尿量
1	基线值的 1.5～1.9 倍 或升高 $\geqslant 26.5\mu mol/L$	6～12h 内 $<0.5ml/(kg \cdot h)$
2	基线值的 2.0～2.9 倍	超过 12h $<0.5ml/(kg \cdot h)$
3	基线值 3 倍 或升高 $\geqslant 353.6\mu mol/L$ 或行肾替代治疗 或 18 岁以下患者 eGFR $<35ml/(min \cdot 1.73m^2)$	超过 24h $<0.3ml/(kg \cdot h)$ 或超过 12h 无尿

应尽最大努力明确 AKI 病因，推荐根据患者易感性及暴露情况对 AKI 的发生进行危险分层，根据严重程度分级及病因对 AKI 患者进行诊治（图 4-15）。

● **在什么情况下应该考虑为急性肾损伤患者进行肾活检？有哪些绝对禁忌证？**

答：（1）以下 6 种情况应考虑对急性肾损伤患者进行肾活检。

① 急进性肾炎综合征。

AKI分级			
高危	1	2	3
尽可能停用肾毒性药物			
保证容量及灌注压			
考血流动力学监测			
监测Scr及尿量			
避免血糖过高			
尽量避免使用造影剂			
	无创的诊断流程		
	有创的诊断流程		
		调整药物剂量	
		考虑RRT	
		考虑收入ICU治疗	
			尽可能避免锁骨下静脉置管

图 4-15 根据 AKI 严重程度分级进行诊治

② 怀疑为肾小血管、肾小球或肾间质病变。

③ 少尿持续＞4 周，肾功能未见恢复。

④ 急性肾损伤与慢性肾衰竭难以鉴别。

⑤ 肾移植术后患者发生急性肾损伤。

⑥ 临床无法明确急性肾损伤的病因。

（2）肾活检的绝对禁忌证包括未控制的严重高血压、未控制的出血、不能合作者、孤立肾及肾脏血管瘤（海绵肾）。

● **急性肾损伤患者如何选择肾替代治疗的时机与模式？**

答：（1）当急性肾损伤患者出现以下情况时应考虑行急诊肾替代治疗。

① 少尿或无尿 2 天。

② 出现明显的尿毒症综合征症状。

③ 血肌酐升达 $442\mu mol/L$（5mg/dl）、血尿素氮升达 21mmol/L（60mg/dl）以上。

④ 血钾≥6.5mmol/L。

⑤ 代谢性酸中毒，二氧化碳结合力（CO_2 CP）≤13mmol/L，pH＜7.25。

⑥ 肺水肿、脑水肿等先兆者。

（2）现有的循证医学证据并未发现某种肾替代治疗模式在急性肾损伤患者中具有显著优势，随着腹透置管技术的不断进步，对于儿童、老年患者，心功能不佳、心律失常或血压偏低者，血管通路建立困难，有活动性出血、禁忌全身肝素化者，及非高分解代谢的急性肾损伤患者适合进行腹膜透析。高分解代谢及不适宜进行腹部腹透置管手术的患者更适宜行血液透析治疗。在选择具体治疗模式时可以参考以下流程图（图4-16）。

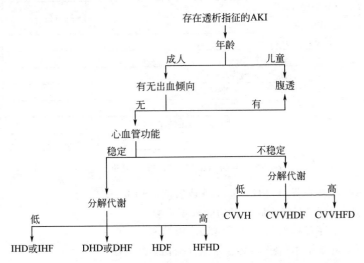

图 4-16　急性肾损伤肾替代治疗模式选择流程

IHD—间断血液透析；IHF—间断血液滤过；DHD—日间血液透析；
DHF—日间血液滤过；HDF—血液透析滤过；HFHD—高流量血液透析；
CVVH—连续性静静脉血液透析；CVVHDF—连续静静脉血液透析滤过；
CVVHFD—连续静静脉高流量透析

主任医师总结

（1）急性肾损伤与过去使用的急性肾衰竭（acute renal failure，ARF）诊断名词比较，它更贴切地反映疾病的基本性质，充分认识到有些患者虽已发生不同程度的急性肾脏功能异常，但还未进入肾衰竭阶段，对于临床早期诊断和早期治疗具有更积极的意义。其致病原因包含多种临床疾病，根据其所处不同解剖部位可分为肾前性、肾实质性、肾后性三大类。

（2）在分析患者致病的肾前性因素时，除了经典的有效循环容量不足因素外，由于其他脏器功能不全导致的急性肾损伤正逐步成为临床关注的热点，如心肾综合征、肝肾综合征、感染性休克、药物导致的血流动力学异常等。由于不同的致病因素，其治疗原则完全不同，在考虑急性肾损伤病因时应全面分析。

（3）肾后性因素导致的急性肾损伤应以争分夺秒地解除尿路梗阻为首要任务，梗阻持续时间长短直接影响肾功能恢复程度及远期预后。

（4）多种肾脏疾病或累及肾脏的全身性疾病可导致急性肾损伤，在肾脏病的临床诊治中应充分考虑出现急性肾损伤并发症的风险及采取相应的预防措施。急性肾小管坏死作为最常见的急性肾损伤病因，在患者出现少尿性肾衰竭时应首先考虑。随着社会环境、医疗水平的变化，目前由毒品、药品、对比剂及毒物中毒导致的急性肾损伤也越来越多见，在临床分析病因时应从患者生活习惯、社会背景、医疗历史等多方面进行考量。

（5）急性肾损伤应以"针对病因、及早预防、对症处理、及时替代"为原则，对每一例可疑诊断急性肾损伤的患者明确致病原因，对可逆性病因给予针对性处理，预防急性肾损伤发生或向更高分级进展，对患者出现的各项临床症状及并发症给予对症治疗，一旦出现无尿、严重酸中毒、严重毒素累积、重要器官功能障碍等情况时应及时开始肾替代治疗；尚没有任一种肾替代治疗模式具有显著优势。

（马熠熠　梅长林）

中年男性，尿检异常 3 年，咽痛、恶心、乏力 1 周——慢性肾衰竭

✿ ［实习医师汇报病历］

　　患者男性，42 岁，"尿检异常 3 年，咽痛、恶心、乏力 1 周"来我院就诊。体格检查：血压 180/100mmHg，睑结膜苍白，颈静脉无怒张，双肺呼吸音清，未闻及干湿啰音，心率 84 次/分，律齐，未闻及心脏杂音。腹平软，无压痛、反跳痛，双下肢无水肿。辅助检查：Hb 82g/L，血肌酐 597μmol/L。高血压病 5 年，长期口服氨氯地平和氯沙坦控制血压，血压控制尚可，3 年前曾诊断"肾炎"，否认肝炎、结核、糖尿病病史。否认遗传病史及家族史。初步诊断：慢性肾衰竭。

主任医师常问实习医师的问题

● **目前考虑的诊断是什么？诊断依据是什么？**

答：患者诊断为慢性肾衰竭（CKD 5），依据为中年男性，既往肾炎病史，目前肌酐明显升高（697μmol/L），伴有恶心、乏力、贫血等临床表现，可诊断慢性肾衰竭。需要行肾穿刺检查确定病变的病理类型。

● **慢性肾脏病的临床分期是什么？**

答：2001 年 KDIGO 把慢性肾脏病（CKD）依据肾小球滤过率 $[GFR\ ml/(min \cdot 1.73m^2)]$ 分为 5 期：CKD 1，GFR>90ml/min；CKD 2，GFR 60～89ml/min；CKD 3，GFR 30～59ml/min；CKD 4，GFR 15～29ml/min；CKD 5，GFR<15ml/min. 慢性肾衰竭（CRF）则代表 CKD 中 GFR 下降至失代偿期的那一部分群体，主要为 CKD 4～5 期。

● **肾脏的生理功能有哪些？**

答：肾脏的生理功能主要包括三大方面，分别如下。

（1）排泄功能 机体每日摄取外来物质，进行合成和分解代谢后供机体所需，同时将新陈代谢的产物排出体外，这种代谢物和毒物排泄的功能主要由肾脏完成。除了排泄代谢产物外，肾脏主要功能是排尿，维持容量的平衡。

（2）调节电解质和酸碱平衡 肾小球滤过液中含有多种电解质，进入肾小管后大部分钠离子、钾离子、钙离子、镁离子、碳酸氢根离子、氯离子、磷酸根离子等被重吸收，从而起到调节体内电解质和酸碱平衡的作用。

（3）内分泌功能 血管活性物质：包括肾素、缓激肽释放酶、激肽系统及前列腺素；促红细胞生成素：促进红细胞成熟释放；1,25-二羟维生素 D：促进肠道对钙磷的吸收。

✿ [**住院医师补充病历**]

患者男性，42 岁，3 年前曾因尿蛋白（＋＋），到当地医院就诊，诊断为"肾炎"给予口服中药治疗效果欠佳，后去南京就诊，经肾穿刺检查，诊断为"局灶性节段性肾小球硬化（FSGS）"（图 4-17、图 4-18），口服泼尼松 30mg/d，后逐渐减量停药，未能定期复查。1周前受凉后出现咽痛、咳嗽，血压不易控制，伴有恶心、乏力，以感冒口服"酚麻美敏混悬液（泰诺）"等药物治疗，症状未缓解，昨日来我院就诊。体格检查：BP 180/100mmHg，睑结膜苍白，颈静脉无怒张，双肺呼吸音清，未闻及干湿啰音，心率84次/分，律齐，未闻及心脏杂音。腹平软，无压痛、反跳痛，双下肢无水肿。辅助检查：尿常规：尿蛋白（＋＋＋），潜血（＋＋＋）；Hb 82g/L；肾功能：尿素氮25mmol/L，尿酸508μmol/L，肌酐597μmol/L；电解质：K^+ 5.8mmol/L，Ca^{2+} 2.1mmol/L，P^{3+} 1.75mmol/L，甲状旁腺激素（PTH）302pg/ml。B超：左肾 89cm×57cm×28cm，右肾 88cm×56cm×24cm，皮质回声增强。

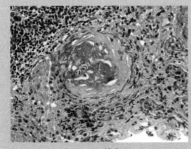 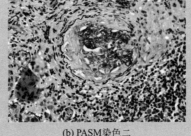

(a) PASM染色一　　　　　　　　(b) PASM染色二

图 4-17　光镜×400（23个小球中，11个小球全球硬化，
3个小球节段硬化，1个小球可见球性细胞纤维性新月体
形成，系膜基质轻度增生）

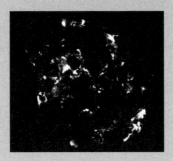

图 4-18　免疫荧光×400
（IgM沿毛细血管袢弥漫性颗粒状沉积）

主任医师常问住院医师的问题

● **该患者完整的诊断是什么？**

答：慢性肾衰竭（CKD 5）慢性急性加重，局灶性节段性肾小球硬化（FSGS）；上呼吸道感染。

● **该患者首次发现肌酐升高，如何诊断慢性肾衰竭？急慢性肾衰竭的鉴别要点有哪些？**

答：该患者虽然首次发现肌酐的明显升高，但结合既往有慢性肾炎的病史，此次由于上呼吸道的感染促使肾功能快速的恶化，实验室检查已出现贫血、低钙高磷、甲状旁腺素（PTH）升高，双肾B超提示肾脏体积缩小、皮质回声增强等慢性纤维化的特点，故该患者诊断为慢性肾衰竭。急慢性肾衰竭主要鉴别点在于急性肾衰竭是短期内出现的肾功能损伤，不会出现肾脏萎缩纤维化，大多数不会出现由于促红素减少而出现的慢性贫血，由于维生素D的活化受到影响，出现低钙高磷，从而刺激PTH的升高，这些都是急慢性肾衰竭的鉴别点。

● **慢性肾衰竭的临床表现有哪些？**

答：慢性肾衰竭临床表现可涉及各个系统。

（1）消化系统　是最常见症状，可出现厌食、恶心、呕吐、腹胀甚至溃疡、消化道出血。

（2）血液系统　可出现与肾功能衰竭相平行的贫血、凝血障碍、出血倾向。

（3）循环系统　早期就出现高血压、后期出现心脏扩大、心功能不全、少数患者出现心包炎；动脉粥样硬化和血管钙化。

（4）神经系统　周围神经病变，对温度痛觉反应迟钝，呃逆，下肢不宁综合征；中枢系统包括嗜睡、感觉迟钝、注意力不集中、记忆力减退、癫痫等尿毒症脑病。

（5）骨骼系统　肾衰竭时出现低钙高磷、继发性甲状旁腺功能亢进症（甲旁亢），活性维生素D缺乏等可导致骨骼系统异常，包括纤维囊性骨炎、骨软化病、混合性骨病，统称为肾性骨病。患者可能出现骨折、骨痛等症状。

（6）呼吸系统　可出现胸膜炎、肺炎、支气管炎。

（7）皮肤系统　可出现色素沉着、皮肤瘙痒、皮肤钙化。

（8）内分泌系统 患者可出现胰岛素受体障碍、胰高血糖素、继发性甲旁亢、性腺功能障碍、部分患者闭经不育。

局灶性节段性肾小球硬化（FSGS）的病理表现有哪些？

答：（1）光镜 硬化性病变仅累及部分肾小球（＜50％）和部分毛细血管祥（＜50％），早期病变仅累及皮髓交界处肾小球。

（2）免疫荧光 可见 IgM，伴或不伴有 C3 在肾小球系膜区或血管祥呈团块状沉积。

光镜下将 FSGS 分为五型，包括非其他型（not otherwise specified，NOS 型，或经典型）、门周型（脐部型）、细胞型、顶端型和塌陷型。

 主任医师常问主治医师的问题

该患者接下来的治疗包括哪些方面？

答：该患者在完善各项检查排除其他继发性疾病后，需针对各个系统采取综合的一体化治疗，具体如下所述。

（1）积极纠正上呼吸道感染，纠正可逆因素。

（2）控制高血压 患者由于感染及肾功能进展，近日血压控制不佳，由于肌酐快速上升，暂停用 ACEI/ARB 药物，避免肾血流不足，可继续应用 CCB 药物，或加量使用，另可选择 α 受体阻滞药、β 受体阻滞药、中枢药物等控制血压，以减少对高血压对肾血流和肾血管的影响。

（3）纠正贫血 患者给予铁剂和促红细胞生成素（EPO）等药物治疗。

（4）纠正酸中毒 给予碳酸氢钠（小苏打）等碱性药物。

（5）肠道排毒 给予包醛氧淀粉等肠道吸附剂，降低肌酐。

（6）予以补充活性维生素 D_3 和碳酸钙，补钙降磷、抑制甲状旁腺激素（PTH）。

（7）可适量选用改善微循环药物，如前列环素 E。

（8）选择替代治疗的方式，进行替代治疗准备。

肾脏替代治疗有哪些？各有什么优缺点？

答：肾脏替代治疗包括三种：血液透析、腹膜透析、肾脏移植。

（1）血液透析 优点是清除低分子毒素效率高，可与医护人员接触频繁，无需在家放置设备，但需要依赖医院及血管通路条件，有感染风险。

（2）腹膜透析 对个人卫生认知程度要求较高，能够学习掌握无菌原则，腹膜透析对中大分子毒素清除较好，不需要反复去医院，可自行操作和安排，生活质量好，凝血功能障碍的患者可以选择，较好地保护残余肾功能。缺点是需置入导管，需每天进行透析交换，有腹膜感染的可能性。

（3）肾脏移植　生活质量较高，但仍需服用抗排异药物，且肾源有限，有重症感染的风险。

● **慢性肾衰竭的透析指征有哪些？该患者是否需要急诊血液透析？**

答：（1）慢性肾衰竭血透时机尚无统一标准，还取决于医疗及经济条件限制，目前多数透析指征如下。

① 内生肌酐清除率＜10ml/min。

② BUN＞28.6mmol/L，血肌酐＞707μmol/L。

③ 高钾血症。

④ 代谢性酸中毒。

⑤ 出现尿毒症症状，如口中氨味，恶心、呕吐症状严重、高血压不易控制。

⑥ 充血性心力衰竭。

⑦ 尿毒症脑病。

（2）该患者虽然 GFR＜10ml/(min·1.73m^2)，但仍无需急诊血透，有充足时间进行肾脏替代治疗的选择和准备。急诊血液透析指征包括严重的高血钾（＞6.5mmol/L）、严重的酸中毒（pH＜7.2，CO_2 结合率＜13mmol/L）、急性左心衰竭、肺水肿。

主任医师总结

中年男性患者，局灶性节段性肾小球硬化性肾炎 3 年，给予半量激素治疗，未能定期随访监测蛋白尿及肾功能，肾脏病的进展速度较快，在此次上呼吸道感染后，出现尿毒症症状包括恶心、呕吐、乏力等，证明肌酐可能快速升高，结合辅助检查出现贫血、高 PTH、低钙高磷、肾脏缩小等，根据 GFR 计算结果 9.7ml/(min·1.73m^2)，诊断其慢性肾衰竭急性加重，原发病为慢性肾炎综合征（病理类型 FSGS）。慢性肾炎综合征是指以蛋白尿、血尿、高血压、水肿为基本临床表现，可有不同程度的肾功能减退，起病方式各有不同，病情迁延，病变缓慢进展，最终将发展为慢性肾衰竭的一组肾小球疾病。本组疾病的病理类型多样，局灶性节段性肾小球硬化（FSGS）即为其一。关于治疗主要有以下几点。

（1）关于 FSGS 的规范化治疗

影响 FSGS 预后的主要因素有大量蛋白尿、高血压、血肌酐升高、病理存在肾小管萎缩及肾间质的广泛纤维化、病变对后续治疗的反应状况（即反应欠佳者预后差）等，所以早期应给予规范化治疗并定期随访。

① 对于非肾病综合征的治疗

a. 血管紧张素转化酶抑制药（ACEI）或血管紧张素 Ⅱ 受体拮抗药（ARB）：ACEI 或 ARB 具有降低血压、减少蛋白尿、延缓肾功能进展的作用，因此被广泛使用。建议在能耐受的情况下，逐渐增加 ACEI 或 ARB 剂量，使蛋白尿<1g/d。应用过程中应注意咳嗽、高钾血症及肾功能的改变等。

b. 血压控制：在 ACEI、ARB 治疗的基础上，可同时给予钙通道阻滞药、利尿药、β 受体阻滞药等控制血压。当蛋白尿<1g/d 时，降压治疗的靶目标为≤130/80mmHg；当蛋白尿≥1g/d 时，降压治疗的目标为≤125/75mmHg。

c. 其他：鱼油、维生素 E、降脂、抗凝血等治疗对 FSGS 也有益处。

② 肾病综合征的治疗　对于临床表现为肾病综合征的 FSGS，由于自发缓解罕见，总体预后较差，建议在上述治疗基础上给予免疫抑制药。初次发作的 FSGS 治疗建议泼尼松的起始剂量为 1mg/(kg·d)，最大量不超过 80mg/d，最少给予 4 周，最长不超过 4 个月，或临床达到完全缓解，之后逐渐减量，治疗过程中应密切监测感染、高血压、高血糖、胃黏膜损害、骨质疏松甚至股骨头坏死等副作用的发生，可给予骨化三醇、钙剂、胃黏膜保护剂等预防。对于不能耐受糖皮质激素或对糖皮质激素抵抗的 FSGS 可给予环孢素（CsA）或他克莫司（FK506）治疗。也有激素配合环磷酰胺（CTX）治疗患者。其他药物还包括霉酚酸酯（MMF）、雷公藤多苷、来氟米特、硫唑嘌呤等药物，用于治疗 FSGS 也有一定的效果。新型单克隆抗体如利妥昔单抗（美罗华）、阿达木单抗等对 FSGS 可能也有疗效，但临床应用少，尚缺乏经验。

（2）对于已经判断为慢性肾衰竭的患者，首先还需纠正可逆因素，部分慢性肾衰竭患者虽然最终不可避免进入终末期肾病，但相当一部分患者肾衰竭进展速率和时间并不存在线性关系，而是突然加快或变慢的时机，多种因素可能影响慢性肾衰竭的进展，可分为不可控因素和可控因素。

① 不可控因素

a. 年龄：高龄患者肾功能进展快。

b. 原发病：肾功能进展取决于原发病及病理诊断。

c. 遗传因素。

② 可控因素

a. 蛋白尿：控制好蛋白尿可延缓肾功能进展。

b. 高血压：控制不良的高血压可加重肾功能进展。

c. 血糖血脂：有效的控制血糖血脂可延缓肾功能进展。

d. 贫血和促红素减少：肾脏病变导致 EPO 减少及铁缺乏导致贫血，而贫血及 EPO 减少本身可促进肾组织处于缺氧状态，刺激成纤维细胞增生，促进肾纤维化。

e. 高尿酸血症：尿酸盐结晶可沉积于肾脏导致肾脏损害。

f. 感染：常见的细菌、病毒等感染性疾病可导致肾功能快速进展恶化。

g. 肾毒性药物的使用：多种药物具有肾毒性，包括抗生素（如氨基糖苷类）、非甾体消炎药物、免疫抑制药（如环孢素、他克莫司）、造影剂、含马兜铃酸的中药（如木通）等。

h. 吸烟、嗜酒均可加速肾功能进展。

（3）慢性肾衰竭患者肾性骨病的进展

当 GFR 降至 $30ml/(min \cdot 1.73m^2)$，肾脏磷排泄减少，磷在体内积聚，导致高磷血症。后者降低肾脏 α_1-羟化酶的活性，降低 1,25-$(OH)_2D_3$ 水平，诱发低钙血症。机体为了纠正高磷代谢紊乱，甲状旁腺增生、肥大，甲状旁腺激素分泌增加，导致继发性甲状旁腺功能亢进症。继发性甲亢继续导致高磷、低钙及 1,25-$(OH)_2D_3$ 缺乏，形成恶性循环，进而累及骨髓、心脑血管和造血系统。1943 年我国内分泌学者刘士豪等将慢性肾衰竭伴随的骨代谢异常统一命名为肾性骨营养不良，以后成为肾性骨病。由于慢性肾衰竭患者肾性骨病均伴有钙磷代谢及甲状旁腺功能紊乱，近年来将肾性骨病的概念扩展为"慢性肾病-矿物质和骨代谢紊乱"，即慢性肾衰竭患者体内矿物质代谢紊乱和骨代谢异常引起的多系统病变所形成的临床综合征，可分为以下三种类型。

① 高转化性肾性骨病：骨形成率明显升高，以纤维骨炎伴有骨质疏松和骨硬化为特征。血钙低，血磷、骨特异性碱性磷酸酶和 PTH 升高。

② 低转化性肾性骨病：以无细胞性骨组织大量增生，骨形成率和矿化率下降为特征，分为骨软化症和无动力性骨病。

③ 混合性骨病：兼有高转化性骨病和低转化性骨病的表现，常为纤维性骨炎和骨软化并存。

（4）该患者进一步需选择替代治疗，该患者结合自身，中青年，自身知识层次较高，能较好的学习和掌握无菌换液、接管、调整透析量的方式，选择了腹膜透析治疗。需了解腹膜透析的适应证和禁忌证。

① 腹膜透析的适应证

a. 终末期肾衰竭：残肾 GFR≤10ml/min，具有尿毒症症状和体征及相关实验室指标。糖尿病患者残肾 GFR≤15ml/min。如出现药物难以纠正的严重高血压、心力衰竭、酸中毒和电解质紊乱，应行急诊透析。

b. 需要透析的急性肾衰竭。

② 腹膜透析的绝对禁忌证

a. 腹腔广泛粘连。

b. 外科无法修补的疝。

③ 腹膜透析的相对禁忌证

a. 患者依从性差。

b. 精神异常无法进行腹透操作又缺乏合适助手。

c. 炎症性或缺血性肠病。

d. 严重腹部皮肤感染。

e. 严重的营养不良。

f. 反复发作的肠道憩室炎。

④ 腹膜透析转血液透析的适应证

a. 腹膜透析无法达到透析充分。

b. 无法控制的腹膜透析相关并发症。

（徐成钢　梅长林）

参 考 文 献

[1] Kidney Disease：Improving Global Outcomes（KDIGO）Acute Kidney Injury Work Group. KDIGO Clinical Practice Guideline for Acute Kidney Injury [J]. Kidney inter.，Suppl. 2012；2：1-138.

[2] Jurgen Floege，Richard Johnson，John Feehally. Comprehensive Clinical Nephrology (Fourth Edition) [M]. St. Louis，Missouri：Mosby. 2010，795-867.

[3] 中华医学会. 临床诊疗指南肾脏病学分册 [M]. 北京：人民卫生出版社，2011，197-204.

[4] 葛均波，徐永健. 内科学 [M]. 第8版. 北京：人民卫生出版社，2013，518-523.

[5] 邹万忠. 肾活检病理学 [M]. 第2版. 北京：北京大学医学出版社，2009，167-168.

第五章 血液系统疾病

青年女性，皮肤瘀点、瘀斑、牙龈出血1个月，加重伴乏力7天——再生障碍性贫血

❀ [实习医师汇报病历]

> 患者女性，18岁，因"皮肤瘀点、瘀斑、牙龈出血1个月，加重伴乏力7天"入院。患者于1个月前间断牙龈出血、皮肤瘀点、瘀斑，以前胸部为著，无鼻出血、腹痛、黑粪、血尿，无视物模糊、关节肿痛。于9天前就诊于某市医院。查血常规示：WBC $1.6 \times 10^9/L$，N $0.42 \times 10^9/L$，Hb 82g/L，PLT $50 \times 10^9/L$，凝血功能示凝血酶原时间（PT）延长3.4s。为求进一步诊治收入我科。自发病以来，患者精神差，食欲缺乏，大小便正常，体重无明显改变。体温37.6℃，脉搏72次/分，呼吸18次/分，血压120/65mmHg，重度贫血貌，皮肤散在瘀点、瘀斑。浅表淋巴结未触及增大，胸骨压痛阴性。睑结膜苍白，巩膜无黄染。口唇苍白，无发绀。肝脾肋下未及。初步诊断：全血细胞减少（原因待查）。

❓ 主任医师常问实习医师的问题

● 目前考虑的诊断是什么？诊断依据是什么？

答：（1）诊断　全血细胞减少（原因待查：再生障碍性贫血）。

（2）诊断依据

① 病史与症状：皮肤瘀点、瘀斑、牙龈出血，伴乏力等。

② 典型的体征：贫血、出血。

③ 血常规示全血细胞明显降低，WBC $1.6 \times 10^9/L$，N $0.42 \times 10^9/L$，Hb 82g/L，PLT $50 \times 10^9/L$。

● 需要与哪些疾病相鉴别？

答：（1）骨髓增生异常综合征（MDS）　MDS中的难治性贫血（RA）

有全血细胞减少，网织红细胞有时不高甚至降低，骨髓也可低增生，这些易与再生障碍性贫血（AA，简称再障）混淆。但 RA 有病态造血现象，早期髓系细胞相关抗原（CD34）表达增多，可有染色体核型异常等。

（2）阵发性睡眠性血红蛋白尿（PNH）症 典型患者有血红蛋白尿发作，易鉴别。不典型者无血红蛋白尿发作，全血细胞减少，骨髓可增生减低，易误诊为再障，PNH 患者骨髓或外周血可发现 CD55-、CD59- 的各系血细胞。

（3）急性白血病 特别是白细胞减少和低增生性急性白血病，早期肝、脾、淋巴结不大，外周两系或三系血细胞减少，易与再障相混淆。仔细观察血象及多部位骨髓，可发现原始细胞明显增多。

（4）范可尼（Fanconi）综合征 又称先天性再生障碍性贫血，是一种遗传性干细胞质异常性疾病。表现为一系、两系或全血细胞减少，可伴发育异常（皮肤色素沉着、骨骼畸形、器官发育不全等），高风险发展为骨髓增生异常综合征（MDS）、急性白血病及其他各类肿瘤性疾病；实验室检查可发现"Fanconi"基因。

（5）急性造血功能停滞 本病常在溶血性贫血、接触某些危险因素或感染发热的患者中发生，全血细胞尤其是红细胞骤然下降，骨髓三系减少。但骨髓涂片尾部可见巨大原始红细胞，在充足支持治疗下呈自限性，约经 1 个月可自然恢复。

（6）自身抗体介导的全血细胞减少 包括 Evans 综合征和免疫相关性全血细胞减少。前者可测及外周成熟血细胞的自身抗体，后者可测及骨髓未成熟血细胞的自身抗体。可有全血细胞减少并骨髓增生减低，但外周血网织红细胞或中性粒细胞往往不低甚至偏高，骨髓红系细胞比例不低且易见"红系造血岛"。对糖皮质激素和（或）大剂量丙种球蛋白治疗反应较好。

● **应做哪些检查？各有什么临床意义？**

答：网织红细胞计数、多部位骨髓穿刺细胞学检查、骨髓活检病理学检查、中性粒细胞碱性磷酸酶（NAP）活性、自身抗体、血清睾酮和雌二醇水平检测、腹部超声、肿瘤标志物检查。

（1）网织红细胞计数 网织红细胞计数是反映骨髓造血功能的重要指标。网织红细胞增多表示骨髓红系增生旺盛，常见于溶血性贫血、急性失血、缺铁性贫血等，网织红细胞减少表示骨髓造血功能减低，常见于再生障碍性贫血、骨髓病性贫血。

（2）多部位骨髓穿刺细胞学检查　再生障碍性贫血必要时应多部位取材，因为其细胞增生程度以胸骨最好，棘突次之，髂骨最差，但胸骨穿刺有时不够安全，患者容易恐惧，而髂后上棘皮质较薄，骨髓量多，穿刺容易且较安全，故多采用。

（3）骨髓活检病理学检查　取出的材料保持了完整的骨髓组织结构，能弥补骨髓穿刺的不足。不但能了解骨髓细胞的成分及原始细胞分布状况，而且能观察细胞形态，便于做出病理诊断，对再生障碍性贫血、骨髓异常增生症的诊断具有重要意义。另外，对骨髓坏死、骨髓脂肪变性也具诊断意义。

（4）NAP 活性　以积分和阳性率表示，可反映成熟粒细胞的成熟程度和功能，随着细胞的成熟，酶的活性也逐渐增强。

（5）自身抗体　B细胞功能亢进的疾病，如系统性红斑狼疮、免疫相关性血细胞减少症，可以产生抗造血细胞的自身抗体，引发造血功能衰竭。系统性红斑狼疮还可引起骨髓纤维化。疑为系统性红斑狼疮等结缔组织病应检查抗核抗体及抗 ds-DNA 抗体等。免疫相关性血细胞减少症应检测骨髓细胞膜上自身抗体。

（6）血清睾酮和雌二醇水平检测　雄激素是治疗慢性再生障碍性贫血的主要药物。检测血清睾酮和雌二醇水平有助于治疗及判断预后。

（7）腹部超声、肿瘤标志物检查　腹部超声判断肝脾是否增大，再障患者一般肝脾不大。造血系统恶性肿瘤可以引起全血细胞减少，非造血系统恶性肿瘤也可以引起全血细胞减少，如肝癌、胃癌、结肠癌、乳腺癌、胰腺癌、卵巢癌等，肿瘤标志物检测可以排除。

✳ ［住院医师补充病历］

经抗感染、输注成分血等对症治疗后，患者体温降至正常，血红蛋白及血小板有所回升。体温 36.4℃，呼吸 18 次/分，血压 120/70mmHg。一般状况好，重度贫血貌，皮肤散在出血点，左手及前胸可见陈旧性瘀斑，浅表淋巴结未触及增大，胸骨压痛阴性。腹平软，肝脾肋下未及。

清蛋白（ALB）26.4g/L，白蛋白（GLO）15.5g/L，血钾 2.7mmol/L。网织红细胞 0.003。NAP 阳性率 86%，积分 194 分。

骨髓象（髂骨）：增生低下，粒系占 5.5%，红系占 6.5%，淋巴系占 77.5%，全片未见巨核，血小板少见，骨髓小粒内以非造血细胞为主。骨髓象（胸骨）：增生活跃，粒系占 13.2%，比例偏低，成熟受阻，红系占 9.2%，以中晚红为主，淋巴占 68.8%，全片共计巨核细胞 1 个，血小板成簇，骨髓小粒以非造血为主，易见浆细胞。

骨髓活检（髂骨）：骨髓增生不一，部分区域增生极度低下，脂肪细胞明显增多，极少量粒红系成熟阶段细胞散在分布，全片未见巨核细胞。

 ## 主任医师常问住院医师的问题

● 目前的诊断是什么？该患者的临床特点有哪些？

答：（1）诊断　再生障碍性贫血（非重型）。

（2）患者的临床特点主要有以下几个。

① 主要症状：皮肤瘀点、瘀斑、牙龈出血、乏力。

② 主要体征：无发热，重度贫血貌，胸骨压痛阴性，无肝脾大。

③ 全血细胞减少（WBC $1.6×10^9$/L，N $0.42×10^9$/L，Hb 82g/L，PLT $50×10^9$/L），网织红细胞减少（0.003），NAP 增高。

④ 多部位骨穿示　骨髓增生低下，粒系、红系比例偏低，淋巴系比例偏高，未见巨核细胞，骨髓小粒以非造血细胞为主。

⑤ 骨髓活检示骨髓增生不均一，脂肪细胞明显增多，全片未见巨核细胞。

● 急性再障和慢性再障如何鉴别？

答：前者起病多急骤，贫血进行性加重；后者多缓慢。前者出血部位多，程度重，内脏出血多见；后者出血部位少，程度轻，多见于体表。前者出现感染多见，且较严重，多合并败血症；后者感染少见，且较轻。前者血象全血细胞减少严重，网织红细胞<0.1%，中性粒细胞<$0.5×10^9$/L，血小板<$20×10^9$/L，后者中性粒细胞、血小板较高；前者多部位骨髓象增生重度减低，非造血细胞增加；后者有的部位增生可活跃。前者预后差，病程短；后者病程长，早期治疗者可治愈或缓解。

● 再生障碍性贫血的治疗原则是什么？

答：（1）支持治疗

① 纠正贫血：通常认为，血红蛋白低于 60g/L 且患者对贫血耐受

较差时，可输血，但应防止输血过多。

②控制出血：应用促凝血药（止血药），如酚磺乙胺（止血敏）等。

③控制感染性发热：应取可疑感染部位的分泌物做细胞培养和药物敏感试验，应用广谱抗生素治疗，待细菌培养和药物敏感试验有结果后再换用敏感抗生素。

（2）针对发病机制的治疗

①抗淋巴、胸腺细胞球蛋白（ALG、ATG）：主要用于重型再障。马抗淋巴细胞球蛋白 $10\sim15mg/(kg \cdot d)$ 连用 5 天，兔抗胸腺细胞球蛋白 $3\sim5mg/(kg \cdot d)$ 连用 5 天；用药前需做过敏试验；用药过程中用糖皮质激素防治过敏反应；静脉滴注 ATG 不宜过快；可与环孢素组成强化免疫抑制方案。

②环孢素：适用于全部再生障碍性贫血。$6mg/(kg \cdot d)$ 左右，疗程一般长于 1 年。使用时应个体化，应参照患者造血功能和 T 细胞免疫恢复情况、药物不良反应等调整用药剂量和疗程。

③雄激素：适用于全部再障。常用如下四种，疗程和剂量应视药物的作用效果和不良反应调整。

a. 司坦唑醇（康力龙）2mg，每日 3 次。

b. 十一酸睾酮 $40\sim80mg$，每日 3 次。

c. 达那唑 0.2mg，每日 3 次。

d. 丙酸睾酮 100mg/d，肌内注射。

④造血因子：一般在免疫抑制治疗重型再障使用，维持 3 个月为宜。

（3）造血干细胞移植　对 40 岁以下、无感染及其他并发症、有合适供体的重型再障患者，可考虑造血干细胞移植。

❓ 主任医师常问主治医师的问题

◗ 该患者的具体治疗方案是什么？

答：环孢素 3mg/kg，2 次/日；十一酸睾酮 40mg，口服，3 次/日；多烯磷脂酰胆碱 0.456mg，口服，3 次/日。

◗ 再障的疗效判断有哪些？

答：（1）基本治愈　贫血和出血症状消失，血红蛋白男 120g/L，女

100g/L，白细胞 4×10^9/L，血小板达 80×10^9/L，随访 1 年以上无复发。

（2）缓解 贫血和出血症状消失，血红蛋白（男 120g/L、女 100g/L），白细胞 3.5×10^9/L，血小板也有一定程度的增高，随访 3 个月病情稳定或继续进步。

（3）明显进步 贫血和出血症状明显好转，不输血，血红蛋白较治疗前 1 个月内常见值增长 30％以上，并能维持 3 个月以上。

（4）无效 经充分治疗后症状、血象未达明显进步。

● **再生障碍性贫血可能发生哪些并发症？**

答：（1）长期中、重度贫血会引发贫血性心脏病。

（2）反复多次输血易感染并发病毒性肝炎等病毒性疾病，而大量输血（达 1000ml 以上）可诱发血色病。

（3）感染不能及时控制，可并发败血症甚至发生感染中毒性休克。

（4）颅内出血是危及患者生命的最重要并发症之一。

主任医师总结

（1）再生障碍性贫血是一种获得性骨髓造血功能衰竭症，主要表现为骨髓造血功能低下、全血细胞减少和贫血、出血、感染综合征，免疫抑制治疗有效。根据患者的病情、血象、骨髓象及预后，通常将该病分为重型和非重型，后者又称为慢性再障。血常规示全血细胞减低；骨髓增生低下，红系、粒系及巨核系比例减低，淋巴系比例偏高，骨髓小粒以非造血细胞为主。

（2）再障的诊断依据是全血细胞减少（三系减少的先后或程度可以不同），无明显肝脾、淋巴结肿大，血象显示网织红细胞绝对值小于 10×10^9/L；骨髓检查显示至少一部分增生不良（包括增生减低或重度减低）；如增生良好，需有巨核细胞的减少；能除外其他引起全血细胞减少的疾病。

（3）本病如治疗得当，非重型再生障碍性贫血患者多数可缓解，甚至治愈。重型再生障碍性贫血发病急、病情重、以往病死率极高（＞90％）；近 10 年来，随着治疗方法的改进，重型再生障碍性贫血的预后明显改善，但仍有约 1/3 的患者死于感染和出血。

（李 嵩）

中年女性，发热、咽痛 1 周，咳嗽 5 天——
抗甲状腺药物致粒细胞缺乏

 [实习医师汇报病历]

> 患者女性，38 岁，因"发热、咽痛 1 周，咳嗽 5 天"入院。入院前查血常规示"白细胞 $0.8 \times 10^9/L$，中性粒细胞 $0.2 \times 10^9/L$"，患者既往诊断甲状腺功能亢进症，口服甲巯咪唑 10mg，3 次/日，普萘洛尔 10mg，3 次/日，治疗期间查白细胞无异常，治疗 1 个月后查血常规示白细胞 $3 \times 10^9/L$，中性粒细胞 $1.7 \times 10^9/L$。入院诊断：粒细胞缺乏（粒缺）。

主任医师常问实习医师的问题

● **目前考虑的诊断是什么？**

答：抗甲状腺药物致粒细胞缺乏。

● **白细胞减少和中性粒细胞减少及缺乏的概念是什么？**

答：（1）白细胞减少 外周血白细胞绝对计数持续低于 $4.0 \times 10^9/L$。

（2）中性粒细胞减少 外周血中性粒细胞绝对计数在成人低于 $2.0 \times 10^9/L$。

（3）中性粒细胞缺乏 外周血中性粒细胞绝对计数严重者低于 $0.5 \times 10^9/L$。

● **诊断为药物致粒细胞缺乏的依据是什么？粒细胞缺乏的病因有哪些？**

答：（1）诊断依据

① 确诊毒性弥漫性甲状腺肿（Gravas 病）患者，有明确服用甲巯咪唑（他巴唑）史。

② 外周血粒细胞绝对值 $0.5 \times 10^9/L$，血红蛋白、血小板基本正常。

③ 排除其他原因所致的粒细胞缺乏。

（2）粒细胞缺乏的病因

① 细胞毒性药物、化学毒物、电离辐射是引起粒细胞减少最重要

的原因。

② 影响造血干细胞的疾病，如再生障碍性贫血、白血病、骨髓瘤、骨髓增生异常综合征（MDS）等。

③ 异常免疫和感染致中性粒细胞减少，如自身免疫性粒细胞减少、各种自身免疫性疾病。

④ 维生素 B_{12}、叶酸缺乏或代谢障碍。

● **应做哪些检查？各有什么临床意义？**

答：（1）胸部 X 线平片　粒细胞缺乏常见的感染部位是呼吸道、消化道和泌尿生殖道，该检查可以明确有无并发肺部感染。

（2）血培养或痰培养　对于发热患者及有潜在感染可能性的患者，应及时行血培养、痰培养、咽拭子、肛拭子，及早发现并清除感染灶。

（3）骨髓涂片　因粒细胞减少原因不同，骨髓象各异，有助于明确病因。

（4）腹部超声检查　可除外脾亢所致粒细胞缺乏。

✸ ［住院医师补充病历］

> 患者女性，因"发热、咽痛 1 周，咳嗽 5 天"入院，入院后查胸部 X 线片示双下肺可见斑片状模糊影，骨髓涂片示有核细胞增生减低，粒细胞系统明显减少，可见颗粒较丰富的早幼粒细胞，成熟期粒细胞较少，红细胞系统、巨核细胞系统正常。腹部超声检查未见异常。查体肺部可闻及湿啰音。

 主任医师常问住院医师的问题

● **还可以做哪些补充检查项目？各有什么临床意义？**

答：（1）肾上腺素试验　肾上腺素促进边缘池中性粒细胞进入循环池，可鉴别假性粒细胞减少。

（2）中性粒细胞特异性抗体测定　以判定是否存在粒细胞自身抗体。

● **根据血常规检查结果即可做出白细胞减少和中性粒细胞缺乏的诊断，需进一步针对病因的鉴别诊断有哪些？**

答：（1）有明确感染史，随访血常规见白细胞可恢复正常，骨髓检查未见明显异常，可考虑感染引起反应性白细胞减少。

（2）有明确药物、毒物或放射线接触史，且骨髓检查排除再障，并除外其他原因所致粒细胞缺乏者，可考虑相关疾病诊断。

（3）肾上腺素试验阳性，提示粒细胞分布异常所致。

（4）有类风湿关节炎及其他结缔组织病史，存在抗粒细胞自身抗体，可考虑自身免疫病致细胞缺乏。

（5）有脾大，有脾功能亢进症的可能。

（6）淋巴结、肝脾大、胸骨压痛者结合骨髓象除外有无白血病的可能。

● 抗甲状腺药物致粒细胞缺乏症的治疗原则是什么？

答：（1）立即停用抗甲状腺药物（ATD），并根据粒细胞缺乏的程度采取消毒隔离措施，注意口腔、鼻咽部卫生，继续预防和控制感染。

（2）在病原菌未明确情况下，在经验使用广谱抗生素前，留取血、痰标本做病原菌培养，在病原菌明确后，调整抗生素使用。

（3）予粒细胞集落刺激因子（G-CSF）治疗，剂量为 $75\sim150U$ 皮下注射。

（4）可在足量应用抗生素的情况下，短期应用糖皮质激素，以减轻机体感染的中毒症状，并可使中性粒细胞增多。

（5）多次输注鲜血或静注丙种球蛋白，可提高机体的免疫功能，加快炎症吸收。

？ 主任医师常问主治医师的问题

● 抗甲状腺药物致粒细胞缺乏症的机制是什么？

答：（1）骨髓损伤　ATD 致粒细胞缺乏的原因尚不十分清楚，可能由于 ATD 直接对骨髓细胞的毒性作用，抑制细胞的核酸代谢，阻碍细胞分裂。部分学者认为药物抑制骨髓细胞脱氧核糖核酸合成，致细胞有丝分裂减少。

（2）免疫因素　即药物致过敏反应，抗甲状腺药物为半抗原，结合成全抗原后刺激机体产生相应的抗粒细胞抗体 IgG 或 IgM，引起粒细胞凝集和破坏。

（3）遗传易感性　服用抗甲状腺药物是否发生粒细胞缺乏，还和遗传易感性相关。

● 对抗甲状腺药物致粒细胞缺乏症的预防措施有哪些？

答：相关文献报道甲状腺药物剂量与粒细胞缺乏相关，日剂量高者易致粒细胞缺乏。为预防粒细胞缺乏的发生，应注意如下几点。

（1）甲状腺不肿大，心率不超过 120 次/分，病情较轻的甲状腺功能亢进症患者，以小剂量药物开始。

（2）用药过程中，定期监测血象，及早发现，及早治疗。

（3）一旦发生白细胞或中性粒细胞减少及粒细胞缺乏，及时停药，并用升白细胞药物。

（4）若出现感染，及早经验足量使用广谱抗生素，并根据病原菌培养，及时调整用药。

主任医师总结

（1）临床比较常见抗甲状腺药物致白细胞减少和粒细胞缺乏，应该采取预防措施，避免粒细胞缺乏的形成及出现严重感染。

（2）对于抗甲状腺药物致粒细胞缺乏伴严重感染的治疗，要及时停用抗甲状腺药物，应用升白细胞药物，并及早做痰培养、血培养、咽拭子等明确病原菌，在病原菌未明确前，要及时经验应用广谱抗生素治疗，常用有亚胺培南西司他丁钠（泰能）、头孢他啶（复达欣）、乳酸左氧氟沙星（来立信）等。根据药物敏感试验结果，及时调整抗生素使用。对粒细胞缺乏的患者，要特别注意真菌感染的预防，长时间应用抗生素可致真菌二重感染，要及时应用抗真菌药物，如伊曲康唑、伏立康唑、醋酸卡泊芬净（科塞斯）等。

（3）粒细胞缺乏发病急，并发症多，但只要及时发现，及早治疗，预后一般尚可。

（刘亚迪）

老年女性，面色苍白、乏力 2 个月余，加重 1 周——骨髓增生异常综合征

❋ ［实习医师汇报病历］

患者女性，65 岁，农民，因"面色苍白、乏力 2 个月余，加重 1 周"入院。患者于 2 个多月前出现乏力、面色苍白、食欲缺乏，不伴恶心、呕吐、反酸、嗳气。于当地医院口服中药（具体用药及使用方法均不详），效果欠佳。之后上述症状持续存在，呈进行性加重，

并逐渐出现活动后心悸、气短，休息后略有改善。曾就诊于当地医院，行血细胞分析检查发现，血红蛋白 50g/L，给予输注成分血、补充造血原料叶酸和维生素 B_{12} 及铁剂治疗，效果不明显。多次复查血红蛋白小于 50g/L。近 1 周来，乏力、气促明显加重。为进一步诊断与治疗，入住我科。自发病来，精神欠佳，食欲缺乏，大小便正常。体温 36.5℃，脉搏 101 次/分，呼吸 20 次/分，血压 130/70mmHg，贫血貌，全身皮肤黏膜苍白，未见出血点、瘀点、瘀斑。浅表淋巴结未触及增大。眼睑无水肿，巩膜无黄染，角膜透明、无混浊，结膜苍白。口唇苍白，口腔黏膜无溃疡及血疱。肝肋缘下未触及，脾大，肋下 3cm。WBC $4.1×10^9$/L，Hb 66.2g/L，PLT $101×10^9$/L，N $0.6×10^9$/L，血清铁蛋白 670.8μg/L，叶酸 45.31nmol/L，维生素 B_{12} 1107pmol/L。

❓ 主任医师常问实习医师的问题

● **目前主要考虑的诊断是什么？诊断依据是什么？鉴别诊断是什么？**

答：（1）初步诊断　骨髓增生异常综合征（MDS）。

（2）诊断依据

① 患者为老年人。

② 病史与症状：乏力、面色苍白，伴活动后心悸、气促，抗贫血后治疗无效。

③ 典型的体征：贫血和脾大。

④ 血常规 WBC $4.1×10^9$/L，Hb 66.2g/L，PLT $101×10^9$/L，N $0.6×10^9$/L，均低于正常值。

⑤ 贫血系列：血清铁蛋白高于正常。

（3）需要与以下疾病进行鉴别：

① 再生障碍性贫血：为造血干细胞受损引起的疾病，可表现为外周血全血细胞减少，并伴有相应的临床表现，如贫血、感染、出血等，一般无肝、脾、淋巴结肿大；网织红细胞计数减低；中性粒细胞碱性磷酸酶积分和阳性率均增高；骨髓象和骨髓活检病理学检查可见到造血细胞减少，非造血细胞增多。

② 急性白血病：为造血系统恶性疾病，临床表现为贫血、感染、

出血、脏器浸润，也可仅表现为贫血。骨髓象可见到异常增生的原始和幼稚细胞，免疫组织化学及免疫分型、融合基因有助于急性白血病的进一步分型诊断。

③ 恶性淋巴瘤：为淋巴系统的恶性疾病，明确诊断依赖于病理学资料。在疾病进展到晚期、累及骨髓时，可引起血象的异常，如血红蛋白低于正常，并伴有相应的临床表现。

④ 巨幼细胞贫血：MDS 患者细胞病态造血可见巨幼样变，容易与巨幼细胞贫血混淆，但后者是由于叶酸和（或）维生素 B_{12} 缺乏所致，补充后可纠正贫血，多有素食或偏食史，而 MDS 的叶酸、维生素 B_{12} 不低，而且使用叶酸和维生素治疗无效。

⑤ 慢性粒细胞性白血病（CML）：CML 的 Ph 染色体、BCR/ABL 融合基因检测为阳性，而慢性粒单核细胞白血病（CMML）则无。

⑥ 骨髓纤维化：可有贫血及脾大，但多为全血细胞减少，脾一般为中度以上增大，且质地较硬。骨髓活检可见到大量纤维组织增生。

● 应做哪些检查？各有什么临床意义？

答：骨髓穿刺、骨髓活检、中性粒细胞碱性磷酸酶（NAP）活性、网织红细胞计数、MDS 染色体核型分析（必要时行荧光原位免疫杂交 FISH）、淋巴细胞亚群等。

（1）骨髓穿刺、骨髓活检 可以判断血细胞减少患者骨髓增生程度及其病因，对于某些疾病（如再生障碍性贫血、缺铁性贫血及骨髓增生异常综合征）及化疗后骨髓抑制程度有明确诊断意义，骨髓穿刺涂片检查可以发现不易发现的病理性变化（如骨髓纤维化、骨髓坏死、胶样变性及肉芽肿等），对相关疾病的诊断和造血微环境及骨髓移植的研究有重要意义。

（2）NAP 活性 以积分和阳性率表示，可反映成熟粒细胞的成熟程度和功能，随着细胞的成熟，酶的活性也逐渐增强。

（3）网织红细胞计数 是反映骨髓造血功能的重要指标。网织红细胞增多表示骨髓红系增生旺盛，常见于溶血性贫血、急性失血、缺铁性贫血等，网织红细胞减少表示骨髓造血功能减低，常见于再障、骨髓病性贫血。

（4）MDS 染色体核型分析 对 MDS 的鉴别诊断、分型、转化为白血病情况及判断预后具有重要的临床价值。

（5）淋巴细胞亚群 MDS 患者存在 T 细胞数量和功能的异常，且随着病情的进展而发生改变，所以 T 细胞亚群及活化功能的检测对于判断疾病的进程和指导治疗具有重要的意义。临床上，对早期，尤其是 RA 患者，由于 T 细胞处于激活状态，故使用一些免疫抑制药（如环孢菌等）可能对其有效。

❀ ［住院医师补充病历］

经过输注去白细胞添加液浓缩红细胞4U后，患者一般情况明显改善，无乏力、活动后心悸、气促等。体格检查：体温 36.1℃，脉搏 86 次/分，呼吸 18 次/分，血压 125/72mmHg，贫血貌，全身皮肤黏膜苍白，未见出血点、瘀点、瘀斑。浅表淋巴结未触及增大。眼睑无水肿，巩膜无黄染，角膜透明无混浊，结膜苍白。口唇苍白，口腔黏膜无溃疡及血疱。肝肋缘下未触及，脾大，肋下 3cm。血肝功能、肾功能、电解质、血糖、血脂和心肌酶均正常；染色体核型分析：正常染色体核型 46，XX，NAP 积分和阳性率均低于正常，网织红细胞计数 0.003。骨髓象：增生明显活跃，粒系 36%，中性粒细胞以下部分细胞呈类巨变表现，可见退行性变，中性粒细胞以下部分细胞内颗粒细胞粗大，少数颗粒细胞减少，可见 PH 细胞；红系 57.6%，中晚红细胞为主，部分呈老核幼浆表现及类巨变表现，可见分裂象、点彩虹、母子核；成熟红细胞大小不一，易见大红、嗜多染、畸形；巨核细胞数量增多，可见单圆核、小巨核细胞。骨髓病理学检查：增生活跃，粒红细胞比例升高，粒系以中幼及以下阶段细胞为主，簇状或散在分布，可见不成熟前体细胞异常定位（ALIP）现象；红系以中晚红为主，散在分布；巨核细胞数量多，散在分布，可见单圆核和多圆核细胞；部分区域纤维组织增生。铁染色（＋＋），网状纤维染色（＋＋），MDS 可能性大。

❓ 主任医师常问住院医师的问题

● 目前患者的主要诊断是什么？诊断依据是什么？

答：（1）诊断　骨髓增生异常综合征（MDS），难治性贫血。

（2）诊断依据

① 患者为老年人。

② 病史与症状：乏力、面色苍白，伴活动后心悸、气促，抗贫血

后治疗无效。

③ 典型的体征：贫血和脾大。

④ 血常规示 WBC $4.1\times10^9/L$，Hb 66.2g/L，PLT $101\times10^9/L$，N $0.6\times10^9/L$，均低于正常值。

⑤ 贫血系列：血清铁蛋白高于正常。

⑥ 骨髓象和骨髓病理学检查提示有病态造血。

⑦ 碱性磷酸酶（NAP）活性减低。

骨髓增生异常综合征的特点有哪些？

答：骨髓增生异常综合征（MDS）是一组异质性的造血干细胞克隆性疾病，其主要特征为无效造血所致的难治性血细胞减少、骨髓病态造血和具有发展成急性白血病的高危倾向。MDS 发病率为 5/100000，平均发病年龄为 60～75 岁，近年来，MDS 的发病率呈增长趋势。根据病因分类，可将 MDS 分为原发性和继发性（继发于长期化疗、放疗后，或继发于肿瘤、自身免疫性疾病等），多数患者为原发性 MDS。

MDS 骨髓穿刺涂片：有核细胞增生程度增高或正常，原始细胞比例正常或升高，红系细胞百分比常明显升高。最主要的是粒、红、巨核系至少有一系出现病态造血：粒系表现为原始粒细胞增多，成熟粒细胞分叶过少或过多，颗粒缺如、减少或增加，幼粒细胞出现巨型变，可见环形核粒细胞；红系表现为红系增生旺盛，巨幼样变，多核或碎核等畸形，成熟红细胞大小不等，外周血中出现有核红细胞和巨大红细胞；巨核系表现为骨髓巨核细胞数目正常或增多，出现原始、幼稚巨核和小巨核细胞。

病理学检查：正常人原粒和早幼粒细胞沿骨小梁内膜分布，MDS 患者在骨小梁旁区和间区出现 3～5 个或更多呈簇状分布的原粒和早幼粒细胞，称为不成熟前体细胞异常定位（ALIP）。

❓ 主任医师常问主治医师的问题

MDS 如何进行分期和分组？

答：国际预后积分系统（IPSS）是根据患者的骨髓原始细胞百分比、细胞遗传学异常、血细胞减少的系列数进行评分，根据评分数将患者分为低危组（IPSS 评分 0 分）、中危 1 组（IPSS 评分 0.5～1.0 分）、中危 2 组（IPSS 评分 1.5～2.0 分）和高危组（IPSS 评分≥2.5 分）。低危组的中位生存期为 5.7 年，25％的患者进展为急性粒细胞白血症（AML）的时间为 9.4 年；中危 1 组的中位生存期为 3.5 年，25％的患者进展为急性粒细胞白血症的时间为 3.3 年；中危 2 组的中位生存期为 1.2 年，25％的患者进展为急性粒细胞白血症的时间为 1.1 年；高危组的中位生存期为 0.4 年，25％的患者进展为急性粒细胞白血症的时间为 0.2 年。

● **MDS 的治疗原则都有哪些？该患者应采取什么治疗方案？**

答：（1）MDS 由于疾病种类和分期不同，治疗上应随患者的病情采用相应的治疗对策。总的原则是，低危组和中危 1 组以支持治疗为主；中危 2 组和高危组根据病情不同，选择化疗或异基因造血干细胞移植。

（2）该患者为难治性贫血（MDS-RA），IPSS 积分系统评分，属于低危组，对于此类患者的治疗应该以支持治疗为主。

① 患者为老年人，以贫血为主要表现，血红蛋白 66.2g/L，应给予补充红细胞治疗，以缓解贫血症状。

② 细胞因子治疗：可给予促红细胞生成素（EPO），10000U/d，促进红系造血；在病情进展过程中，如果出现中性粒细胞减低，可以间断予粒细胞刺激因子（G-CSF）升高粒细胞。

③ 抗感染：MDS 患者的机体免疫力低下，容易合并感染，尤其是对于粒细胞减低或缺乏的患者，一旦合并感染，应尽早使用广谱抗生素。

④ 止血：血小板计数减低时，根据计数情况，给予补充血小板和止血治疗。

⑤ 补充造血原料：叶酸片 10mg，每日 3 次，口服。

⑥ 免疫调节药：沙利度胺 100mg，每日 1 次，口服。

⑦ 诱导分化治疗：维 A 酸（全反式维 A 酸）10mg，每日 3 次，口服；注意观察全反式维 A 酸的副作用；口唇干燥、皮肤过度角化、关节肌肉疼痛、肝功能损害等。

⑧ 雄性激素：十一酸睾酮 40mg，每日 3 次，口服。

⑨ 环孢素：根据患者的免疫功能状况及其他治疗的效果决定是否使用。

主任医师总结

（1）骨髓增生异常综合征（myelodysplastic syndrome，MDS）是一组获得性干细胞疾病，由于克隆性造血干细胞、祖细胞发育异常，导致无效造血及恶性转化危险性增高。其特点是外周血表现为红细胞、白细胞和血小板两系或两系以上减少,骨髓增生亢进,并有形态的异常。可以为原发,也可以继发于长期的化疗、放疗,在疾病过程中可以转化为急性白血病。

(2)MDS的FAB及WHO诊断分型标准 由于对MDS的发病机制的诊断还不十分明确,故MDS治疗无特异性,因此MDS的预后差。部分患者在经历一定时期的MDS后转化为急性白血病;部分因感染、出血或其他原因死亡,病程中始终不转化为急性白血病。1982年,英法美FAB协作组首先提出了FAB的MDS分型诊断标准,并在世界范围内广泛应用至今。

① 难治性贫血(RA):多发生在50岁以上的老年患者,临床以贫血为主,网织红细胞减少,外周血中中性粒细胞和血小板大多也是减少的。外周血中原始细胞极少见,不超过5%。骨髓细胞增生正常或亢进,红系增生多较明显,环形铁粒幼细胞少见,红细胞形态异常多见。粒系和巨核系细胞也有一定的形态异常,但通常较轻。骨髓内原始细胞不超过5%。

② 难治性贫血伴环形铁粒细胞(RAS):这类患者与RA的主要区别是出现环形铁粒幼细胞,占骨髓有核红细胞的15%以上。外周血白细胞和血小板计数多数正常,血清铁蛋白浓度增高。

③ 难治性贫血伴原始细胞增多(RAEB):患者年龄较大,多数在50岁以上,但国内报道青中年也不少见。血液及骨髓除具有RAEB的一些改变之外,常有以下特点。

a. 外周血中原始细胞>5%,但不超过20%。

b. 骨髓中原始细胞超过20%,但小于30%。

c. 原始细胞中可见Auer小体。

d. 约50%以上患者演变为急性白血病,患者生存时间短,多数不超过1年。

④ 慢性粒单核细胞白血病(CMML):较多见于年长者,肝脾大多见,有贫血及血小板减少,最主要特点是血液和骨髓中有较多的单核细胞。外周血单核细胞的绝对数超过1×10^9/L,常伴有中性粒细胞增多及形态异常。外周血中原始细胞少于5%。骨髓细胞增生明显增多,粒红比例增高,原始细胞在5%~20%。三系细胞可有明显形态异常。

(3)WHO 2001分型系统 近年来,随着细胞学、免疫学、细胞遗传学及分子生物学的快速发展及其在MDS的诊断、分型、分期以及预后判断中的应用,MDS分型系统逐渐得到完善,逐渐形成了WHO 2001分型系统和WHO 2008分型系统。根据WHO 2001分型标准,将

MDS 分为如下类型。

① 难治性贫血（RA）：外周血象，贫血，原始细胞＜1％，单核细胞＜1×10^9/L；骨髓象示红系发育异常，原始细胞＜5％，铁粒幼细胞＜15％，骨髓或巨核细胞发育异常＜10％。

② 难治性贫血伴环形铁粒幼细胞增多（RARS）：外周血象示贫血，原始细胞＜1％，单核细胞＜1×10^9/L；骨髓象，红系发育正常，原始细胞＜5％，铁粒幼细胞＞15％。

③ 难治性血细胞减少伴多系发育异常（RCMD）：外周血象，两系或全血细胞减少，原始细胞＜1％，单核细胞＜1×10^9/L；骨髓象，两系或多系发育异常细胞＞10％，原始细胞＜5％，铁粒幼细胞＜15％。

④ 难治性血细胞减少伴多系发育异常和伴环形铁粒幼细胞增多（RCMD-RS）：血象，两系或全血细胞减少，原始细胞＜1％，单核细胞＜1×10^9/L；骨髓，两系或多系发育异常细胞＞10％，原始细胞＜5％，铁粒幼细胞＜15％。

⑤ 难治性贫血伴原始细胞增多-1 型（RAEB-1）：外周血象，血细胞减少，原始细胞 1％～5％；骨髓象，一系或多系发育异常，原始细胞 5％～9％。

⑥ 难治性贫血伴原始细胞增多-2 型（RAEB-2）：外周血象，血细胞减少，原始细胞 6％～19％；骨髓象，一系或多系发育异常，原始细胞 10％～19％。

⑦ 不能分类的骨髓增生异常综合征（MDS-U）：外周血象，血细胞减少，原始细胞＜1％；骨髓或巨核系单系发育异常，原始细胞＜5％。

⑧ 单纯 5q-MDS：外周血象，贫血，原始细胞＜5％，血小板数量正常或增加；骨髓，巨核细胞正常或增多，原始细胞＜5％。

（李 嵩）

青年男性，头晕、乏力、面色苍白 1 个月，牙龈出血 5 天，发热伴咳嗽 2 天——急性白血病

❀ ［实习医师汇报病历］

　　患者男性，35 岁，船厂油漆工。因"头晕、乏力、面色苍白 1 个月，牙龈出血 5 天，发热伴咳嗽 2 天"入院。患者于 1 个月前无诱

因感乏力，能坚持骑车上下班，家人发现其面色苍白渐加重，5天前早上出现牙龈少量出血，不易自止。2天前开始发热，最高39.5℃，伴咳嗽、畏寒。自服"对乙酰氨基酚（百服宁）"后体温降至38℃以下。不伴胸闷、胸痛，咯少量白痰。无心悸，无腹痛、腹泻、恶心、呕吐、黑粪，无腰痛及排尿不适，无骨关节肿痛及皮疹。入院前1天在地段医院查血常规示WBC 35.8×10^9/L，RBC 2.93×10^{12}/L，Hb 82g/L，PLT 44×10^9/L，白细胞分类：中性粒细胞17%，淋巴细胞32%，单核细胞14%，原幼细胞37%。急诊医师拟诊为：急性白血病？发热待查。紧急联系病房收入院。既往身体健康，否认肝炎、结核病史，无高血压病、冠心病史。无放射线接触史，从事船厂油漆工7年。生育1子。父母亲健在，身体健康，有一妹妹身体健康。查体：体温38.0℃，皮肤苍白，无黄染、皮疹、出血点，双颌下可触及花生大小淋巴结，有触痛，浅表淋巴结未触及。咽充血，双侧扁桃体无肿大。口腔黏膜无溃烂。牙龈轻度增生，少许出血。胸骨压痛，两肺呼吸音稍粗，未闻及干湿啰音。心率102次/分，律齐。腹平软，无压痛，肝脾肋下未触及。四肢关节无红肿、活动障碍。神经系统检查未见异常。

主任医师常问实习医师的问题

● **急诊医师初步诊断是否正确？目前考虑的诊断是什么？**

答：急诊医生初步诊断基本正确。目前主要考虑：急性白血病（分型待定）；发热原因待查（上呼吸道感染？脓毒血症？）。

● **该患者的特点有哪些？诊断依据是什么？鉴别诊断是什么？**

答：（1）该患者的特点

① 青壮年男性，起病1个月，病情进展迅速。

② 以感染、出血和贫血为主要表现。

③ 既往有苯类接触史，无遗传病史。

④ 体检：体温38.0℃，皮肤苍白，颌下淋巴结压痛，咽充血，牙龈增生，胸骨压痛，两肺呼吸音粗。

⑤ 血常规示红细胞、血小板数低，白细胞明显增高；白细胞分类

可见 37％原幼细胞。

（2）急性白血病（分型待定）的诊断依据

① 患者起病 1 个月，病情急、进展快。

② 以感染、贫血和出血为主要表现。

③ 体检皮肤苍白，有牙龈增生、出血、胸骨压痛等改变。

④ 外周血象示白细胞明显增高，分类见较多的原细胞、幼细胞。

发热原因待查（上呼吸道感染，脓毒血症？）的诊断依据

① 入院前 2 天寒战、高热伴咳嗽。

② 体检示体温 38.0℃，颌下淋巴结压痛，咽充血，颌下淋巴结压痛，两肺呼吸音粗。

（3）需要与以下疾病鉴别

① 类白血病反应：表现为外周血白细胞增高，可见幼稚细胞或有核红细胞。骨髓增生，原幼细胞比例可增高，可伴有核左移。但患者一般有感染、中毒、肿瘤等病因。一般无贫血、血小板减少，无髓外白血病浸润表现，骨髓、外周血中原始细胞比例低，无 Auer 小体，中性粒细胞碱性磷酸酶（NAP）积分较高，去除原发病后血象、骨髓象可恢复正常。本例患者症状、体征与此不符。

② 慢性粒细胞性白血病：一般慢性起病，症状潜隐，进展缓慢。早期可无贫血、血小板正常或增多。外周血中粒系比例显著增多，以中幼粒、晚幼粒和杆状核粒细胞为主。脾脏显著肿大，骨髓增生极度活跃，以中晚幼细胞为主，原始粒细胞不超过 20％，嗜碱性粒细胞可增多。NAP 积分明显降低。遗传学检查具有特征性 Ph 染色体或 *BCR/ABL* 融合基因。与本例病情不符。

③ 骨髓增生异常综合征：表现为贫血、出血、反复感染。一般发病年龄较大，起病缓慢，病史较长。外周血示一系、两系或全血细胞减少，可见幼红、幼粒细胞。骨髓增生程度不一，有病态造血的形态特点。原始和幼稚细胞达不到急性白血病的诊断标准。骨髓活检可见特征性的幼稚前体细胞异常定位（ALIP）。遗传学检查可有＋8、-7/7q-、5q-、＋11 等克隆性染色体异常。本例病情进展迅速，外周血象也与 MDS 不符。

④ 急性再生障碍性贫血：急性再障以感染、出血为主要表现，进行性贫血，病情进展快。一般无髓外浸润表现，外周血象常示全血细胞减少。无幼稚粒、单核细胞，网织红细胞比例和绝对计数减少。骨髓增生低下，非造血细胞比例相对增多，巨核细胞绝对减少。与本例患者病

情不符，可以排除。

⑤ 肺炎：起病急，常先有寒战、高热等毒血症状，然后出现咳嗽、胸痛等症状，体征有肺部干湿啰音，抗生素治疗后病灶消失。本例患者是否发展到肺炎可通过进一步拍胸部 X 线片以明确。

● **应做哪些检查以进一步明确诊断？入院后的处理原则是什么？**

答：肝功能、肾功能、电解质、出血时间、凝血时间、胸部 X 线片、B 超、心电图等。在抗生素应用之前多次血培养＋药物敏感试验，咽拭子培养＋药物敏感试验。骨髓活检和骨髓涂片细胞学检查、免疫学、遗传学、分子生物学检查（MICM）。

处理原则：针对感染、出血、贫血对症、支持治疗；患者寒战、高热，以革兰阴性菌感染可能性较大。在抽取血培养后，可经验性选用第三、第四代头孢菌素，也可选用加 β 内酰胺酶抑制药广谱青霉素或亚胺培南等抗生素（"降阶梯治疗"——先用较强的广谱抗生素等药物敏感试验结果出来后调整到窄谱抗生素），争取在 48h 内控制体温；在积极抗感染治疗，同时密切观察血压、脉搏、呼吸、尿量，充分补液，调整电解质和酸碱平衡，防止感染性休克发生。待血培养和药物敏感试验结果报告后调整抗生素。骨髓穿刺结果出来后可针对白血病不同类型给予化疗，若为急性髓细胞白血病，采用 DA 方案，即柔红霉素（DNR）$45\sim60mg/(m^2 \cdot d)$（第 1～3 天）＋阿糖胞苷（Ara-C）$100mg/(m^2 \cdot d)$（第 1～5 天或第 1～7 天）。

❓ 主任医师常问住院医师的问题

● **急性白血病患者常出现胸骨压痛的原因是什么？**

答：急性白血病时，胸骨压痛是重要的特征性体征之一。正确的体检方法是用右手拇指或示指，以一定的压力从上到下按压胸骨，观察和询问患者反应。多数患者胸骨压痛最明显的部位在相当于第 4、第 5 肋间的胸骨部。其产生的原因主要是由于胸骨骨髓造血组织丰富，当骨髓内白血病细胞大量增生，引起骨髓腔容积压力增高及白血病细胞浸润骨膜刺激感觉神经而引起。从解剖学上看，胸骨板很薄，覆盖此部的皮肤也很薄，骨膜感觉神经也较丰富，所以对触压很敏感，往往会产生明显的压痛。

● **怎样围绕白血病的诊断、分型展开检查？**

答：急性白血病（AL）诊断、分型相关的检查包括血象、骨髓活检、骨髓和外周血细胞形态、细胞化学染色、细胞免疫表型、常规染色体核型、融合基因（AML1-ETO、CBFβ-MYH11、PML/RARα、FLT3和MLL基因重排等，采用FISH或RT-PCR方法）。考虑到患者仅35岁，有接受造血干细胞移植的可能，可以对患者本人其胞妹进行常规HLA分型检查，为干细胞移植做好准备。明确诊断、分型和预后分层是合理选择诱导和缓解后治疗方案的基础。

骨髓涂片形态学检查具有快捷、方便、准确的特点，对拟诊为AL的所有患者在第一时间都进行该项检查。临床特点对AML的诊断、分型有重要提示作用。例如M3出血较重，血常规常示全血细胞减少；M4、M5髓外浸润多见。形态诊断是AL诊断、分型的基础，Auer小体是AML独有的特征；而M3细胞具有典型的颗粒异常——早幼粒细胞形态特点。

不能确定细胞系列时可进一步通过细胞化学染色检查帮助辨别。过氧化物酶（POX）染色是鉴别AML和急性淋巴细胞白血病（ALL）的重要指标。POX阳性率≥3％可确定为AML。特异性酯酶（CE）是中性粒细胞的标志酶。非特异性酯酶（NAE）染色细胞弥散性阳性而被氟化钠（NaF）抑制是单核细胞的特点，粒细胞呈阳性反应则不被NaF抑制。碱性磷酸酶（ALP）是中性粒细胞的标志酶，晚幼粒和成熟粒细胞含量最高，原始粒细胞和其他血细胞为阴性。类白血病反应时ALP显著增高，而急性粒细胞白血病和慢性粒细胞白血病（CML）则减低。

免疫分型是AML诊断、分型的重要补充。胞质髓过氧化酶（cMPO）和CD117是髓系高度特异性抗原，而CD3、CD19和CD10等是特异性淋系抗原。

细胞遗传学检查对诊断、预后判断和指导治疗有重要意义。有条件的时最好每一例患者都进行细胞遗传学检查。如有t(15；17)对M3的诊断和治疗都有决定性意义。融合基因检查是常规染色体核型分析的重要补充。通过RT-PCR或FISH检测对一些影响预后的分子异常，如FLT3、AML1/ETO、BCR/ABL等对治疗方案的选择以及预后非常重要。对年龄较轻，一般情况好的患者还应进行常规HLA分型检查，以备造血干细胞移植。

⊛ ［主治医师补充骨髓涂片检查报告］

　　患者骨髓涂片结果（图 5-1～图 5-3）：骨髓增生极度活跃，粒系和红系增生受抑。单核细胞比例明显增高，以原始（21％）和幼稚单核细胞（35％）为主，成熟单核细胞占 3％，部分单核细胞胞质可见 Auer 小体。巨核细胞全片 17 个。细胞化学染色：过氧化酶染色（POX）阳性，特异性酯酶（CE）阴性；中性非特异性酯酶染色（NAE）强阳性，NaF 抑制率达 50％以上。

　　流式细胞仪检查免疫表型：细胞表达 CD34、HLA-DR、CD33、CD13、CD11b、CD7 部分阳性。染色体核型：46，XY（20）；FISH：检测 MLL 基因重排阴性。RT-PCR：AML1-ETO、CBFβ-MYH11 及 FLT3-ITD 融合基因阴性。血培养：ESBL（＋）的肺炎克雷伯杆菌阳性。

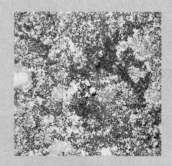

图 5-1　低倍镜（10×）

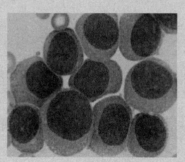

图 5-2　高倍镜（100×）

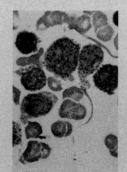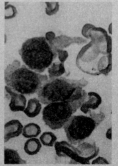

图 5-3　NaF 抑制试验

● **该患者目前的诊断和治疗原则是什么？**

答：根据临床特点、细胞形态、细胞化学染色、免疫表型和细胞遗传学检查，本例患者按 WHO 标准应属于"不另分类的 AML"中的急性单核细胞白血病（M5）。血培养肺炎克雷伯杆菌阳性，提示合并肺炎克雷伯杆菌脓毒血症。无 CNS 表现，体力状况评分 1 分。染色体核型正常，属于中等预后组。明确诊断、分型和预后分层后，接下来就是要确定整体治疗方案，进行规范性化疗。在化疗前，先行强有力的抗感染治疗，如头孢哌酮、他唑巴坦或亚胺培南。待感染有所控制进行诱导缓解化疗和缓解后治疗。由于排除 M3，年龄＜60 岁，可采用蒽环类药物联合标准剂量的阿糖胞苷（3＋7）方案，最常用的是去甲氧柔红霉素（12mg/m^2）或柔红霉素（90mg/m^2）连用 3 天，阿糖胞苷（Ara-C）100～200mg/m^2 持续静滴，用 7 天。化疗期间加强血象监测和支持治疗。缓解后，可以同样方案巩固治疗，考虑到患者为单核细胞白血病，还应在腰椎穿刺术（CR）后做脑脊液检查并鞘内预防性用药至少 1 次。之后进入缓解后治疗，包括大剂量化疗和异基因造血干细胞移植。

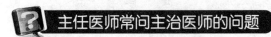

● **根据什么对 AML 的危险度进行分层？如何根据危险度分层选择治疗方案（个体化治疗）？**

答：AML 根据表 5-1 进行危险度分层。

表 5-1　AML 常见的染色体和分子学异常的预后意义

预后	染色体	分子学异常
良好	t(15;17)(q22;q12) t(8;21)(q22;q22) inv(16)(p13q22)/t(16;16)(p13;q22)	正常核型伴有孤立的 *NPM1* 基因突变
中等	正常核型 孤立的＋8 孤立的 t(9;11)(p22;q23) 其他异常	t(8;21)或 inv(16)伴有 *C-KIT* 基因突变
不良	复杂核型（≥3 种异常） t(6;9)(p23;q34) 11q23 异常，除外 t(9;11) del(5q)、-5、del(7q)、-7t(9;22)	正常核型伴有单独的 *FLT3-ITD* 基因

该患者年龄小于 60 岁，无遗传学改变和分子生物学检查异常，根据上表危险度分层，属于预后中等组。可选择标准的诱导缓解治疗方案和大剂量 Ara-c 为主的化疗，如有合适的配型，宜行异基因造血干细胞移植。对于预后不良组首选异基因造血干细胞移植；对于预后良好组（非 M3）首选大剂量 Ara-c 为基础的化疗。t(8；21) 和 inv（16）的 AML 对大剂量 Ara-c 极敏感。组蛋白去乙酰化酶（HDAC）可使 t(8；21)、inv（16）的 AML 和正常核型患者的治愈率分别由 70% 提高到 80% 和 30% 提高到 40%，但不改善不良核型患者的预后；复发后再行异基因造血干细胞移植。无法行异基因造血干细胞移植的预后不良组、部分预后良好组及预后中等组患者均可考虑行自体造血干细胞移植。

t(15；17) 的 AML 患者治疗比较特殊，常采用维 A 酸、三氧化二砷及蒽环类药物进行单药物、双药物和三药物联合诱导缓解治疗，并注意中枢等"庇护所"的预防治疗，同时治疗过程中需警惕出现分化综合征。

● 急性白血病联合化疗的主要不良反应有哪些？如何防治？

答：联合化疗的主要不良反应是骨髓抑制和胃肠道反应，也可出现肝肾毒性。蒽环类药物可引起急、慢性心脏毒性。急性心脏毒性表现为心律失常、传导阻滞，极少数出现心包炎、充血性心功能衰竭。慢性心脏毒性更多见，是药物累积达一定程度的结果。常用于白血病化疗的蒽环类药物有个最大累积剂量：柔红霉素（DNR）1000mg/m²，依达比星（IDR）300mg/m²，米托蒽醌 120～160mg/m²。化疗期间应注意保护心脏、肝脏和胃肠道功能。大剂量 Ara-c 可引起大脑功能失调、小脑功能失调、非心源性肺水肿、心包积液和结膜炎等，可用氨磷汀（阿米福汀）等降低治疗毒性。大剂量 Ara-c 治疗时应常规给予地塞米松滴眼液防治结膜炎。单用维 A 酸（ATRA）治疗可出现皮肤黏膜干燥、头痛、骨痛或关节痛、消化道症状或转氨酶增高等不良反应。也可出现分化综合征，表现为发热、呼吸窘迫、肺浸润、体重增加、身体下垂部位水肿、胸膜渗液、肾功能损害，偶见心包渗液、心功能衰竭或低血压等，严重时需辅助机械通气。及时大剂量糖皮质激素可使大多数患者症状迅速好转。

● 如果该患者经两个疗程的标准方案诱导未达完全缓解（CR），属于什么情况？如何诊断及处理？有何进展？

答：这种情况属于难治、复发性 AML 范畴。难治、复发性 AML 一般是指经典诱导方案治疗两个疗程未达完全缓解（CR），或首次 CR 后 6~12 个月内复发；或 CR 6~12 个月以后复发而原方案再诱导治疗失败，或两次或以上复发。应当注意的是，有些所谓难治、复发 AML 可能与治疗不规范（如药物选择和诱导剂量小）有关。反复低于标准剂量的化疗易导致继发耐药，人为增加今后治疗的难度。复发、难治性 AML 的预后极差，其主要原因是原发和继发耐药。患者再诱导治疗缓解机会小，中位再缓解持续时间不超过 1 年，3 年中位生存率仅 8%~25%。可采用大剂量化疗、造血生长因子＋化疗［如 FLAG 方案（即氟达拉滨、阿糖胞苷、粒细胞集落刺激因子)]，或探索性治疗方案、免疫治疗和干细胞移植等。一些新的治疗药物和治疗手段用于难治性 AML，如氟达拉滨、地西他滨、Flt3 抑制剂、CD33 单克隆抗体等。最近报道的作用于 CD19 的 CAR-T（嵌合抗体工程 T 细胞）成功用于慢性淋巴细胞性白血病（CLL）的治疗同样可能为 AML 开拓思路。

主任医师总结

（1）典型急性白血病的诊断一般不难。根据临床症状、体征和外周血象，结合骨髓和外周血细胞形态检查，大多数患者都能得到正确诊断。少数急性白血病患者初诊时外周血白细胞数并不增高，甚至低于正常，但通过外周血涂片往往能发现原始、幼稚细胞，再经骨髓细胞形态检查也能够确诊，细胞分化阻断，或称"裂隙"现象，是急性白血病骨髓形态学特征。少数患者表现为外周血全血细胞减少，骨髓增生低下，常需要和全血细胞减少的疾病鉴别，如再障、MDS、巨幼细胞贫血等，但只要骨髓或外周血中原始细胞达到急性白血病诊断标准（原始细胞≥20%），称为低增生性白血病。一些具有特殊重现性染色体易位如 t(8；21)、inv（16）或 t(16；16) 的患者，骨髓或外周血中原始细胞即使达不到 20% 也能确诊。当骨髓穿刺取材不佳时，骨髓活检能为诊断提供必要的依据。

（2）准确把握病情是临床正确处置的前提，在积极对症、支持治疗下，围绕诊断展开全面而又有重点的检查，同时确立整体治疗的思路。急性白血病诊断主要是确定白血病的分型。通过 MICM 的这个检查顺序，即骨髓形态学结合细胞免疫表型、细胞遗传学和分子生物学，按 WHO 标准来最终确定。治疗方案的选择要综合年龄、器官系统功能、体力状况、细胞遗传学、治疗反应和既往病史等合理制订诱导和缓解后治疗方案，强调按循证医学的结论进行规范化治疗。AML 化疗方案一般都包含一种蒽环类或蒽醌类药物联合标准或大剂量阿糖胞苷。治疗剂量要足，感染、出血等并发症不是推迟诱导治疗的理由。

（3）AML 的治疗主要包括诱导缓解治疗和缓解后治疗。参考 NCCN 关于 AML 治疗指南，结合患者危险度分层和实际情况选择具体诱导化疗方案（个体化治疗）。经诱导治疗后未达缓解的可进入临床试验或进行人类白细胞抗原（HLA）相合的同胞供者移植或无关供者移植。缓解后的治疗对策主要根据细胞遗传学和治疗反应等加以确定。本例患者骨髓如能与其胞妹匹配，可以选择同胞供者移植。t(15；17) AML 的治疗较为特殊，诱导治疗首选维 A 酸或砷剂。当然应该注意白血病"庇护所"的防治及化疗不良反应的处理。

（袁振刚）

中年男性，淋巴结肿大，发热伴乏力、消瘦 2 个月——弥漫大 B 细胞淋巴瘤

❀ ［实习医师汇报病历］

> 患者男性，47 岁，因"淋巴结肿大，发热伴乏力、消瘦 2 个月"入院。患者于 2009 年 5 月无明显诱因出现左颈部肿大淋巴结，当时大小为 1.5cm×2.0cm，无明显红、肿、热、痛。近 2 个月出现间断发热，午后明显，体温最高 38.9℃，无畏寒、盗汗、咳嗽、咳痰和咯血等不适。近 2 个月体重下降 10kg。在当地医院给予抗感染治疗无效，颈部淋巴结病理诊断"恶性淋巴瘤"。门诊以"淋巴瘤"收治入院。查体：体温 38.7℃，左颈部触及最大 2cm×2.5cm 大小淋巴结 3 个，质硬无压痛，右侧腹股沟触及蚕豆大小淋巴结 2 个，质韧。胸骨无压痛，肝肋下未触及，脾肋下 3cm，质中。既往有乙肝"小三阳"病史二十余年。血象：Hb 132g/L，WBC 5.8×10⁹/L，N% 74%，PLT 75×10⁹/L。入院诊断：弥漫大 B 细胞淋巴瘤（DLBCL）。

？ 主任医师常问实习医师的问题

● 目前考虑的诊断是什么？

答：恶性淋巴瘤（分型、分期待定）；乙型肝炎病毒表面抗原携带

者？慢性乙型肝炎？

● **诊断为淋巴瘤的依据是什么？鉴别诊断是什么？**

答：(1) 诊断依据

① 男性，47 岁。

② 主诉淋巴结肿大，发热伴乏力、消瘦 2 月。

③ 抗炎治疗无效。

④ 乙肝"小三阳"病史 20 余年。

⑤ 查体见消瘦貌，体温 38.7℃，左颈部触及最大 2cm×2.5cm 大小淋巴结 3 个，质硬无压痛，右侧腹股沟触及蚕豆大小淋巴结 2 个，质韧。脾肋下 3cm，质中。

⑥ 当地医院行颈部淋巴结病理诊断为恶性淋巴瘤。

(2) 需要与以下疾病鉴别

① 淋巴结结核：多见于年轻患者，结核多伴有发热等全身中毒症状，结核菌素纯蛋白衍生物（PPD）/旧结核菌素（OT）试验阳性，抗酸杆菌抗体阳性，病理表现有干酪样变，抗结核治疗有效；本例患者淋巴结病理表现不支持。

② 慢性淋巴结炎：多数有明显的感染灶，伴白细胞总数及中性粒细胞增多，且常为局限性淋巴结肿大，有疼痛及压痛，一般直径不超过 2cm，抗感染治疗后会缩小。本例患者无明确感染病灶，淋巴结无压痛，质地硬，且病理表现不支持，可排除。

③ 淋巴结转移性肿瘤：淋巴结质地硬、早期固定，表面不平，范围相对局限，常出现在原发癌肿引流区。一般有原发病灶及相应的临床表现，癌性标记［甲胎蛋白（AFP）、癌胚抗原（CEA）、前列腺癌特异性标志物（PSA）及 CA 系列升高等］，本例患者基本可排除。

④ 结缔组织病：虽可有发热、淋巴结肿大，但也常伴有皮肤、关节症状，血清自身抗体谱一般会有阳性。

⑤ 淋巴细胞白血病：根据血象、骨髓象可排除，部分晚期淋巴瘤或一开始出现骨髓浸润，瘤细胞比例可以达到白血病的诊断标准，称为淋巴肉瘤细胞性白血病。

⑥ 类淋巴瘤：一组类似于淋巴瘤的疾病，常伴有淋巴结肿大等，如血管免疫母细胞性淋巴结病（AILD）有病理"三联征"；Castleman 病，临床分局灶型和多中心型，前者表现为巨大肿块，后者有发热、贫血和多克隆免疫球蛋白症；假性淋巴瘤，依靠病理学检查排除。

⑦ 与长期发热有关疾病：败血症、感染性心内膜炎、风湿热、系统性红斑狼疮（SLE）、传染性单核细胞增多症、伤寒和副伤寒以及噬血细胞综合征等。结合病史和辅助检查，该患者均不支持上述诊断。

● **应做哪些检查？各有什么临床意义？**

答：血生化、肿瘤标志物检测，胸部增强 CT、头颅 MRI、腹部及全身浅表淋巴结超声检查，经济条件允许可以考虑行全身 PET-CT。

（1）血生化 除可判断患者的重要脏器功能外，血清乳酸脱氢酶的高低与原发病的预后有关；尿酸水平的升高应警惕化疗后肿瘤溶解综合征肾损害的风险。

（2）肿瘤标志物检测 可以通过标志物 AFP、CEA、CA19-9 等，排除淋巴结转移性肿瘤。

（3）胸部增强 CT 可以了解纵隔淋巴结的大小以及肺部情况。CT 对淋巴结的测量也可以作为淋巴瘤治疗后疗效评价的重要指标。

（4）头颅 MRI 可以排除患者有无中枢侵犯。其优点是比 CT 检查更细致，容易发现小的病灶。

（5）腹部肝胆胰脾、腹腔及全身浅表淋巴结超声检查 腹部超声可以明确淋巴结大小，范围，有无脏器浸润，无创，便宜、方便。

（6）全身 PET-CT 检查 PET-CT 检查不仅判断病变部位而且可区分出病变部位的活性如何，有助于疗效分析，但检查昂贵。

❓ 主任医师常问住院医师的问题

● **浅表淋巴结的体格检查对淋巴瘤的诊断和分期判断较为重要，如何检查？淋巴结检查结果描述应注意哪些问题？**

答：淋巴结的检查在全身体格检查时应在相应身体部位检查过程中进行。为了避免遗漏应特别注意淋巴结的检查顺序。头颈部淋巴结的检查顺序是：耳前、耳后、枕部、颌下、颏下、颈前、颈后、锁骨上淋巴结。上肢淋巴结的检查顺序是：腋窝淋巴结、滑车上淋巴结。腋窝淋巴结应按顶、内、前、外、后 5 组淋巴结顺序进行。下肢淋巴结的检查顺序是：腹股沟、腘窝。检查淋巴结的方法是视诊和触诊。视诊时不仅要注意局部征象（包括皮肤是否隆起，颜色有无变化，有无皮疹、瘢痕、瘘管等）也要注意全身状态。触诊是检查淋巴结的主要方法。检查者将示、中、环三指并拢，其指腹平放于被检查部位的皮肤上进行滑动触诊。描述淋巴结应注意部位、大小与形状、数目与排列、表面特性、质地、有无压痛、活动度、界限是否清楚及局部皮肤有无红肿、瘢痕等。

● **除了实习医师提出的有关检查，在治疗之前需要进一步完善哪些相关检查？**

答：除了上述检查，我认为最重要的是核实外院淋巴结病理诊断的准确性。正确的病理诊断取决于两个方面：一是病理组织的质量，完整的淋巴结切除标本是正确诊断的基础。淋巴结针刺活检或涂片都不宜作为诊断淋巴瘤的依据；二是病理医师的经验，同一组织标本最好能经过两位有经验的病理医师的确认。除了苏木精-伊红（HE）染色的病理形态检查，还应进行免疫表型检查，如 CD20、CD3、CD5、BCL2、BCL6、MUM1、Ki67、MYC 等，帮助明确诊断、分型及预后判断。若因各种原因无法作出明确诊断时，不应贸然给予化疗，而是应该再次取淋巴结或组织活检确诊。

❀ ［住院医师补充病历］

我院血生化：肝肾功正常，尿酸 520μmol/L，乳酸脱氢酶同工酶（LDH）426U/L；乙肝五项：HBsAg（＋）、HBeAb（＋）、HBcAb（＋），抗 HCV（－）。头颅 MRI 未见异常；胸部 CT（图5-4）示前上纵隔占位。B 超示双侧颈部、腹股沟区、腹膜后多发淋巴结影，肝未见占位，脾大。骨髓穿刺未见明显异常。

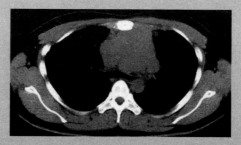

图 5-4　胸部 CT

病理涂片会诊结果（图5-5）示弥漫性大 B 细胞淋巴瘤，免疫组化：CD20（＋＋），CD79α（＋），CD10（－），CD3（－），CD5（－），CD7（－），ALK（－），CK（－），KI-67 约 80％（＋），MUM1（＋），BCL6（－）。

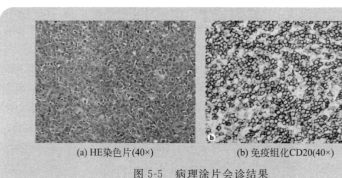

(a) HE染色片(40×)　　　　(b) 免疫组化CD20(40×)

图 5-5　病理涂片会诊结果

● 该患者完整的疾病诊断是什么？

答：目前可以确诊为：弥漫大 B 细胞淋巴瘤（non-GCB 型）ⅢB 期 aaIPI 2 分；乙型肝炎病毒表面抗原携带。本例患者免疫表型为 CD20、CD79α 阳性，CD3 阴性，符合 B 细胞淋巴瘤的表型特征，同时结合 HE 染色细胞形态，确诊为弥漫大 B 细胞淋巴瘤（DLBCL）。结合免疫表型 Murn1 阳性，CD10 和 BCL6 阴性，提示其属于 non-GCB 型，预后较差。根据 Ann Arbor 分期方法，该患者有发热、体重减轻症状，辅助检查提示横隔上下都有侵犯，脾大，纵隔占位未超过 10cm，无脏器和骨髓侵犯的证据，为ⅢB 期。计算国际预后指数（IPI）评分，英语缩写 APLES 有助于记忆，即年龄、一般状况、LDH、节外病变和分期为Ⅲ期以上，各计 1 分。该患者由于年龄小于 60 岁，应该按年龄调整的国际预后指数（aaIPI，一般状况、LDH 升高和分期各计 1 分），患者检查 LDH 升高、分期为ⅢB 期，计算 aaIPI 为 2 分，属中-高危组。

● 如何制订具体治疗方案？

答：在制订治疗方案之前，还应该评价患者的全身重要脏器功能，判断其是否能够耐受全身化疗及预测化疗后可能的副作用。包括超声心动图和心电图评价心脏功能。本例患者有乙型肝炎病毒表面抗原携带，还应该注意乙型肝炎病毒再激活的风险。

考虑患者肿瘤负荷较大，根据循证医学证据，给予 R-CHOP 方案诱导化疗，每 3 周为 1 个疗程，因为根据最新临床研究结果 R-CHOP 21 天周期方案依然是弥漫性大 B 细胞非霍奇金淋巴瘤的标准一线治疗方案。具体为利妥昔单抗 $375mg/m^2$，化疗前 1 天；环磷酰胺 $750mg/m^2$、多柔比星 $50mg/m^2$、长春新碱 $1.4mg/m^2$、泼尼松 $60mg/m^2$，化疗第 1

天开始。治疗期间前几日给予呋塞米（速尿）及别嘌醇口服，以预防肿瘤溶解综合征。考虑到患者为乙型肝炎病毒表面抗原携带者，化疗前给予拉米夫定 0.1g，口服，每日 1 次，预防乙型肝炎病毒再激活。治疗 2～4 周期后进行中期评估，首选 PET-CT。PET-CT 疗效评价对预后预测有重要价值，文献报道，4 疗程后 PET-CT 阴性患者的无进展生存（PFS）和总生存（OS）优于阳性患者。推荐在一线化疗方案进行 2～4 疗程后复查 PET-CT，若 4 疗程后 PET-CT 阴性，继续按原方案治疗，如 PET-CT 阳性，推荐对残留病灶活检，如活检证实肿瘤残留，考虑为难治性，此时应及时调整化疗方案。

 主任医师常问主治医师的问题

● **浅表淋巴结肿大时如何选择活检部位？**

答：本例患者初诊时以无痛性浅表淋巴结肿大就诊，同时有颈部及腹股沟淋巴结肿大，应及时行肿大淋巴结活检，首选颈部淋巴结。腹股沟淋巴结肿大以炎症多见，不推荐首选，除非肿大较明显。颈部淋巴结应选取饱满、质润或硬、无压痛的淋巴结进行活检。对于同时合并有腹股沟淋巴结肿大的患者，如颈部、腋窝淋巴结或皮肤病变确诊淋巴瘤，可进一步行腹股沟淋巴结活检明确分期，指导治疗。

● **放疗在早期 DLBCL 患者具有重要作用，其在晚期患者中的治疗价值如何？**

答：对于早期 DLBCL 化疗后予侵犯野放疗可以改善生存期。而 NCCN 指南推荐对于Ⅲ/Ⅳ期的弥漫大 B 细胞淋巴瘤患者经过 6～8 周期 R-CHOP 方案达到完全缓解的患者可对初始巨块型病变实行放疗（2B 类）。对于经化疗无效或进展的患者也可选择性地进行放疗控制局部病变。本例患者有纵隔肿大，如经 4 周期化疗后仍有残余，可以考虑进行颈部和纵隔的放疗。关于放疗剂量，化疗后 CR 的患者推荐 30～36Gy，部分缓解（PR）的患者推荐 40～50Gy，即使是对部分难治的非霍奇金淋巴瘤（NHL），放疗剂量也一般不超过 55Gy。

● **对于乙型肝炎病毒携带者或患有慢性乙型肝炎的 DLBCL 患者该如何处理？**

答：文献报道，接受化疗±抗 CD20 单克隆抗体治疗的患者中会发生乙型肝炎病毒（HBV）再激活。单用利妥昔单抗也会引发乙型肝炎病毒的再激活。乙型肝炎病毒再激活可能会导致暴发性肝炎、肝功能衰竭和死亡。从开始进行利妥昔单抗治疗到诊断出肝炎，其中位时间大约为 4 个月。

对于存在乙型肝炎病毒再激活风险的患者，其检查应该包括 HBsAg 和 HBcAb。HBsAg 阳性患者的 HBV 再激活风险要比 HBcAb 阳性患者高。再激活的其他风险因素还包括年龄小、男性、治疗前病毒载量高及免疫抑制药治疗时间长。预防性抗病毒治疗对于预防 HBsAg 阳性的患者接受化学免疫治疗期间的乙型肝炎病毒再激活是有效的。对接受化疗的 HBsAg 阳性患者的 14 项研究的系统性回顾显示，预防性使用拉米夫定使得接受化疗的 HBsAg 阳性患者出现乙型肝炎病毒再激活的风险降低$\geqslant 79\%$；也可能会降低 HBV 相关肝功能衰竭和死亡。《NCCN 指南》推荐对接受含利妥昔单抗治疗方案的所有患者进行 HBsAg 和 HBcAb 检测。在一项或两项检测为阳性的患者中，应该通过定量 PCR 对乙型肝炎病毒载量的基线水平进行检测。HBsAg 或 HBcAb 阳性的患者均推荐进行经验性抗病毒和抗肿瘤治疗。在治疗期间及治疗结束后 3 个月内，应当通过 PCR 每月监测病毒载量。如果治疗后病毒载量未能下降，应请肝病科医师会诊。预防性治疗的最佳持续时间还没有确定，但目前一般认为肿瘤治疗结束后还需至少持续用药 6 个月。

主任医师总结

（1）弥漫大 B 细胞淋巴瘤是最常见的非霍奇金淋巴瘤亚型，约占所有新诊断 NHL 的 $30\%\sim40\%$。DLBCL 的常见临床表现与其他非霍奇金淋巴瘤的表现相似，主要表现为无痛性、进行性淋巴结肿大，部分患者可以伴有发热、盗汗和体重下降等症状。常累及淋巴结外器官，几乎全身的各个器官都可以受累，包括胃肠道、皮肤、中枢神经系统、眼、睾丸、肺、甲状腺、腮腺、胰腺、肾上腺、乳腺、肾脏和骨骼等。诊断完全依赖病理学检查。DLBCL 的大体病理表现为淋巴结结构大部或全部被瘤组织取代，明显的异形性大细胞呈弥漫分布。这些细胞的典型的免疫表型是 CD20（＋）、CD45（＋）和 CD3（－）。文献报道 $9\%\sim17\%$ 的 DLBCL 患者出现 MYC 重排和 t（14；18）的"双重打击"DLBCL，临床预后较差，即使进行含利妥昔单抗的化学免疫治疗或干细胞移植的治疗，效果也不理想。

（2）对于最新诊断的 DLBCL，初步检查应包括全面的身体检查，评估体能状态和全身症状。实验室检测 LDH 水平。对于高肿瘤负荷和 LDH 升高的患者，应评估出现肿瘤溶解综合征的风险，包括检测尿酸水平。当患者考虑使用免疫治疗方案时，病毒再激活的风险增加，应进行乙型肝炎病毒（HBV）检测。

（3）准确的分期检查和确定国际预后指数（IPI）评分对治疗和预后判断具有重要意义。与其他淋巴组织肿瘤相比，PET-CT 扫描在 DLBCL 患者中的作用更为明确。PET 扫描对初始分期尤其有用。在疗效评价中，PET 扫描可以鉴别残存肿块为纤维化或仍有存活肿瘤组织。治疗方案应根据临床分期和 IPI 评分制订。利妥昔单抗联合 CHOP 或其他化疗显著地提高了 DLBCL 的预后，但是否所有的 DLBCL 都需要利妥昔单抗。法国和美国的一项研究显示，过度表达抗凋亡蛋白 BCL2 的 DLBCL 患者可以从利妥昔单抗治疗中获益最多。芬兰和瑞典的一项研究通过 BCL6、CD10 和 MUM1 的表达与否将 DLBCL 分组成 GC 组和非 GC 组，发现利妥昔单抗的加入消除了传统化疗造成的两组间的无失败生存（FFS）和总生存期（OS）的差异。虽有研究认为 CHOP14 方案是 DLBCL 患者的优选方案。但最新 3 期研究证实 R-CHOP 21 天周期方案依然是 DLBCL 的标准一线治疗方案。自体干细胞移植尽管已经证实自体干细胞移植能显著地提高复发和难治性 DLBCL 的预后，但是自体干细胞移植作为巩固治疗的价值仍不肯定。

（4）尽管联合化疗方案（包括利妥昔单抗）可以治愈相当多的 DLBCL，但是仍有 30%～40% DLBCL 在初始诱导治疗后没有达到缓解或者在缓解后复发，称"难治或复发性 DLBCL"。难治或复发性 DLBCL 的治疗对于血液科医师而言，仍是巨大的挑战。新药如硼替佐米、来那度胺、人源化的 CD20 单抗、带放射性同位素的单抗都在研究中。异基因造血干细胞移植也可尝试。

（袁振刚）

老年男性，腰背痛 5 个月余，头晕、乏力伴泡沫尿 3 个月余腰痛加重 1 周——多发性骨髓瘤

✿ ［实习医师汇报病历］

　　患者男性，61 岁，因"腰背痛 5 个月余，头晕、乏力伴泡沫尿 3 月余，腰痛加重 1 周"入院。患者于 5 个月前搬桌子后出现腰背部

疼痛，曾去外院骨科门诊，给予"塞来昔布（西乐葆）"口服后疼痛缓解，时重时轻。3个月前出现头晕、乏力，进行性加重，并发现小便泡沫增多，无发热、咳嗽、关节酸痛、尿路不适症状。近1周腰痛明显加重。查体：轻度贫血貌，巩膜、皮肤无黄染，浅表淋巴结无肿大，胸骨压痛（±），肝脾肋下未及，腰椎压痛，两下肢无水肿。血常规示 Hb 92g/L，WBC 4.5×10^9/L，N% 63%，L% 37%，PLT 150×10^9/L；血沉 105mm/h；尿蛋白（＋＋＋）；血生化检查示 A/G＝28/65，ALT 32U/L，BUN 10.8mmol/L，Cr 178μmol/L，门诊以"贫血、腰痛待查"收住入院。

 主任医师常问实习医师的问题

● **该患者的病例特点有哪些？应考虑可能是哪些疾病？**

答：（1）该患者的病例特点

① 老年男性，起病缓慢，病情逐渐进展。

② 以腰背部疼痛、头晕、乏力、泡沫尿为主要表现，无发热、咳嗽、关节酸痛、尿路不适等症状。

③ 体检：贫血貌，腰椎压痛，胸骨压痛（±）。

④ 血常规示血红蛋白降低；尿常规提示尿蛋白（＋＋＋）；血沉明显增快，肝肾功能提示白球倒置，肌酐升高，尿酸 450μmol/L。

（2）根据上述病例特点，考虑如下疾病可能

① 肾脏疾病：肾病综合征、慢性肾炎等。老年患者，肾功能损害，有白蛋白降低，尿蛋白明显增加，应考虑肾脏疾病的可能性。

② 骨病：如腰椎外伤、腰腿痛、骨质疏松、骨肿瘤等。老年患者比较常见，又有搬运重物史，服用解热镇痛药后症状能减轻。但骨病似乎不能解释患者所有的表现，如贫血、肌酐升高、血沉明显增快等。

③ 风湿性疾病：患者血沉增快、有腰背部疼痛等症状，球蛋白明显升高，肾功能损害等表现，要考虑此类疾病的可能，应进一步行自身抗体谱检查以排除。

④ 血液系统疾病：老年人伴有骨痛、贫血、白球倒置、肾功能损害等多系统表现，应高度怀疑多发性骨髓瘤的可能性。应进一步行血 M 蛋白测定、尿 M 蛋白测定、骨髓细胞学检查及全身骨骼影像学检查以明确。

● **应做哪些检查？各有什么临床意义？**

答：(1) 做血清免疫球蛋白定量检测、血清蛋白电泳（SPEP）、血清免疫固定电泳（SIFE）、24h 尿总蛋白、尿蛋白电泳（UPEP）和尿免疫固定电泳（UIFE），骨骼 X 线检查（头颅、肋骨、胸腰椎、骨盆）、单侧骨髓穿刺＋活检，包括骨髓的免疫组化和（或）骨髓流式细胞术，这些检查可以帮助明确多发性骨髓瘤的诊断。

(2) 还应检查自身抗体谱、甲状旁腺激素、腰椎 MRI、肿瘤指标等，可以排除风湿性疾病、甲状旁腺功能亢进症引起的骨质疏松及骨肿瘤等。

(3) 检查肾脏 B 超、血脂、电解质、尿微量蛋白、管型，必要时肾脏穿刺活检等，以排除原发性肾脏疾病。

❀ ［住院医师补充病历］

患者入院后由于其血清球蛋白明显升高，行血清免疫球蛋白定量检测、血清蛋白电泳、血清免疫固定电泳，结果示血清免疫球蛋白 IgG 50g/L、IgA 0.98g/L、IgM 0.2g/L，血清蛋白电泳结果见图 5-6，血清免疫固定电泳结果见图 5-7。外周血涂片示红细胞呈缗钱状排列（图 5-8），骨髓涂片幼浆、成熟浆细胞占 45%（图 5-9）。头颅摄片见图 5-10，腰椎 MRI、CT 见图 5-11。

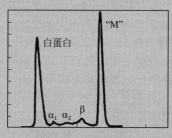

图 5-6　血清蛋白电泳

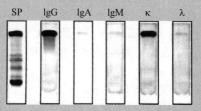

图 5-7　血清免疫固定电泳结果

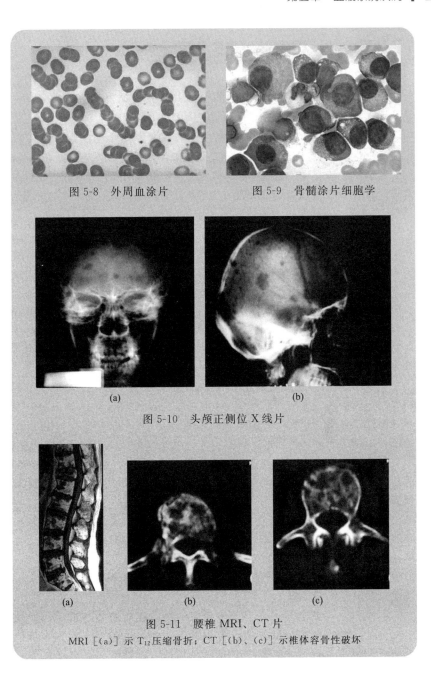

图 5-8　外周血涂片　　　　图 5-9　骨髓涂片细胞学

(a)　　　　　　　　　(b)

图 5-10　头颅正侧位 X 线片

(a)　　　　　　(b)　　　　　　(c)

图 5-11　腰椎 MRI、CT 片

MRI［(a)］示 T_{12} 压缩骨折；CT［(b)、(c)］示椎体容骨性破坏

主任医师常问住院医师的问题

● **根据目前的检查结果，应诊断什么？诊断依据是什么？鉴别诊断是什么？**

答：（1）根据当前的检查结果，诊断为多发性骨髓瘤（IgG，κ轻链型）DS Ⅲ B 期。血清 M 蛋白 IgG≥30g/L，骨髓克隆性浆细胞≥10%，有骨骼多发破坏及肾功能损害等的多发性骨髓瘤（MM）相关器官或组织受损。符合 NCCN 指南的活动型（症状性）骨髓瘤诊断标准，需要治疗。

（2）应和以下疾病鉴别

① 反应性浆细胞增多症：骨髓中浆细胞增多，但一般<10%，通常最高不超过 30%，由慢性炎症、伤寒、系统性红斑狼疮、肝硬化、转移癌等引起。骨髓涂片浆细胞一般不超过 15%，且无形态异常，均为正常成熟浆细胞，免疫表型为 CD38（＋）、CD56（－），不会出现浆细胞成堆（≥5 个）或成片分布、原始浆细胞、胞核畸形（瘤状突起、哑铃状核、大小悬殊双核、胞核扭曲折叠等）、胞核增大的多核、巨大核仁等浆细胞恶性增生的特征。免疫球蛋白呈正常多克隆性，无 MM 相关临床表现。故此例患者可排除。

② 意义未明单克隆免疫球蛋白血症（MGUS）：MGUS 与 MM 早期很易混淆，血清、尿液可以出现 M 蛋白，与以前的诊断标准不同，国际骨髓瘤工作组（IMWG）修订后的标准对各种不同类别的 M 蛋白含量统一采用<30g/L 的标准。骨髓中克隆性浆细胞<10%。患者无 MM 相关的组织、器官损害的证据。但该类患者有很高的危险度转化为 MM 及其相关疾病，因此需要终生随访。本例患者 M 蛋白很高，有贫血和骨骼破坏，可以排除。

③ 骨转移癌：骨转移癌多伴有成骨表现，在溶骨病变周围有骨密度的增加，且血清碱性磷酸酶常升高，一般血中无 M 蛋白成分，偶伴单克隆免疫球蛋白增多其水平也有限。骨髓穿刺或活检可见成堆转移癌细胞，该细胞形态及分布与骨髓瘤细胞显著不同。有其原发肿瘤的临床表现。本例患者无证据。

④ 肾病：遇到老年患者有肾脏损害的同时还有骨骼疼痛或与肾功能不全时，进行有关 MM 检查，鉴别并不困难，关键在于临床医师能否想到 MM 的可能性，若能怀疑 MM 的可能，行骨髓细胞学及 M 蛋白

鉴定即可明确。

● 诊断本例患者为 DS ⅢB 期的依据是什么?

答:DS 分期是 1982 年 Durie 和 Salmon 提出的分期标准,主要反应肿瘤的负荷大小,是目前较为普遍使用的分期系统,具体见表 5-2。根据有无肾功能损害分为 A、B 两组。

表 5-2 1982 年 Durie 和 Salmon 分期标准

分期	分期标准	骨髓瘤细胞数 $\times 10^{12}/m^2$ 体表面积
Ⅰ	符合以下各项标准 1. 血红蛋白>100g/L 2. 血钙正常 3. X 线检查正常或只有孤立的溶骨性病变 4. M 蛋白水平:IgG<50g/L IgA<30g/L 尿中轻链<4g/24 h	<0.6
Ⅱ	介于Ⅰ期和Ⅲ期之间	0.6~1.2
Ⅲ	符合下列至少任何一项 1. 血红蛋白<85g/L 2. 血钙>3mmol/L 3. X 线多发性溶骨性病变 4. M 蛋白水平:IgG>70g/L IgA>50g/L 尿中轻链>12g/24 h	>1.2
肾功能	A 型:肌酐<176.8μmol/L B 型:肌酐≥176.8μmol/L	—

● 在治疗前还需要做哪些检查?

答:(1) 应该查血清 β_2-微球蛋白 (β_2-M) 水平,结合血清白蛋白 (ALB) 水平,进行国际预后分期系统 (ISS) 分期,对预后作出初步判断。这是由国际骨髓瘤基金会 (IFM) 资助,全球二十多个研究中心根据 10000 例以上骨髓瘤患者的临床资料进行合作研究后而共同提出。根据患者的血清 β_2-M 和血清白蛋白水平,将骨髓瘤分为 3 期。Ⅰ期:β_2-M < 3.5mg/L,ALB≥35g/L (中位生存 62 个月)。Ⅱ期:β_2-M>3.5mg/L,ALB<35mg/L,ALB<35g/L 或 3.5~5.5mg/L (中位生存 44 个月)。Ⅲ期:β_2-M>5.5mg/L (中位生存 29 个月)。

（2）还应该检测患者骨髓细胞遗传学 FISH［del(13)、del(17p13)、t(4；14)、t(11；14)、t(14；16)、1q21扩增］。可以对患者进行分层治疗。

（3）有条件行PET/CT检查，最新研究显示该项检查在分期（Durie-Salmon Plus分期标准，表5-3）和判断MM疗效中有较为重要的意义。

表5-3　Durie-Salmon Plus分期标准（2006年）

临床分期 原Durie-Salmon分期	标准 加上MRI/PET骨质病变数
IB期	0～4
ⅡA或B	5～20
ⅢA或B	＞20

 ［主治医师补充检查结果］

患者β_2-M 8.5mg/L，荧光原位杂交（FISH）示t(4；14)。

主任医师常问主治医师的问题

对本例患者，如何制订治疗原则？

答：患者β_2-M 8.5mg/L，ISS分期为Ⅲ期，预后较差。FISH检查发现t(4；14)，根据梅奥诊所的mSMART分类，属于高危型。由于本例患者为有症状的MM，应早治疗，且年龄≤65岁，适合自体干细胞移植，应选择避免使用烷化剂和亚硝基脲类药物。结合患者有t(4；14)，常规化疗和沙利度胺不能延长生存期，可选择硼替佐米为主的方案（如硼替佐米联合地塞米松，硼替佐米、多柔比星联合地塞米松等）诱导治疗4疗程，或4个疗程以下但已经达到PR及更好疗效者，可进行干细胞动员采集。然后，有条件者应给予自体造血干细胞移植，第一次自体干细胞移植后，获得很好的部分缓解（VGPR）以下疗效的患者，可进行第二次自体干细胞移植，第二次移植一般在第一次移植后6个月内进行。之后应给予维持治疗，可选择硼替佐米、来那度胺等。

如何对MM进行疗效判断？

答：诱导治疗期间至少每3个月（推荐每2个疗程）复查一次血清免疫球蛋白定量及M蛋白定量、血细胞计数、BUN、肌酐、血钙，如无新部位的骨痛发生或骨痛程度的加重，则半年以上可复查 X 线骨骼照片、MRI、PET/CT。疗效达 MR 以上时（达不到 MR 以上者则为原发耐药，需更换治疗方案）可用原方案继续治疗，直至疾病转入平台期。疗效判断主要根据国际骨髓瘤工作组统一缓解标准，具体如下。

（1）严格意义上的完全缓解（sCR，stringent CR） CR 并且游离轻链（free light chain，FLC）比率正常和免疫组化、免疫荧光证实骨髓中无单克隆浆细胞。

（2）完全缓解（complete response，CR） 符合以下全部条件方可认为完全缓解。

① 免疫固定电泳检测血清和尿中 M 蛋白消失。

② 骨髓涂片和骨髓活检（如果进行活检）浆细胞<5％。

③ 溶骨性病变的数量和大小没有增加（发生压缩性骨折不排除缓解）。

④ 软组织浆细胞瘤消失。

（3）很好的部分缓解（VGPR） 常规蛋白电泳不能检出 M 蛋白，但血清和尿免疫固定电泳阳性；或血清 M 蛋白降低≥90％，加上 24h 尿 M 蛋白<100mg。

（4）部分缓解（partial response，PR） 符合以下全部条件方可认为完全缓解。

① 血清 M 蛋白减少≥50％。

② 24h 尿轻链蛋白分泌减少≥50％。

③ 影像学或临床检查软组织浆细胞瘤大小减少≥50％。

④ 溶骨性病变的数量和大小没有增加（发生压缩性骨折不排除缓解）。

（5）病情稳定（stable disease，SD） 不符合 CR、VGPR、PR 及疾病进展标准。

（6）疾病进展（progressive disease，PD） 指标符合下述条件之一则认为疾病进展。

① 血清 M 蛋白水平升高>25％，升高的绝对值必须达到 5g/L，至少重复检查一次以确定。

② 24h 尿轻链增加>25％，增长的绝对值必须≥200mg/24h，至少重复检查一次以确定。

③ 骨髓穿刺或骨髓活检浆细胞比例增长>25％，增长的绝对值至少达到 10％。

④ 现存骨病变或软组织浆细胞瘤增大。

⑤ 出现新的溶骨性病变或软组织浆细胞瘤（发生压缩性骨折并不

排除持续的缓解，并不表明疾病进展）。

⑥ 排除其他原因引起的高钙血症加重（校正血钙＞11.5mg/dl 或 2.8mmol/L）。

（7）临床复发　要求符合至少以下一项肿瘤负荷增加和（或）终末器官功能不全（终末器官功能不全主要为血钙升高、肾功能损害、贫血、骨病四大并发症）。

① 新出现的浆细胞瘤或骨质损害。

② 原有浆细胞瘤或骨质损害增加≥50％（至少 1cm）。

③ 高钙血症（血钙＞11.5mg/dl）。

④ 血红蛋白降低≥2g/dl。

⑤ 血肌酐升高≥2mg/dl。

● 多发性骨髓瘤有哪些并发症？如何进行辅助治疗？

答：多发性骨髓瘤（MM）的并发症包括骨骼病变、高钙血症、贫血、感染、血栓形成及肾功能损害等。

（1）骨髓瘤患者的骨骼病变表现为弥漫性骨质疏松和（或）骨性病变，发生于 85％的患者，影响 MM 患者生活质量。一项大型双盲随机试验表明，对于至少一处溶骨性病变的骨髓瘤患者，每月 1 次静脉给予帕米膦酸二钠（一种双膦酸盐）可减轻骨痛及降低骨相关事件。唑来膦酸有同等的疗效，但需警惕发生颌骨坏死的风险并进行肾功能监测。最近一项对 20 个随机对照试验的系统综述中，比较双膦酸盐和安慰剂治疗结果，结论是加用双膦酸盐可降低椎体骨折风险及可能减少疼痛。如存在无法控制的疼痛，或发生病理性骨折、脊髓压迫时，可采用小剂量放疗（10～30Gy）作为姑息性治疗，仅对受累野进行放疗，以免影响干细胞采集。有症状的椎体压缩性骨折患者应考虑行椎体成形术或椎体后凸成形术。

（2）骨髓瘤骨病存在骨吸收过度，可导致过量的钙离子释放入血液，产生高钙血症，可给予水化和呋塞米、双膦酸盐、类固醇和（或）降钙素等处理。

（3）对贫血患者应考虑采用促红细胞生成素治疗，尤其伴肾功能衰竭患者。

（4）为防止感染，对反复发作、危及生命的感染应考虑静脉注射免疫球蛋白治疗；如使用高剂量方案，可采用预防性抗卡氏肺囊虫肺炎（PCP）、抗疱疹病毒及抗真菌治疗。硼替佐米治疗与带状疱疹发病的增加有关，可对接受硼替佐米治疗的患者进行疱疹预防。

（5）血栓形成常见于沙利度胺或来那度胺联合糖皮质激素治疗时，可预防性使用抗凝血药，如阿司匹林等。

（6）应避免使用非甾类消炎药（NSAID）和静脉注射造影剂，以减少发生肾功能不全的机会。

主任医师总结

由于缺乏对多发性骨髓瘤的认识及检验手段的缺乏，国内曾有报道2547例 MM 的临床误诊率和漏诊率高达 69.1%。MM 早期由于缺乏特异性症状和体征，常被误诊为骨科疾病、神经系统疾病及肾脏病等，而收治于其他相关科室。临床上如碰到老年人不明原因的乏力、贫血、血沉增快、背痛、骨质疏松、溶骨性损害或病理性骨折、免疫球蛋白异常、高钙血症、肾病综合征或肾功能不全、反复不愈的感染、周围神经病变等均应想到本病的可能，诊断难是难在"想不到"。如考虑到 MM可能，只要进行血 M 蛋白检查、尿 M 蛋白检查、骨髓细胞学及全身骨骼检查等，诊断不难。

一旦诊断成立，就应该对 MM 患者的病情进行分期和预后的判断，便于指导临床治疗。现有的 MM 分期系统中，应用最多的有 Durie-Salmon分期系统和国际预后分期系统（ISS），其他的影响预后的参数有年龄、血小板计数和 LDH 水平高于正常。细胞遗传学改变影响患者的预后。

随着对多发性骨髓瘤疾病不断认识，近年来以下的问题被深入探讨，包括 MM 治疗的目标、规范化治疗、不同的药物最佳组合、特殊人群的用药问题、后续监测等。MM 至今不可治愈，因此延长生存、提高生活质量为 MM 治疗的主要目标。临床研究显示疾病的进程会受到规范化治疗的影响。国际骨髓工作组（IMWG）最新共识认为最佳一线治疗方案首选 3 药联合方案，细胞遗传学不良时，如存在 del（13），t（4；14）等，治疗方案中应包括硼替佐米。如果不适合移植，可采用美法仑联合泼尼松加上一种新药，包括硼替佐米、沙利度胺或来那度胺，如MPB、MPR、MPT 方案及连续治疗 9～12 个疗程，可获得最佳疗效。对 6 项关于沙利度胺联合 MP（MPT）与 MP 进行比较的 3 期临床试验进行荟萃（Meta）分析，结果显示：中位 OS 分别为 39.3 个月和 32.7个月，MPT 方案死亡风险降低 17%。联合硼替佐米治疗能带来长期生存获益，MPB 治疗可使死亡风险降低 31%，中位 OS 获益 13.3 个月。新型药物的联合治疗对患者的获益在临床试验被证实，然而，对于存在高危因素的患者，治疗需更严谨考虑，包括高危因素的检测及选择合适的治疗方案。临床研究显示含沙利度胺的联合治疗不能克服高危患者的不良预后多元分析：基线水平 del（17p）和高 β_2-M 是重要变量，严重影响进展时间（TTP）、无进展生存期（PFS）和总生存期（OS）。硼替佐米能改善不良细胞遗传学异常患者的预后：与传统治疗方案相比，硼替佐米能够克服 t（4；14）的临床预后，而对于 del（17p）仍然是一个挑战。因此，对此例患者，我同意使用以硼替佐米为主的方案，有条件行自体造血干细胞移植。多项随机对照研究和荟萃分析显示自体造血干细胞移植已经成为年龄≤65 岁且无严重并发症 MM 患者的标准治疗。在治疗过程中，应考虑不同方案及患者的情况，予以辅助治疗。多发性骨髓瘤易合并肾功能不全及骨损伤，应特别注意在治疗过程中的用药方案应考虑到对肾功能及骨的影响，应用沙利度胺或来那度胺治疗的患者应全程预防静脉血栓栓塞症（VTE）。

总之，新型药物联合使用的疗效优于单用 MP 或传统化疗方案，应根据患者的年龄及并发症选择药物方案，以获得最佳疗效。应用硼替佐米一线治疗方案，能够提高治疗缓解率和 PFS，在治疗过程中应选择辅助治疗，包括治疗并发症及预防治疗相关不良反应。很好的部分缓解和患者的生活质量及生存预后相关，应作为今后 MM 的治疗目标。目前有关 MM 基础与临床研究进展迅速，有大量的临床试验正在实施或即将实施，正在不断改变现在的治疗模式，所以对 MM 的治疗要不断与时俱进，力求最大生存和最佳生活质量。

（袁振刚）

青年男性，发热伴鼻出血 14 天——急性早幼粒细胞白血病合并弥散性血管内凝血

❂ ［实习医师汇报病历］

患者男性，31 岁，因"发热伴鼻出血 14 天"入院，入院后查血常规示"白细胞 20×10^9/L，血小板、血红蛋白正常"，外周血涂片检查可见数量不等的幼稚细胞，骨髓涂片以颗粒增多的早幼粒细胞为主，PML-RAR 融合基因阳性，t（15；17）染色体异常。予维 A 酸诱导分化治疗 7 天后，皮肤、黏膜出现瘀点、瘀斑，伴牙龈和静脉

注射部位出血，10 天后出现黑粪，粪常规示隐血试验阳性，查血常规示白细胞 $35×10^9/L$，血小板 $48×10^9/L$，血红蛋白无明显异常。凝血时间＞10s，凝血酶原时间（PT）17s，凝血时间＞10s，纤维蛋白原 1.3g/L，硫酸鱼精蛋白（3P）试验阳性，纤维蛋白原降解产物（FDP）21mg/L。

 主任医师常问实习医师的问题

● **目前考虑的诊断是什么？**

答：急性早幼粒细胞白血病（APL）、弥散性血管内凝血（DIC）。

● **诊断依据是什么？**

答：该患者入院时有发热、鼻出血的临床表现，血象示白细胞升高，骨髓象以颗粒多的早幼粒细胞为主，*PML-RAR* 融合基因阳性，t(15；17) 染色体异常，根据临床表现、血象、骨髓象特点，结合染色体改变、融合基因，故急性早幼粒白血病诊断明确。

该患者予维 A 酸诱导分化治疗后，出现皮肤、黏膜、消化道出血的临床表现，结合血小板 $<50×10^9/L$，PT 延长 3s 以上，血浆纤维蛋白原 $<1.8g/L$，3P 试验阳性的实验室检查指标，故 DIC 诊断明确。

● **弥散性血管内凝血的病因有哪些？**

答：弥散性血管内凝血（DIC）的病因如下。

（1）感染性疾病，如细菌感染、病毒感染、立克次体感染及其他感染。

（2）恶性肿瘤，常见如急性早幼粒细胞白血病、淋巴瘤、前列腺癌等实体瘤。

（3）产科病例，见于羊水栓塞、感染性流产、重症妊娠高血压综合征、子宫破裂。

（4）手术及创伤，富含组织因子的器官，如脑、前列腺、胰腺、子宫，可因手术及创伤等释放组织因子，诱发 DIC。大面积烧伤、严重挤压伤、骨折也易致 DIC。

（5）医源性因素。

（6）全身各系统疾病，如恶性高血压、肺源性心脏病、急性呼吸窘迫综合征（ARDS）、重症肝炎等。

⚛ ［住院医师补充病历］

> 患者予小剂量肝素治疗，具体方法：肝素 25～50mg，每 8h 皮下注射 1 次，同时输注单采血小板、冷沉淀及冰冻新鲜血浆，现患者血小板维持在 $>50\times10^9/L$，维持纤维蛋白原 $>1.0g/L$，凝血指标逐渐恢复正常，皮肤、黏膜、消化道出血情况明显好转。

❓ 主任医师常问住院医师的问题

● 弥散性血管内凝血的发病机制有哪些？

答：（1）组织损伤，感染、肿瘤溶解、严重或广泛创伤等因素导致组织因子大量释放入血，激活外源性凝血途径，外源性物质亦可激活此途径，或直接激活凝血因子 X（FX）。

（2）血管内皮损伤，感染、炎症及变态反应、缺氧等引起血管内皮损伤，致凝血因子 XII（FXII）激活及组织因子（TF）释放，启动内源性及外源性凝血系统。

（3）血小板损伤，各种炎症反应、药物、缺氧可致血小板损伤，诱发血小板聚集及释放反应，通过多种途径激活凝血。

（4）纤溶系统激活。

● 弥散性血管内凝血按凝血功能异常如何分期？

答：（1）高凝期　为 DIC 的早期改变。

（2）消耗性低凝期　出血倾向，PT 显著延长，血小板及多种凝血因子水平低下。

（3）继发性纤溶亢进期　多出现在 DIC 后期。

❓ 主任医师常问主治医师的问题

● 弥散性血管内凝血需要与哪几种疾病引起的凝血相鉴别？

答：（1）重症肝炎　DIC 的微循环衰竭较重症肝炎出现早，且较多见；黄疸 DIC 轻，少见，重症肝炎重，极常见；肾功能损害，DIC 出现早，多见，重症肝炎出现晚，少见；红细胞破坏，DIC 多见，重症肝炎少见；凝血因子Ⅷ活性（FⅧ：C），DIC降低，重症肝炎正常；血小板活化及代谢产物，DIC增加，重症肝炎多数正常；纤维蛋白肽（FPA），DIC明显增加，重症肝炎正常或轻度增加；D-二聚体，DIC增加，重症肝炎正常或轻度增加。

（2）血栓性血小板减少性紫癜（TTP） 起病及病程，DIC多数急骤、病程短，TTP可急可缓、病程长；微循环衰竭，DIC多见，TTP少见；黄疸，DIC轻、少见，TTP极常见、较重；FⅧ：C、蛋白C含量及活性，DIC均降低，TTP均正常；FPA，DIC增高，TTP正常；血管性血友病因子（vWF）裂解酶，DIC正常，TTP显著降低；血栓性质，DIC以纤维蛋白血栓为主，TTP以血小板血栓为主。

（3）原发性纤溶亢进症 病因或基础疾病，DIC种类繁多，原发性纤溶亢进症，多为手术，产科意外；微循环衰竭、微血管栓塞、微血管病性溶血，DIC多见，原发性纤溶亢进症少见；血小板计数、抗凝血酶（AT），DIC降低，原发性纤溶亢进症正常；血小板活化产物、凝血酶-抗凝血酶复合物（TAT）、D-二聚体，DIC增高，原发性纤溶亢进症正常；红细胞形态，DIC破碎或畸形，原发性纤溶亢进症正常；肝素治疗，DIC有效，原发性纤溶亢进症无效。

● 弥散性血管内凝血的治疗原则有哪些？

答：（1）治疗基础疾病及消除病因 如治疗肿瘤，控制感染，治疗产科意外及外伤，纠正缺血、缺氧等。

（2）抗凝治疗

① 肝素治疗（肝素钠）：急性DIC每日10000～30000U/d，一般15000U/d，每6h用量不超过5000U，静脉滴注；低分子量肝素，与肝素钠相比，其抑制FXa作用较强，较少依赖AT，较少引起血小板减少，出血并发症较少，半衰期较长，常用剂量为75～150IU AXa/(kg·d)，1次或分2次皮下注射，连用3～5天。

② 其他抗凝及抗血小板药，如复方丹参注射液、右旋糖酐-40、双嘧达莫、重组人活化蛋白C（APC）。

（3）血小板及凝血因子补充 适用于有明显血小板减少或凝血因子减少的证据，DIC未能得到良好控制者，如新鲜全血、新鲜冷冻血浆、血小板悬液、纤维蛋白原。

（4）纤溶抑制药物 一般应与抗凝血药同时应用。适用于DIC的基础病因及诱发因素去除，并有明显纤溶亢进的临床及实验室证据或DIC

晚期。

(5) 溶栓疗法　主要用于 DIC 后期、脏器功能衰竭明显及经上述治疗无效者。

(6) 其他治疗　糖皮质激素不作常规治疗，下列情况可考虑使用。

① 基础疾病需糖皮质激素治疗。

② 感染中毒休克合并 DIC 已经有效抗感染治疗者。

③ 并发肾上腺皮质功能不全者。

● **肝素的使用指征有哪些？哪些情况下应慎用肝素？**

答：(1) 肝素使用指征

① DIC 早期（高凝期）。

② 血小板及凝血因子进行性下降，微血管栓塞表现（如器官功能衰竭）明显的患者。

③ 消耗性低凝期但病因短期内不能去除者，在补充凝血因子情况下使用。

(2) 慎用肝素情况

① 手术后或损伤创面未经良好止血者。

② 近期有大咯血的结核病或有大量出血之活动性消化性溃疡。

③ 蛇毒所致 DIC。

④ DIC 晚期，患者有多种凝血因子缺乏及明显纤溶亢进。

主任医师总结

DIC 是白血病常见的早期严重并发症之一，主要死亡原因为颅内出血和内脏出血，APL 易发生 DIC 是因为早幼粒细胞白血病中的颗粒释放，成为一种促凝物质诱发 DIC 的发生。DIC 的诊断要根据临床表现和实验室检查，DIC 常规检查项目有 PT、APTT、PLT、Fbg、硫酸鱼精蛋白（3P）试验、D-二聚体等。

治疗 DIC 的原则是去除引起 DIC 的病因。APL 的诱导缓解治疗需要一定的时间，尽快就诊是保证白血病治疗效果、减少早期病死率的关键。抗凝治疗是阻断 DIC 病理过程的重要措施之一，肝素治疗是其关键。肝素在 DIC 的早、中期使用有一定疗效。目前多采用多次小剂量治疗，采用分次小剂量肝素皮下注射对白血病合并 DIC 者抗凝治疗安全有效，在肝素治疗时应注意密切监测肝素引起出血的不良反应，剂量尽可能个体化。此外补充新鲜全血、新鲜冷冻血浆、血小板悬液、纤维蛋白原，适用于有明显血小板减少或凝血因子减少的患者。总之，白血病治疗期间特别注意有关 DIC 各项指标的变化，一旦出现凝血及纤溶指标变化，应及时处理。积极治疗原发病是终止 DIC 的关键之一，而抗凝治疗仍是终止 DIC 病理过程的重要措施。

（刘亚迪）

青年女性，反复皮肤瘀斑、牙龈出血 1 个月——特发性血小板减少性紫癜

❀ ［实习医师汇报病历］

> 患者女性，36 岁，因"反复皮肤瘀斑、牙龈出血 1 个月"入院。患者入院前 1 个月出现双下肢皮肤散在瘀点、瘀斑，牙龈轻微出血，当时未予注意；继后，双上肢与躯干皮肤也出现瘀点、瘀斑。即收入住院。既往无特殊服药、理化物质接触史，无特殊病史。

主任医师常问实习医师的问题

● **目前考虑的诊断是什么？**

答：出血性疾病。

● **出血性疾病常见的诊断与鉴别诊断包括哪些？**

答：（1）血管因素所致出血性疾病

① 先天性或遗传性血管壁或结缔组织结构异常引起的出血性疾病，如遗传性毛细血管扩张症，血管壁仅由一层内皮细胞组成。

② 获得性血管壁结构受损可由以下因素引起：

a. 免疫因素：如过敏性紫癜。

b. 感染因素：如细菌、病毒感染。

c. 化学因素：如药物性血管性紫癜（磺胺、青霉素、链霉素等）。

d. 代谢因素：如坏血病、类固醇紫癜、老年紫癜、糖尿病紫癜。

e. 机械因素：如反应性紫癜。

f. 原因不明：如单纯紫癜、特发色素性紫癜。

（2）血小板因素所致出血性疾病

① 血小板量异常

a. 血小板生成减少，如骨髓受抑制。

b. 血小板破坏或消耗过多，前者如原发性血小板减少性紫癜，后者如 DIC。

c. 原发性出血性血小板增多症。

② 血小板功能缺陷致出血性疾病

a. 遗传性或先天性：往往只有血小板的某一功能缺陷，如巨大血小板综合征，缺乏血小板膜糖蛋白Ⅰ，引起血小板黏附功能障碍；血小板无力症，缺乏血小板膜糖蛋白Ⅱb/Ⅲa，引起血小板聚集功能障碍；贮存池病，致密颗粒缺乏，引起血小板释放功能障碍。

b. 获得性：往往是血小板多种功能障碍，见于尿毒症、骨髓增生异常综合征、异常球蛋白血症、肝病及药物影响等。

（3）凝血因子异常所致出血性疾病

① 遗传性凝血因子异常：血友病、血管性假血友病、其他凝血因子（Ⅶ、Ⅹ、Ⅻ、Ⅴ、Ⅱ）缺乏、低（无）纤维蛋白原血症、凝血因子结构异常。

② 获得性凝血因子减少：见于肝病、维生素 K 缺乏、急性白血病、淋巴病、结缔组织病等。

（4）纤维蛋白溶解过度所致出血性疾病

① 原发性纤维蛋白溶解。

② 继发性纤维蛋白溶解。

（5）循环抗凝物质所致出血性疾病　大多为获得性，如抗凝血因子Ⅷ、Ⅸ；肝素样抗凝物质，见于肝病、SLE 等；狼疮抗凝物质，见于 SLE。

● **需要进一步完善哪些检查？**

答：血常规、肝肾功、骨髓穿刺、系统的体格检查。

✸ ［住院医师补充病历］

　　入院查体：体温 36.8 ℃，脉搏 82 次/分，呼吸 20 次/分，血压 110/80mmHg。神志清楚，全身皮肤散在分布大量鲜红色或暗红色的瘀点、瘀斑；浅表淋巴结未触及；睑结膜无苍白，巩膜无黄染；牙龈有少量出血；胸骨无压痛，双肺呼吸音清，心率 82 次/分，律齐；腹软，无压痛，肝脾未触及；关节无肿胀及畸形；神经系统检查无异常。

实验室检查：血象示 Hb 125g/L，RBC 4.14×10^{12}/L，WBC 10.5×10^{12}/L；分类：中性粒细胞百分比 67%，嗜酸性粒细胞百分比 16%，淋巴细胞百分比 10%，PLT 16×10^9/L；尿液血红蛋白定性阴性；肝肾功能正常，总胆红素 13.2μmol/L，直接胆红素 4.8μmol/L，间接胆红素 8.4μmol/L，白蛋白 23g/L，球蛋白 21g/L；免疫球蛋白测定：IgG 17.1g/L，IgA 2.25g/L，IgM 1.85g/L，IgD 0.02g/L，IgE 0.07g/L，C3 1.25g/L，C4 0.575g/L，血小板表面 IgA（PAIgA）350ng/10^7，血小板束臂试验阳性，出血时间 8min，血块退缩试验：24h 未完全退缩，活化部分凝血活酶时间（APTT）36s，血浆凝血酶原时间（PT）12s，凝血酶时间（TT）16s，硫酸鱼精蛋白（3P）试验阴性，血清 D-二聚体 0.5mg/L，纤维蛋白原 3.59g/L；血沉 25mm/h，抗人球蛋白试验（Coombs）阴性，抗核抗体（ANA）阴性，抗线粒体抗体阴性，抗双链 DNA（抗 ds-DNA）抗体阴性，抗 Sm 抗体阴性，类风湿因子（RF）阴性。

骨髓象：骨髓增生活跃，G：E＝1.81：1，粒系增生，占有核细胞的 56%，各阶段比例形态大致正常，红系增生，占有核细胞的 31%，中、晚幼红为主，成熟红细胞大致正常，淋巴细胞占 10%，全片见巨核细胞 183 个，其中幼巨核细胞占 18%，颗粒型巨核细胞占 72%，巨核细胞裸核 10%，未见产板型巨核细胞，血小板少见。

其他检查：胸部 X 线片、心电图检查正常；腹部 B 超：肝脾不大。

 主任医师常问住院医师的问题

● **该患者目前的诊断和治疗原则是什么？**

答：根据患者皮肤出现大量瘀点、瘀斑及牙龈出血，无明显肝、脾及淋巴结肿大，且骨髓穿刺中见巨核细胞成熟障碍，考虑特发性血小板减少性紫癜（ITP）。治疗原则为紧急治疗与长期治疗相结合。

● **特发性血小板减少性紫癜的诊断依据是什么？鉴别诊断是什么？**

答：（1）诊断依据

① 血小板计数 $< 100 \times 10^9$/L，白细胞、红细胞及血红蛋白正常。

② 血小板表面 IgG（PAIgG）增高，阳性率 66%～100%。

③ 慢性患者可见血小板形态大而松散，染色较浅；出血时间延长，

凝血时间正常，血块收缩不良或不收缩；凝血酶原消耗减少，凝血活酶生成不良。血小板极度减少时，可致凝血时间延长，血小板寿命很短。

④ 血小板减少的骨髓象：出血严重者可见反应性造血功能旺盛。急性患者巨核细胞总数正常或稍低；慢性患者巨核细胞多增高，多在 $0.2 \times 10^9/L$（200 个/mm）以上，甚至高达 $0.9 \times 10^9/L$。原巨核细胞和幼稚巨核细胞百分比正常或稍高；成熟未释放血小板的巨核细胞显著增加，可达 80%；成熟释放血小板的巨核细胞极少见。

（2）结合患者病情反复迁延及临床表现特点，重点鉴别下列继发性血小板减少性紫癜。

① 系统性红斑狼疮（SIE）：本病可以血小板减少为首发表现，病程中会出现颧部蝶状红斑、光敏感及多系统受累的表现和（或）抗 ds-DNA、ANA、抗 Sm 抗体阳性。经几次住院，患者均无上述表现及实验室改变，故可排除。

② 再生障碍性贫血（AA）：3 系列血细胞减少可先后出现及轻重不同，特别注意以血小板减少为主且淋巴结、肝、脾不大者。但患者骨髓增生活跃，巨核细胞增多，非造血细胞未见增加，故不支持。

③ 急性白血病：因白血病系列细胞异常增生而正常细胞成分受抑，血小板减少为继发表现，但患者无淋巴结、肝、脾增大，胸骨无压痛，骨髓学特点可以排除本病。

④ 脾功能亢进症：患者无引起脾亢的原发疾病，特别是脾脏不大，可以排除。

⑤ Evans 综合征：除了血小板减少外，应有溶血表现，但患者无黄疸、Hb 降低、间接胆红素升高、尿液血红蛋白阳性等红细胞破坏的证据；骨髓形态学及红细胞形态改变也无红细胞代偿增生的表现；Coombs 试验阴性，均不支持本病。

⑥ 血栓性血小板减少性紫癜（TTP）：患者除了有血小板减少与出血倾向外，无微血管病性溶血性贫血、神经精神异常、肾脏损害、发热五联症，故可排除本病。

● **具体的治疗方案是什么？**

答：（1）紧急治疗

① 一般对症、支持治疗

a. 急性发作出血及血小板过低时应卧床休息，避免外伤，尤其是头部创伤，以防发生颅内出血。无需卧床者也应限制活动，直至紫癜消退。

b. 避免进食过硬食物，防止口腔黏膜损伤；预防黏膜干燥出血。

c. 合并感染者应予以抗生素治疗。

d. 给予大剂量维生素 C、卡络磺钠、酚磺乙胺等，以增强毛细血管致密性，减少出血倾向。

e. 避免应用阿司匹林、抗组胺药等可抑制血小板功能的药物。

f. 局部出血者压迫止血。

g. 严格有效地控制高血压。

② 糖皮质激素甲泼尼龙：$1.0g/d$，$3\sim5$ 天为 1 个疗程。也可静脉滴注地塞米松。

③ 血小板输注：隔日 1 次，直至出血减轻，血小板 $>50\times10^9/L$。联合应用糖皮质激素或静脉输注免疫球蛋白（WIG）可提高疗效，但不宜多次反复输注。

④ 静脉用丙种球蛋白（IVIG）：常用 IVIG 剂量 $0.4\ g/(kg\cdot d)$，连用 $4\sim5$ 天，1 个月后可重复。

⑤ 血浆置换：每次置换 3000ml 血浆，$3\sim5$ 天内连续 3 次以上，可有效清除血浆中的血小板相关抗体。

（2）长期治疗

① 糖皮质激素：为成人 ITP 治疗的一线药物。早期应用剂量较大，待血小板恢复正常或接近正常后可逐步减量，小剂量维持治疗 $3\sim6$ 个月。出血严重者，可静脉滴注。近期有效率 $60\%\sim90\%$，复发率 $60\%\sim80\%$。有学者认为，如患者无明显出血倾向，血小板计数 $>50\times10^9/L$，可不行糖皮质激素等治疗。

② 免疫球蛋白：总有效率 93.1%。$0.4g/(kg\cdot d)$，连用 5 天，1 个月后需重复治疗，可使有效时间延长，但部分患者重复治疗无效。

③ 针对脾的治疗

a. 脾切除

● 适应证：正规糖皮质激素治疗 $3\sim6$ 个月无效者；泼尼松维持量每日 $>30mg$ 者；有糖皮质激素使用禁忌证者；Cr 扫射脾区放射指数增高者。

● 禁忌证：年龄 <2 岁者；妊娠期；因其他疾病不能耐受手术者。

脾切除的有效率为 $77.8\%\sim95.6\%$，复发率为 $9.75\%\sim17.9\%$，脾切除术包括开腹脾切除术和腹腔镜下脾切除术，后者正逐渐取代前者。术前需使用 IVIG 及接种细菌疫苗，术后需使用强效抗生素预防感染。手术前后应加量应用肾上腺皮质激素，以保护体内血小板，减少出血。术后血小板不升者，应输注丙种球蛋白或血小板悬液。为预防术后栓塞症，术前不主张预防性输注血小板。血小板计数>500×10⁹/L者应用右旋糖酐-40、双嘧达莫（潘生丁）和（或）阿司匹林预防栓塞症，一旦出现凝血现象，应用肝素或低分子肝素钠抗凝治疗。对术后无效者，需警惕异位副脾的存在。肝脏只有当抗体滴度很高时，才发挥破坏血小板的作用，这可能是脾切除疗效差的另一原因。

b. 脾栓塞：适于严重心肺功能不全或不适宜脾切除者。脾栓塞范围以70%～80%为宜，保留脾免疫功能。合并血小板严重减少者，脾切除前可先行脾栓塞升高血小板，减少术中出血。

c. 脾放疗：适用于对激素抵抗、依赖及对切脾有禁忌或不愿切脾者。

④ 免疫抑制药：适用于糖皮质激素及脾切除疗效不佳或无反应者。

a. 环磷酰胺：用药后2～8周血小板可见上升，有效者可持续用药至6～12周。如用药6～8周无效，则停药。

b. 长春新碱（VCR）：VCR＋糖皮质激素，近期有效率为85.2%；单用VCR有效率38.5%。

c. 硫唑嘌呤：用药约2个月后起效。1～2 mg/(kg·d)，疗程3～6周。

d. 环孢素（CyA）：适用于难治性ITP，疗程3～6周，维持量50～100mg/d，可维持半年以上。

e. 依托泊苷（VP-16）：通过细胞毒性作用杀伤巨噬细胞，破坏其吞噬功能，减少血小板破坏。

f. 干扰素（IFN）：可使25%ITP患者血小板增多至>100×10⁹/L，维持1周至7个月。

g. 联合化疗：适用于危及生命的难治性ITP，但可增加颅内出血致死的危险率。常联合抑制淋巴细胞增殖药物。常用VCP（长春新碱＋环磷酰胺＋泼尼松）或（环磷酰胺＋依托泊苷＋顺铂）（CEP）方案。

⑤ 重组人白细胞介素11（IL-11）：有学者提出，IL-11是一种促血小板生长因子，对治疗ITP有较好的治疗效果，可缩短血小板减少的持续时间，避免了长期使用糖皮质激素所导致的高血压、高血糖、骨质疏松等不良反应，ITP患者耐受性好，值得临床使用及探讨。

⑥ CD20单抗（利妥昔单抗）：通过抗体依赖细胞介导的细胞毒机制和补体依赖的细胞毒机制使B细胞凋亡，抑制抗体产生。Stasi等使用利妥昔单抗治疗慢性IIP，总缓解率52%。临床上利妥昔单抗多用于经各种治疗方法无效或不宜行脾切除术者、脾切除后血小板仍然很低者。

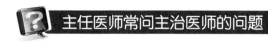 **主任医师常问主治医师的问题**

● **ITP 疗效评价标准是什么？**

答：（1）显效　血小板恢复正常，无出血症状，持续 3 个月以上。维持 2 年以上无复发者为基本治愈。

（2）良效　血小板升至 50×10^9/L 或较原水平上升 30×10^9/L 以上，无或基本无出血症状，持续 2 个月以上。

（3）进步　血小板有所上升，出血症状改善，持续 2 周以上。

（4）无效　血小板计数及出血症状无改善或恶化。

主任医师总结

特发性血小板减少性紫癜（ITP）是由于血小板自身免疫性破坏导致血小板生成减少、破坏增加而引起的出血性疾病，临床上分为急性型和慢性型。绝大部分 ITP 患者属于慢性型，仅一小部分属于急性型。

ITP 治疗的适应证：血小板 $\leqslant 20 \times 10^9$/L；严重出血症状；疑有或已发生颅内出血；近期将实施手术或分娩者。对于急性型 ITP 治疗需要在一般支持治疗的基础上结合紧急治疗模式来综合进行治疗。而具体治疗方法需要在临床实践中结合患者对治疗的反应性不同而个体化进行综合治疗。

（李 荣）

参 考 文 献

[1] 王沁馨. 再生障碍性贫血的发病机制与临床治疗的研究进展 [J]. 国外医学·临床生物化学与检验学分册，2000，21（1）：30-32.

[2] 杜莉莉. 重型再生障碍性贫血的治疗进展 [J]. 中国医学工程，2011，19（5）：161-162.

[3] 虞荣喜. 再生障碍性贫血的治疗策略 [J]. 浙江临床医学，2008，10（12）：1525-1527.

[4] 中华医学会. 临床诊疗指南血液学分册 [M]. 北京：人民卫生出版社，2006.

[5] 刘莘，朱传江. 再生障碍性贫血的研究进展 [J]. 临床和实验医学杂志，2009，8（2）：137.

[6] 邝贺龄. 内科疾病鉴别诊断学 [M]. 第 5 版. 人民卫生出版社. 2009.

[7] 钱军. 骨髓增生异常综合征的诊断、分型和治疗进展 [J]. 国外医学·输血及血液学分册，2002，25（5）：439-442.

[8] 张薇. 骨髓增生异常综合征的诊治进展 [J]. 诊断学理论与实践，2010，9（3）：

274-279.

[9] 何广胜，邵宗鸿. 骨髓增生异常综合征维也纳诊断标准解读— [J]. 中国实用内科杂志，2008，28（11）：884-887.

[10] 孙耘玉. 骨髓增生异常综合征 2011 NCCN 诊疗指南解读 [J]. 临床血液学杂志，2012，25（3）：148-152.

[11] 罗静. 骨髓增生异常综合征的分子生物学研究进展 [J]. 肿瘤，2012，32（2）：137-141.

[12] 赵维莅. 骨髓增生异常综合征的治疗：NCCN 与国内经验的比较 [J]. 内科理论与实践. 2009，4（1）：22-27.

[13] Palumbo A，Anderson K. Multiple myeloma [J]. N Engl J Med，2011，364：1046-1060.

[14] Fonseca R，Bergsagel PL，Drach J，et al. International Myeloma Working Group molecular classification of multiple myeloma：spotlight review [J]. Leukemia，2009，23：2210-2221.

[15] Kumar SK，Mikhael JR，Buadi FK，et al. Management of newly diagnosed symptomatic multiple myeloma：updated Mayo Stratification of Myeloma and Risk-Adapted Therapy（mSMART）consensus guidelines [J]. Mayo Clin Proc，2009，84：1095-1110.

[16] Greipp PR，San Miguel J，Durie BGM，et al. International staging system for multiple myeloma [J]. J Clin Oncol，2005，23：3412-3420.

[17] San Miguel JF，Schlag R，Khuageva NK，et al. Persistent overall survival benefit and no increased risk of second malignancies with bortezomib-melphalan-prednisone versus melphalan-prednisone in patients with previously untreated multiple myeloma [J]. J Clin Oncol，2013，31：448-455.

[18] Evens AM，Jovanovic BD，Su YC，et al. Rituximab-associated hepatitis B virus（HBV）reactivation in lymphoproliferative diseases：meta-analysis and examination of FDA safety reports [J]. Ann Oncol，2011，22：1170-1180.

[19] Johnson NA，Slack GW，Savage KJ，et al. Concurrent expression of MYC and BCL2 in diffuse large B-cell lymphoma treated with rituximab plus cyclophosphamide，doxorubicin，vincristine，and prednisone [J]. J Clin Oncol，2012，30：3452-3459.

[20] Pfreundschuh M，Kuhnt E，Trumper L，et al. CHOP-like chemotherapy with or without rituximab in young patients with good-prognosis diffuse large-B-cell lymphoma：6-year results of an open-label randomised study of the MabThera International Trial（MInT）Group [J]. Lancet Oncol，2011，12，1013-1022.

[21] Haioun C，Itti E，Rahmouni A，et al. [18F] fluoro-2-deoxy-D-glucose positron emission tomography（FDG-PET）in aggressive lymphoma：an early prognostic tool for predicting patient outcome [J]. Blood，2005，106：1376-1381.

[22] A predictive model for aggressive non-Hodgkin's lymphoma. The International Non-Hodgkin's Lymphoma Prognostic Factors Project [J]. N Engl J Med，1993，329：987-994.

[23] Mauritzson N, Albin M, Rylander L, et al. Pooled analysis of clinical and cytogenetic features in treatment-related and de novo adult acute myeloid leukemia and myelodysplastic syndromes based on a consecutive series of 761 patients analyzed 1976-1993 and on 5098 unselected cases reported in the literature 1974-2001 [J]. Leukemia, 2002, 16: 2366-2378.

[24] Arber DA, Vardiman JW, Brunning RD, et al. Acute myeloid leukemia with recurrent genetic abnormalities. In: Swerdlow SH, Campo E, Harris NL, et al. eds. WHO Classification of Tumours of Haematopoietic and Lymphoid Tissues (ed 4th) [J]. Lyon: IARC, 2008: 110-123.

[25] Patel JP, Gonen M, Figueroa ME, et al. Prognostic relevance of integrated genetic profiling in acute myeloid leukemia [J]. N Engl J Med, 2012, 366: 1079-1089.

[26] Lowenberg B, Pabst T, Vellenga E, et al. Cytarabine dose for acute myeloid leukemia [J]. N Engl J Med, 2011, 364: 1027-1036.

[27] Burnett AK, Wheatley K, Goldstone AH, et al. The value of allogeneic bone marrow transplant in patients with acute myeloid leukaemia at differing risk of relapse: results of the UK MRC AML 10 trial [J]. Br J Haematol, 2002, 118 (2): 385-400.

中年女性，闭经、溢乳、视力减退
1年余——垂体瘤

✱ [实习医师汇报病历]

患者女性，38岁，因"闭经、溢乳、视力减退1年"入院。患者于1年前无明显诱因开始出现闭经、双侧乳腺触摸性泌乳，无腹胀、腹痛，无颜面水肿、痤疮，无多饮、多尿，于外院妇产科就诊查双侧附件和子宫B超未见明显异常，给予雌孕激素序贯治疗后上述症状无明显好转，逐渐开始出现双侧视力减退，无头痛、头晕，无恶心、呕吐；自发病以来，患者大、小便正常，精神、睡眠可，无体重改变。查体：体温36.5℃，呼吸18次/分，脉搏70次/分，血压115/70mmHg。意识清楚，体型中等，左侧视力0.7，右侧视力0.8，双侧视野正常，双侧乳腺触摸性溢乳，无压痛，未及肿块，双肺呼吸音清，未闻及啰音，腹软，无压痛和反跳痛，双下肢无水肿。入院前于外院门诊行头颅MRI显示鞍区占位，蝶鞍窝内一大小约2.0cm×1.5cm大小占位，呈长T1长T2信号，增强后强化明显，鞍底扩大，视神经受压上抬，垂体柄向右偏移。

❓ 主任医师常问实习医师的问题

● **目前考虑的诊断是什么？**

答：垂体瘤。

● **诊断为垂体瘤的依据是什么？鉴别诊断是什么？**

答：（1）诊断依据

① 青年女性。

② 临床上表现为闭经、溢乳，伴双侧视力减退。

③ 查体：左侧视力 0.7，右侧视力 0.8，双侧乳腺触摸性溢乳。

④ 影像学检查发现蝶鞍窝内占位。

（2）主要与其他引起颅内压迫、视交叉损害的疾病进行鉴别

① 颅咽管瘤：可发生于各种年龄，以儿童及青少年多见。临床上可表现为双侧颞侧偏盲、单侧视野缺损，伴有头痛、呕吐，下丘脑损害者可出现尿崩症、多食、发热，压迫垂体门静脉系统可出现性功能减退等表现，MRI 检查多提示囊变和钙化。

② 淋巴细胞性垂体炎：多见于妊娠或产后女性，可能为病毒引起的自身免疫性疾病。临床上表现可有垂体功能减退及垂体肿块。前者最常见为促肾上腺皮质激素（ACTH）缺乏，泌乳素（PRL）水平在半数患者出现上升。垂体肿块可导致头痛及视野缺损。

③ 视神经胶质瘤：为视神经或视交叉胶质细胞的原发肿瘤，是儿童期最重要的眼眶肿瘤，女孩多见。视力改变常先发生于一侧，视力丧失发展较快。临床上表现为无痛性进展性的视力丧失和眼球突出，但无内分泌功能障碍。

● 应进一步做哪些检查？各有什么临床意义？

答：腺垂体激素水平，包括血清泌乳素（PRL）、生长激素（GH）、促肾上腺皮质激素（ACTH）、促黄体生成素（LH）、促卵泡生成素（FSH），靶腺激素水平，包括血睾酮、雌激素、甲状腺激素、皮质醇，必要时行 PRL 动态试验，包括促甲状腺激素释放激素（TRH）兴奋试验、L-多巴抑制试验、溴隐亭抑制试验等。

（1）基础 PRL 水平测定　主要排除生理性和药物性因素影响。血 PRL 基础浓度一般<20μg/L，基础血 PRL 在 60~200μg/L 的患者应结合垂体影像学检查结果来判断是否为 PRL 瘤。

（2）腺垂体激素水平测定　是为高 PRL 血症的鉴别诊断提供依据，排除垂体瘤、生长激素瘤、原发性甲状腺功能减退症（甲减）、库欣综合征和多囊卵巢综合征的可能。有些混合型腺瘤（以合并 GH 分泌最常见）除 PRL 升高外，还有其他腺垂体激素增多。大的垂体瘤可压迫周围腺垂体组织引起一种或几种腺垂体激素分泌减少。

（3）靶腺激素水平测定　怀疑腺垂体功能亢进或减退时，应测定相应靶腺激素水平。垂体瘤患者尿 17-酮类固醇（17-KS）和各种雌激素分解代谢产物均增加。

（4）PRL 动态试验　在无法进行 PRL 测定的情况下，可通过各种兴奋和抑制试验排除垂体瘤的可能，目前临床应用较少。

✦ ［住院医师补充病历］

患者女性，因闭经、溢乳、视力减退入院。入院后鞍区 MRI 增强（图 6-1、图 6-2）示蝶鞍窝内一大小约 2.0cm×1.5cm 大小占位，呈长 T1 长 T2 信号，增强后强化明显，鞍底扩大，视神经受压上抬，垂体柄向右偏移。血 PRL 水平明显升高：402μg/L，TSH 6.72mU/L，促肾上腺皮质激素（ACTH）、生长激素（GH）、促黄体生成素（LH）、促卵泡生成素（FSH）、睾酮、雌激素未见明显异常。

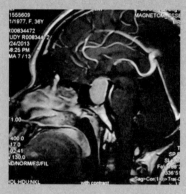 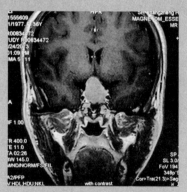

图 6-1　矢状位 T1W MRI 片　　　　图 6-2　冠状位 T1W MRI 片

 主任医师常问住院医师的问题

● **该患者目前的诊断和治疗原则是什么？**

答：根据临床症状、体征，结合影像学检查（MRI 提示鞍区占位）和实验室检查（PRL＞200μg/L），目前诊断为高泌乳素血症、垂体瘤（PRL 瘤）。治疗上包括药物治疗、手术治疗、放射治疗，原则是恢复 PRL 的正常水平，消除或缩小肿瘤并解除较大瘤体对垂体柄、视交叉及其他脑神经的压迫，恢复腺垂体及性腺功能。

● **具体的治疗方案是什么？**

答：该患者可给予口服溴隐亭降低 PRL 水平，使肿瘤缩小。起始

2.5mg，每日 3 次，随着 PRL 的下降和肿瘤缩小，可减少为每日 2 次，PRL 正常和肿瘤显著缩小后可以减到维持剂量，如每日 2.5mg 或 1.25mg。

 主任医师常问主治医师的问题

● **垂体瘤主要分为哪些类型？**

答：（1）内分泌功能分类　根据肿瘤细胞有无合成和分泌激素的功能将垂体瘤分为功能性垂体瘤和无功能性垂体瘤。前者可按其分泌的激素命名，如泌乳素瘤、生长激素瘤、促肾上腺皮质激素瘤、促甲状腺激素瘤及促黄体生长素和促卵泡生长素混合瘤等，在一般人群中以泌乳素瘤最常见，在老年人群中，以无功能腺瘤最常见。

（2）影像和手术分类　根据肿瘤扩展情况及发生部位可分为鞍内、鞍外和异位三种；根据肿瘤大小分为微腺瘤（<10mm）和大腺瘤（≥10mm）两种。

（3）病理分类　已与内分泌功能分类统一。

● **应如何处理垂体瘤合并妊娠的患者？**

答：垂体瘤患者妊娠后需考虑两方面的问题：妊娠本身对母体垂体瘤的影响和溴隐亭治疗对胎儿的影响。对于微腺瘤，妊娠一般不引起肿瘤增大，风险小于 5%；对于大腺瘤，肿瘤扩大的风险则高达 15%～25%。因此微腺瘤可以按照正常程序进行妊娠和分娩，而大腺瘤者妊娠应慎重。由于妊娠后不能进行影像学检查，应密切监测症状和视力、视野的变化，明显扩大者用溴隐亭治疗，也可以用糖皮质激素抑制雌激素的分泌，垂体卒中需要急诊手术或终止妊娠，其中溴隐亭对妊娠患者相对安全，推荐使用。卡麦角林为长效抑制药，不建议使用。有生育计划者，一旦发现妊娠，应尽可能停止溴隐亭治疗，以排除对胎儿的不良影响，可暂时进一步治疗。

● **垂体瘤是否需要终生用药？**

答：一般认为，微腺瘤患者，如果 PRL 正常，瘤体消失，月经恢复，在维持 1 年或数年后可谨慎停药；但大腺瘤者肿瘤往往不能完全消退，停药后复发可能性大，主张终生用药治疗。

主任医师总结

（1）由于垂体瘤的分类复杂，临床表现多样，主要包括：肿瘤占位效应对周围组织的压迫引起的症状；功能性垂体瘤引起激素分泌增多症状；垂体其他细胞继发于直接受压迫和（或）垂体柄受压引起的激素分泌功能异常；下丘脑受压相关的下丘脑综合征；垂体卒中。对于多样的临床症状，应尽早认识，及时治疗。

（2）对于垂体瘤的治疗，是需要多个学科的合作，包括内分泌科、神经外科、神经放射科等，并根据患者的年龄、一般情况、肿瘤的性质、既往治疗史、对生育和发育的影响、治疗者的个人经验而统筹安排、权衡治疗计划。总体而言，垂体瘤的治疗主要以经蝶手术为主。对于大腺瘤和侵袭性肿瘤，手术可以有效纠正激素的高分泌状态和缓解肿瘤的局部占位效应及其引起的相关症状。由于大量的研究证明，放射治疗引起的全垂体功能或部分垂体功能不全发病率可高达50％以上，且随放疗后的时间延长发病率逐渐增加。因此，严重制约了放疗在垂体瘤治疗中的运用，特别是对于有青春期发育需要的儿童和青少年患者及有生育需求的女性患者。

（3）垂体瘤治疗中最常运用的药物是溴隐亭和生长抑素类似物，前者可在泌乳素瘤、生长激素瘤、促肾上腺皮质激素瘤、促性腺激素瘤使用，但在泌乳素瘤和 GH 瘤的运用较多，特别是对泌乳素瘤有特效；后者可在生长激素瘤、促甲状腺激素瘤、促性腺激素瘤使用，以生长激素瘤使用较多且有特效。药物可以作为泌乳素瘤和生长激素瘤治疗的主要方法，既可以控制激素高分泌及其症状，也能有效缩小肿瘤，而其他垂体瘤药物仅作为辅助治疗。

（4）泌乳素瘤主要以药物治疗为主，手术疗效欠佳，且有一定副作用，如损伤垂体、垂体柄或视交叉，导致尿崩症、脑脊液漏、颅内感染等。因此，应严格把握手术治疗指征：对多巴胺受体激动药抵抗患者；急于生育患者；不愿意长期服药者；经济能力不能负担长期服药者。手术治疗应当先考虑肿瘤的大小，肿瘤越大，PRL 水平越高，全切的可能性越小。微腺瘤倾向于手术，大腺瘤 PRL 控制率较差。为了增加手术治疗效果，可以先用药物缩小肿瘤。针对大腺瘤术后垂体瘤的复发，可考虑药物和手术联合治疗。

（宝 轶）

青年男性，发现睾丸小、体毛稀少
7 年余——性腺分化异常

 ［实习医师汇报病历］

> 患者男性，17 岁，因"发现睾丸小、体毛稀少 7 年余"入院。现病史：患者于 7 年前发现睾丸小，伴体毛稀少，未重视。入院前于我院门诊行外生殖器 B 超检查示左侧睾丸 1cm×1.5cm，右侧睾丸 1.1cm×1.4cm。查体：一般情况好，身高 171cm，下部量＞上部量，指距 172cm（＞身高），无喉结，声音尖细。腋毛及阴毛稀少，双侧睾丸质略硬，无压痛，阴茎短小。入院初步诊断：青春期延迟（性腺分化异常）。

主任医师常问实习医师的问题

● 目前考虑的诊断是什么？诊断依据是什么？

答：（1）诊断　青春期延迟：性腺分化异常可能。

（2）诊断依据

① 青年男性。

② 主诉：发现睾丸小、体毛稀少 7 年余。

③ 体检提示下部量＞上部量，指距＞身高，无喉结，声音尖细。腋毛及阴毛稀少，双侧睾丸质硬，无压痛，阴茎短小。

④ 外生殖器 B 超检查示左侧睾丸 1cm×1.5cm，右侧睾丸 1.1cm×1.4cm，提示睾丸体积低于同龄男性。

● 应做哪些检查？各有什么临床意义？

答：黄体生成素（LH）、卵泡刺激素（FSH）、血睾酮、雌二醇、染色体核型检查、精液常规检查、睾丸活检。

（1）LH、FSH 检查　在男性，LH 主要促进睾丸间质细胞增生，促进睾酮的合成与分泌；FSH 作用于睾丸曲细精管上皮的生精细胞和支持细胞，促进精子生成。在女性，LH 的生理作用为促进卵泡成熟，促进雌激素的合成与分泌，促进排卵与黄体生成。FSH 的生理作用是促进卵泡成熟和分泌雌激素。判断性腺功能减退时常测定 LH、FSH，原发性性腺功能减退 LH、FSH 常升高，继发性性腺功能减退 LH、FSH 常下降。

（2）血睾酮测定 男性血液中睾酮大部分来自于睾丸，少部分来自肾上腺皮质。因此，血睾酮主要反映睾丸间质细胞功能。女性体内 2/3 的睾酮来自肾上腺分泌的去氢表雄酮和雄烯二酮，卵巢也分泌少量睾酮。

（3）雌二醇 在女性主要来自卵泡、黄体和胎盘。在男性，雌二醇主要来自睾丸。肾上腺也合成少量的雌二醇。

（4）染色体核型检查 正常男性的染色体核型为 44 条常染色体加 2 条性染色体 X 和 Y，检查报告中常用"46，XY"来表示。正常女性的常染色体与男性相同，性染色体为 2 条 XX，常用"46，XX"表示。46 表示染色体的总数目，大于或小于 46 都属于染色体的数目异常。缺失的性染色体常用 0 来表示。克兰费尔特（Klinefelter）综合征核型为"47，XXY"。特纳（Turner）综合征核型为"45，XO"。

（5）精液常规检查 正常男性一次排精量 2～6ml，精子总量超过 6×10^6，密度大于 $2 \times 10^6/ml$，活力和形态正常的精子应超过 60％以上。克兰费尔特综合征等性腺分化异常患者精液中常无精子或少量畸形精子。

（6）睾丸活组织检查 对无精症或少精症患者，可以此鉴别输精管堵塞或生精功能障碍。

◉ ［住院医师补充病历］

患者男性，因发现睾丸小、体毛稀少入院，否认放射史，否认家族史。入院后查性功能：睾酮（T）136.6ng/dl（男性正常范围 175～781ng/dl，女性正常范围 10～75ng/dl），雌二醇（E₂）30pg/ml（男性正常范围 20～47pg/ml，女性正常范围 20～433pg/ml），促黄体生成素（LH）36.35mIU/ml（男性正常范围 1.24～8.62mIU/ml，女性正常范围 2.12～103mIU/ml），促卵泡激素（FSH）48.21 mIU/ml（男性正常范围 1.27～19.26mIU/ml，女性正常范围 1.79～113.59mIU/ml）；染色体核型检查：47，XXY；精液常规检查示无精症；睾丸活组织检查示曲细精管发育差，未见生精细胞及精子生成。

主任医师常问住院医师的问题

● **该患者目前的诊断是什么？首选的治疗措施是什么？**

　　答：根据临床症状、体征，结合辅助检查结果（染色体核型检查：47，XXY；睾酮水平下降；睾丸活组织检查未见生精细胞及精子生成），目前诊断为克兰费尔特（Klinefelter）综合征。因患者雄激素水平较低，治疗上可考虑给予雄激素替代治疗。

● **青春期延迟的病因有哪些？**

　　答：（1）青春期特发性（体质性延迟）　常呈家族性发病，为下丘脑促性腺激素释放激素（GnRH）释放延迟所致。

　　（2）中枢神经系统疾病　颅咽管瘤、星型细胞瘤、神经胶质瘤等肿瘤影响；头部创伤或放射治疗术后；组织细胞增多症、中枢神经系统感染性疾病。

　　（3）孤立性促性腺激素缺乏　伴嗅觉减退或丧失的卡尔曼（Kallman）综合征、先天性肾上腺增生、特发性或遗传性垂体功能减退症、普拉德-威利（Prader-willi）综合征、劳-穆-比（Laurence-Moon-Biedl）综合征、功能性促性腺激素缺乏（如甲状腺功能减退症、慢性系统性疾病和营养不良、库欣综合征等）。

　　（4）高促性腺激素性性腺功能减退　曲细精管发育不良（即克兰费尔特综合征）、原发性睾丸功能减退性疾病、无睾症或隐睾症、性腺发育不全及其变异型（即特纳综合征）、原发性卵巢功能减退性疾病。

主任医师常问主治医师的问题

● **从医学角度，人的性别分类有哪些？**

　　答：性别的一般概念是指人分为男女两性。从医学的角度，可将性别分为染色体性别、性腺性别、生殖器性别、社会性别和心理性别。染色体性别又称遗传性别，是在受精时由受精卵的性染色体决定的，染色体性别为男性者，性染色体为 XY 型；染色体性别为女性者，性染色体为 XX 型。性腺性别是有性腺决定的性别，性腺为睾丸者，性腺性别为男性，性腺为卵巢者，性腺性别为女性。生殖器性别又称表型性别，是由生殖器官的类型决定的，生殖器官为阴茎、阴囊、前列腺、输精管及精囊者，其生殖器性别为男性；生殖器官为阴唇、阴道、子宫及输卵管者，其生殖器性别为女性。有时内、外生殖器不一致，则根据外生殖器的类型决定生殖器性别。社会性别指社会公认的性别。心理性别指内心对自己性别的确认，如与生殖器性别或社会性别不一致，常导致心理疾病，严重者需接受变性手术改变生殖器性别。

● 性分化异常的原因有哪些？

答：（1）性腺分化异常　曲细精管发育不全（克兰费尔特综合征）、性腺发育不全综合征及其变异型（特纳综合征）、完全或不完全型的 46XX 和 46XY 性腺发育不全、真两性畸形等。

（2）女性假两性畸形　先天性男性化肾上腺皮质增生、P-450 芳香酶缺乏等。

（3）男性假两性畸形　Leydig 细胞发育不全、P-450scc（胆固醇侧链裂解酶）缺乏、3β-羟类固醇脱氢酶缺乏、P-450（17α-羟化酶）缺乏、P-450（17，20-裂解酶）缺乏、17β-羟类固醇氧化还原酶缺乏、完全性雄激素抵抗综合征及其变异型、部分性雄激素抵抗综合征及其变异型、外周组织睾酮代谢障碍、5β-还原酶缺乏、X 染色质阴性型的性腺发育不全综合征、不完全型 XY 性腺发育不全、无睾症等。

（4）其他性发育异常　男性尿道下裂，男性多发先天性畸形伴有两性外生殖器，女性阴道、子宫或输卵管发育不全等。

主任医师总结

（1）染色体是人体重要的遗传物质，决定着人的性别。染色体核型是 46，XX，则是女性；核型是 46，XY，则是男性。由染色体决定的性别称为染色体性别。第二为性腺性别，即男性性腺为睾丸，女性性腺为卵巢。第三为生殖器性别，孩子出生时根据外生殖器确定的性别。在社会中生活下去构成了其社会性别（第四）。第五为心理性别，即个体本身对自己性别的认可。如果这几种性别是一致的，就是性分化正常的人；如果这几种性别之间发生矛盾，就是性分化异常。发生性分化异常的主要原因之一染色体异常。

（2）在胚胎时期原始性腺是中性的。它既能分化成女性性腺，也能分化成男性性腺，如果胎儿有 XY 性染色体，则原始性腺向睾丸发育；如果是 XX，则向卵巢发育。在胎儿时期发育成男性内生殖器的原始结构，称为中肾管；发育成女性内生殖器的原始结构，称为副中肾管。没有睾丸就会发育为女性内生殖器，卵巢本身在性分化阶段不起主导作用。睾丸存在时，睾丸支持细胞产生一种抑制副中肾管的物质，使副中肾管退化而不能发育成女性内生殖器。同时，在睾丸分泌的睾酮作用下，中肾管发育成附睾、输精管和精囊。睾酮亦决定着外阴的分化，它使外生殖器的共同原始结构生殖结节、生殖皱褶和生殖隆起分别发育成龟头、阴茎和阴囊。女性胚胎由于没有睾酮的影响，这些结构则分别发育成阴蒂、小阴唇和大阴唇。

（3）如果染色体异常，如染色体为 45，XO 和 47，XXY 等；出现睾丸功能衰竭，不能产生副中肾管抑制因子或睾酮，都可以导致性分化异常。

（4）性分化异常往往是原发性闭经、不孕的重要原因。如一种较常见的特纳综合征，染色体核型为 45，XO，少了一个 X，亦称先天性性腺发育不全，主要的临床表现是身材矮小，第二性征发育不良，颈部发际低，颈蹼，胸部宽阔盾形，乳头之间距离较宽，肘外翻，第 4、第 5掌骨较短，指甲生长不良。外生殖器为女性幼稚型，无阴毛、腋毛，子宫可发育或发育不良，性腺不发育，表现为闭经、不孕。特纳综合征的患者尽管有染色体异常，但外生殖器正常，社会性别是女性。

（5）本例患者为典型的先天性曲细精管发育不全，又称克兰费尔特（Klinefelter）综合征，是性分化异常最常见的一种，克兰费尔特综合征的典型核型为 47，XXY，非典型核型有 48，XXXY、49，XXXXY 或嵌合体。治疗可考虑小剂量雄激素替代治疗；另外，此类患者多因无精症而无法生育，目前无有效治疗方法。

（6）在没有染色体或性腺异常的患者也有外生殖器紊乱的情况，这就是两性畸形中的假两性畸形。假两性畸形分为男性假两性畸形及女性假两性畸形。男性假两性畸形患者核型为 46，XY，性腺是睾丸，但生殖管道及外生殖器没有完全男性化。女性假两性畸形主要是由于先天性肾上腺皮质增生或后天性肾上腺皮质肿瘤等原因引起，常见为先天遗传性类固醇代谢失常，即缺少某种类固醇生物合成的酶，导致肾上腺皮质激素合成障碍而使雄激素合成过多。胎儿时期如果体内雄激素过多，则会出现外阴男性化，并且子宫、输卵管、阴道均呈幼稚型。卵巢在过多的雄激素作用下，卵泡发育不良，青春期无月经来潮，表现为原发性闭经。这些患者由于外生殖器男性化、多毛及声音低沉等，往往到泌尿科就诊。化验结果染色体核型为 46，XX，即女性。肾上腺皮质增生患者经过肾上腺皮质激素治疗，体内雄激素水平下降，卵巢功能逐渐恢复，出现月经和排卵。异常的生殖器还可做整形手术。

（邹俊杰）

中年男性，心悸、乏力1年余，双眼畏光、流泪 1年余——甲状腺功能亢进症（甲亢）

❀ ［实习医师汇报病历］

> 患者男性，56岁，因"心悸、乏力1年余，双眼畏光、流泪1年余"入院。1年前于外院检查甲状腺功能（甲功）"游离三碘甲状腺原氨酸（FT_3）15.67pmol/L，游离甲状腺素（FT_4）42pmol/L，TSH<0.005μIU/ml"，诊断"甲亢"，予"甲巯咪唑10mg，2次/日"口服治疗后，上述症状缓解，但眼部症状反复。查体：精神好，双眼睑肥厚，左眼睑不能闭合，双眼球突出，突眼度：R20mm-105mm-22mmL，双眼球上下运动受限，双眼辐辏反射减弱，无复视。双侧甲状腺Ⅱ度肿大，无细震颤，未闻及血管杂音。心率98次/分，律齐，双下肢胫前无水肿。患者吸烟1600年支。入院初步诊断：甲状腺功能亢进症，毒性弥漫性甲状腺肿（Graves病），甲状腺相关性眼病。

？ 主任医师常问实习医师的问题

● **目前考虑的诊断是什么？**

答：甲状腺功能亢进症（甲亢），甲状腺相关性眼病（TAO）。

● **诊断为甲状腺功能亢进症、甲状腺相关性眼病的依据是什么？鉴别诊断是什么？**

答：（1）诊断依据

① 中年男性。

② 心悸、乏力1年余，双眼畏光、流泪1年余。

③ 1年前于外院检查甲功"FT_3 15.67pmol/L，FT_4 42pmol/L，TSH<0.005μIU/ml"，诊断"甲亢"，予"甲巯咪唑10mg，2次/日"口服治疗后，上述症状缓解。

④ 查体：精神好，双眼睑肥厚，双眼球突出，突眼度：R20mm—105mm—22mm，左眼睑不能闭合，双眼球上下运动受限，双眼辐辏反射减弱，无复视。双侧甲状腺Ⅱ度肿大，无细震颤，未闻及血管杂音。心率 98 次/分，律齐，双下肢胫前无黏液性水肿。

（2）甲亢需要与以下疾病鉴别

① 亚急性甲状腺炎：可引起一过性症状性甲亢。患者多于上呼吸道感染后发病，常伴有低热，甲状腺局部可有疼痛。甲状腺局部症状不明显时易与格雷夫斯病（Graves 病），（毒性弥漫性甲状腺肿）混淆，此时应行^{131}I 摄碘率检查或甲状腺穿刺活检确诊。

② 桥本甲状腺炎：血清抗甲状腺球蛋白抗体和抗甲状腺过氧化物酶抗体滴度明显升高；甲状腺穿刺活检见甲状腺组织中有慢性淋巴细胞性甲状腺炎病理改变；触诊甲状腺质地韧，峡部也大。

③ 神经官能症：神经官能症患者可有怕热、出汗、心悸、失眠等类似于甲亢的表现。但神经官能症患者一般无食欲亢进，既怕热又怕冷现象。心率在静息状态下无增快，实验室检查正常。

（3）甲状腺相关性眼病（TAO）需要与以下疾病鉴别

① 眼眶肿瘤：TAO 双眼突度多不对称，差值常小于 3mm，多不超过 7mm，眼眶肿瘤常为单眼且突眼度随肿瘤发展加大，可出现双眼极不对称而超过 7mm。TAO 常为轴性眼球前突伴限制性活动受限，而泪腺肿瘤向内下方向突出，额窦、筛窦囊肿引起眼球向外下方突出等；

② 眼眶炎性假瘤：常见 4 种类型为泪腺肿大、眼眶弥漫性炎症、巩膜炎和眼外肌炎，常为急性发作，可表现为眼眶深部疼痛，眼球前突伴眼睑红肿或红斑，上睑下垂。而 TAO 的眼球前突，通常伴眼睑水肿、上睑退缩、砂样异物感等。CT 扫描 TAO 的眼外肌肌腹肥大，肌腱不肥大。眼眶炎性假瘤的眼外肌不规则肿大，肌腹、肌腱同时受累，眼环增厚等。

● 应做哪些检查？各有什么临床意义？

答：甲状腺功能及甲状腺自身抗体、放射性碘摄入试验、T_3 抑制试验、促甲状腺激素释放激素（TRH）兴奋试验。眼超声、眼部 MRI、眼压检查。

（1）甲状腺功能［血清总 T_3（TT_3）、总 T_4（TT_4）和游离 T_3（FT_3）、游离 T_4（FT_4）、血清 TSH］测定 90% 甲状腺功能亢进患者血清 TT_3、TT_4、FT_3、FT_4 水平升高，而无甲亢的 TAO 患者 T_3、T_4

水平多正常。原发性甲状腺功能亢进时 TSH 值下降。用放射免疫检测法分析血清中总 T_3、T_4，不受碘摄入的影响。

（2）甲状腺自身抗体

① 抗甲状腺微粒抗体（anti-thyroid microsoma antibody）：该抗体在 TAO 患者中滴度高，占 80%，假阳性率低。

② 抗甲状腺球蛋白抗体（anti-thyroglobulin antibodies）：滴度在慢性淋巴细胞性甲状腺炎（Hashimoto 病）中为 55%，在 TAO 患者中仅为 25%。一般情况下应在 TRH 或 T_3 抑制试验检查前进行抗体测定，阳性发现说明眼眶病与 TAO 有关。对于甲状腺功能正常眼眶病的诊断有帮助。

③ 促甲状腺激素受体抗体（thyrotropin receptor antibodies，TRAb）：TAO 是一种自身免疫性疾病，可由血清中 TRAb 刺激甲状腺而发病，所以测定该抗体对评估 TAO 状态及其预后有着重要意义。甲状腺功能亢进症伴 TAO，未治疗前 TRAb 的阳性率 91%，甲状腺瘤和慢性淋巴性甲状腺炎患者 TRAb 阴性。也可帮助判断甲状腺功能亢进症药物治疗的预后，如抗甲状腺药物治疗后 TRAb 仍呈阳性，提示大部分患者 3 个月内复发，阴性者预示着患者可能有较长时间的缓解期。

（3）放射性碘摄入（RAIU）试验　通常用 ^{123}I 摄入测量甲状腺激素合成和释放的比率，^{123}I 比 ^{131}I 的半衰期短，对患者甲状腺的放射剂量低。24h 放射性碘摄入的正常范围是 5%～30%，有甲亢的 TAO 患者放射性碘摄入增多，但在一些情况下 RAIU 的百分率也高于正常值。在鉴别不同形式的甲状腺功能亢进症（人为甲状腺毒症、甲状腺炎伴暂时性甲状腺功能亢进症、异位甲状腺产物）中，RAIU 试验作为甲状腺（T_3）抑制试验的一部分非常有用。

（4）T_3 抑制试验　受试者行 RAIU 检查后，每天服 $60\mu g$ 的三碘甲状原氨酸（T_3）钠 8～10 天，甲状腺功能受到抑制，第 10 天再做 RAIU 检查，正常个体被抑制 50% 以上。由于甲状腺功能亢进症患者的自主甲状腺功能，RATU 值不受抑制。对怀疑 TAO 的患者，血清 T_3、T_4 正常，抗体滴度阴性、TAO 的临床表现不明显，T_3 抑制试验较有价值。

（5）促甲状腺激素释放激素（TRH 兴奋）试验　通常静脉给予 400mg 的 TRH，给药前和给药后 30min 抽静脉血进行促甲状腺激素（TSH）分析。甲状腺功能正常的个体，20～30min 血清中 TSH 达峰值，血清 TSH 水平通常为基线的 2～8 倍，然后缓慢下降，2～3h 后回到基线水平。甲状腺功能亢进症患者，TSH 对外来 TRH 不反应，促甲状腺激素水平不升高。怀疑甲状腺功能亢进症或甲状腺功能正常眼眶病患者，T_3、T_4 试验，血清抗体，游离 T_4 指数大致正常，这时 TRH 试验对诊断有一定意义，30%～50%甲状腺功能亢进症眼眶病患者出现 TRH 的阳性结果（次正常或轻度 TRH 反应），另有一部分无甲亢的 TAO 患者 TRH 试验是异常的。

（6）眼超声检查　眼超声检查是诊断 TAO 一种有效的方法，能显示和测量眼外肌肥大，且较为准确，在一些无临床症状的患者中，超声有时也能查出眼外肌肥大。眼超声检查是一种客观的方法，可监测眼眶前部、眼眶中部 TAO 病变。优点是价廉，可多次检查，又避免了 CT 检查时的放射损伤。B 型超声波显示为低回声的增粗条状病变，边界可不清楚，表面有肌肉的水肿。定量 A 型超声波可测量眼外肌厚度。缺点是超声波不能显示眶后部和眶骨的病变。

（7）眼部 MRI　除可显示眼外肌肥大外，还可获得更多的征象，TAO 在无临床症状时，MRI 也能显示眼外肌的一些改变。此检查为评估 TAO 的活跃期或静止期提供客观证据，对 TAO 免疫抑制药治疗的选择提供帮助。

（8）眼压检查　Brailey 等 1897 年第 1 次报告了在甲状腺肿性眼球前突的患者中，眼球向受累肌作用相反的方向转动可引起眼压升高。Ganblin 等长期观察 TAO 患者，68%的甲状腺功能亢进症无眼球突出的患者，眼球在原位时，眼压也高于正常。这些发现对诊断内分泌眼病具有重要价值，同时也避免将甲状腺功能亢进症患者的高眼压诊断为青光眼。

⊗［住院医师补充病历］

　　患者男性，因心悸、乏力、双眼畏光、流泪入院，期间眼部症状反复发作，且不断加重。入院后眼科检查：右眼眼轴 23.46mm，左眼眼轴 23.5mm；右眼前房深度 2.11mm，左眼前房深度 3.06mm；双眼玻璃体内可见少量点状强回声，后运动强，双眼视网膜未见异常回声；左眼视力 0.6，右眼视力 0.5；右眼接触眼压 31.0mmHg，左眼接触眼压 24.0mmHg；视野检查：右侧颞上方散在光敏度下降区，左眼生理盲点扩大，下方边缘散在光敏度下降区。眼部超声提示双眼内直肌、上直肌、下直肌不同程度增粗，具体见表 6-1。

表6-1　眼部超声结果　　　　　　单位：mm

眼外肌厚度	内直肌	外直肌	上直肌	下直肌
右眼	6.5	4.6	8.9	7.5
左眼	7.1	4.6	8.5	7.6

 主任医师常问住院医师的问题

● **该患者目前的诊断和治疗原则是什么？**

答：根据临床症状、体征，结合实验室、影像学检查，目前诊断为甲状腺功能亢进症，毒性弥漫性甲状腺肿（Graves 病），甲状腺相关性眼病（ATA4 级，CAS5 分）。治疗上保护双眼、避免光刺激，免疫抑制药及大剂量激素静脉冲击治疗，同时脱水、补钾、保护胃黏膜、补钙及镇静治疗，且要求患者戒烟。

● **具体的治疗方案是什么？**

答：（1）给予小牛血去蛋白提取物眼用凝胶适量睡前涂双眼，夜间戴眼罩。

（2）给予阿法骨化醇（阿法 D3）胶囊 $0.25\mu g$，2 次/日，口服。

（3）0.9%氯化钠液 500ml＋环磷酰胺 200mg 静滴，1 次/日；0.9%氯化钠液 250ml＋甲泼尼龙 500mg 静滴，1 次/日。

（4）20%甘露醇 125ml 静滴，1 次/日；呋塞米（速尿）20mg 静推，1 次/日。疗程为 3 天，共 2 个疗程。

 主任医师常问主治医师的问题

● **格雷夫斯病的发病机制有哪些？**

答：（1）免疫功能异常　近年来的研究都提示本病为一种器官特异性自身免疫性疾病。患者体内免疫系统功能紊乱，致使机体产生了针对自身甲状腺成分〔甲状腺刺激素受体（thyroid stimulating hormone receptor)〕的抗体。该抗体与 TSHR 结合后，和 TSH 一样具有刺激和兴奋甲状腺的作用，引起甲状腺组织增生和功能亢进，甲状腺激素产生和分泌增多。

（2）**遗传因素**　部分毒性弥漫性甲状腺肿患者有家族史。同卵孪生相继发生毒性弥漫性甲状腺肿者达 $30\%\sim60\%$，而异卵双生仅为 $3\%\sim9\%$。毒性弥漫性甲状腺肿亲属中患另一自身免疫性甲状腺病的比率明显高于一般人群。

（3）**精神因素**　部分格雷夫斯病（毒性弥漫性甲状腺肿）甲亢患者在临床症状出现之前有明显的精神刺激或创伤史，格雷夫斯病甲亢起病很缓慢，精神创伤后突然发病可能是原有疾病突然加重或开始引起注意，而非直接原因。

● **如何进行甲状腺相关性眼病的临床活动性评分？**

答：各种临床活动性评分见表 6-2。当分数大于等于 3 分时被认为是活动性甲状腺相关性眼病，分数越多高，活动度越高。

表 6-2　TAO 的临床活动性评分

评分/分	症状	评分/分	症状
1	自发性球后疼痛	1	眼睑水肿
1	眼球运动时疼痛	1	球结膜水肿
1	眼睑发红、充血	1	泪阜水肿
1	结膜弥漫性充血、发红		

主任医师总结

（1）甲状腺相关性眼病（Thyroid-associated ophthalmopathy，TAO），是器官特异性自身免疫性疾病，主要发生在格雷夫斯病患者，目前发病原因尚不清楚。

（2）格雷夫斯病患者中 $35\%\sim40\%$ 伴有临床 TAO，主要表现为：眼睑挛缩，结膜充血、水肿，眼眶疼痛，眼球突出，眼球运动障碍，复视，暴露性角膜炎和视神经受累。少数患者会因为暴露性角膜炎或视神经受累导致视力下降，视野缺损，甚至失明。

（3）目前对中重度 TAO 患者采取的治疗方法主要包括糖皮质激素、免疫抑制药、生长抑素类似物、球后放疗及手术等。

（4）糖皮质激素由于其抗炎、抗免疫作用，可用于 TAO 的治疗，是目前公认的最有效的治疗方法，主要用于中重度活动期眼病的治疗，对局部炎症反应和视神经受累效果最好。目前激素用于 TAO 临床治疗的主要途径包括全身用药和局部用药。全身用药中，静脉应用甲泼尼龙在治疗起效时间、眼病活动度和严重度的改善、患者生活质量的提高及是否需要再次治疗方面都优于口服激素治疗。

（5）在激素静脉冲击治疗 TAO 过程中，注意不要快速停用激素；治疗前要进行包括肝脏影像学、肝炎病毒及抗体的检测；治疗过程中监测肝功能。

（郑骄阳）

青年女性，月经紊乱 3 年余，心悸、胸闷半年，加重 1 周——甲状腺功能减退症（甲减）

◎ ［实习医师汇报病历］

> 患者女性，36 岁，因"月经紊乱 3 年余，心悸、胸闷半年，加重 1 周"入院。近 2 年来伴有轻度畏冷、乏力、记忆力减退等，因"心悸、胸闷半年，加重 1 周"入我院心内科就诊，行心脏彩超检查发现"心包积液"，收入院给予心包穿刺减压，穿刺液提示"漏出液"，并查甲状腺功能提示 T_3 0.21nmol/L、T_4 28nmol/L、FT_3 0.54pmol/L、FT_4 3.75pmol/L 均显著减低，TSH＞100.00mIU/L，考虑"甲状腺功能减退症"，转入我科。体检：血压 110/60mmHg，脉搏 60 次/分，体温 36.3℃，颜面水肿，面色苍白，头发枯黄稀疏，全身皮肤干燥，双侧甲状腺Ⅱ度肿大，质韧，表面不光滑，未触及明显结节，未闻及血管杂音，心率 60 次/分，律齐，心音较钝，各瓣膜区未闻及明显瓣膜杂音，双下肢胫前可见黏液性水肿。入院初步诊断：甲状腺功能减退症（甲减）。

？ 主任医师常问实习医师的问题

● **目前考虑的诊断是什么？**

答：原发性甲状腺功能减退症。

● **诊断为甲状腺功能减退症的依据是什么？鉴别诊断是什么？**

答：（1）诊断依据

① 青年女性。

② 月经紊乱 3 年余，伴轻度畏冷、乏力、记忆力减退 2 年，心悸、胸闷半年，加重 1 周。

③ 颜面水肿，面色苍白，头发枯黄稀疏，全身皮肤干燥，心率 60次/分，律齐，心音较钝，各瓣膜区未闻及明显瓣膜杂音，双下肢胫前可见黏液性水肿。

④ 甲状腺功能提示 TT_3、TT_4、FT_3、FT_4 降低，TSH＞100.00mIU/L。

（2）鉴别诊断

① 垂体功能低下：患者往往有产后大出血、垂体瘤、垂体术后或垂体放疗等病史，除甲减表现外，还有停经、性欲减退、性毛脱落、低血压、易感染等，甲状腺功能测定 TT_3、TT_4、FT_3、FT_4 低，TSH 降低、正常或轻度增高，黄体生成素（LH）、卵泡刺激素（FSH）、雌二醇（E_2）、皮质醇（F）、促肾上腺皮质激素（ACTH）均低。该患者 TT_3、TT_4、FT_3、FT_4 降低，TSH＞100.00mIU/L，不属于垂体性甲减，可查其他垂体激素以鉴别。

② 低 T_3 综合征：患者患有严重的躯体疾病，如严重外伤、手术、感染、肝功能衰竭、肾功能衰竭等，循环中甲状腺素水平减低，是机体的一种保护机制，TT_3 减低，反三碘甲状腺原氨酸（rT_3）增高，TT_4、FT_4 正常或轻度增高，TSH 正常，严重患者可能有 TT_4、FT_4 降低，TSH 正常，在恢复期可能出现一过性的 TSH 轻度升高，无需替代治疗，患者基础疾病缓解后，甲状腺功能即可恢复正常。该患者有甲减症状，甲减面容，甲状腺功能提示 TT_3、TT_4、FT_3、FT_4 降低，TSH＞100.00mIU/L，考虑为原发性甲减。

● **应做哪些检查？各有什么临床意义？**

答：甲状腺 B 超，甲状腺自身抗体 [甲状腺球蛋白抗体（TGAb）、甲状腺过氧化物酶抗体（TPOAb）、TSH 受体抗体（TRAb）]，血常规、血沉，摄碘率，甲状腺核素扫描，甲状腺穿刺＋细胞学检查（FNAC），并测 LH、FSH、E_2、T、F、ACTH。

（1）甲状腺 B 超　比较直观的观察甲状腺形态学变化，观察有无甲状腺肿大、回声有无不均，有无低回声区或甲状腺结节及血流信号情况，有助于甲状腺疾病的病因诊断。

（2）甲状腺自身抗体　测定 TGAb、TPOAb、TRAb 滴度有助于自身免疫性甲状腺疾病的诊断。

（3）血常规、血沉　可以用于亚急性甲状腺炎的辅助诊断。

（4）摄碘率　可以通过不同时间的甲状腺摄碘率，来评估甲状腺功能状态。

（5）甲状腺核素扫描　可反映甲状腺位置、大小、形态、甲状腺功能。

（6）甲状腺穿刺＋细胞学检查　是一项简单、易行、准确性高的检查方法，有助于甲减病因的诊断，但 FNAC 的准确性有赖于穿刺取材的准确和阅片的经验，且 FNAC 属于有创检查，需取得患者的知情同意后方可操作。

（7）测 LH、FSH、E_2、T、F、ACTH　可通过垂体-肾上腺皮质轴和垂体-性腺轴激素的测定，以鉴别有无垂体功能低下情况存在。

✿［住院医师补充病历］

> 　　患者女性，36 岁，目前甲状腺功能减退症诊断明确，入院后给予甲状腺 B 超显示甲状腺肿大，实质回声不均，可见多个低回声区呈网络状分布，双侧可见数个低回声结节，界清，较大者约 10mm×9mm，甲状旁腺和颈部淋巴结区未见明显异常。TPOAb＞1000IU/ml，TGAb 762IU/ml 滴度显著升高，TRAb 0.3IU/L 尚在正常范围。血常规、血沉未见明显异常。甲状腺摄碘率显著减低，甲状腺核素扫描提示甲状腺内核素稀疏，分布不均，可见数个"冷结节"。FNAC 可见多个甲状腺滤泡上皮细胞团和淋巴细胞团。LH 3.51mIU/ml，FSH 3.20mIU/ml，E_2 244pg/ml，F（8am）165μg/L，ACTH（8am）26.2ng/L，未见明显异常。PRL 96μg/L 轻度升高。

 主任医师常问住院医师的问题

● 患者目前的诊断是什么？诊断依据是什么？

　　答：患者目前诊断为桥本氏甲状腺炎、甲状腺功能减退症。诊断依据是患者为青年女性，有甲减症状、体征；甲状腺功能提示甲减；甲状腺触诊为弥漫性肿大，质韧；甲状腺 B 超提示甲状腺肿大，实质回声不均，可见多个低回声区呈网络状分布，双侧可见数个低回声结节；TPOAb、TGAb 滴度显著升高，甲状腺摄碘率显著减低；甲状腺核素扫描提示甲状腺内核素稀疏，分布不均，可见数个"冷结节"；FNAC 可见多个甲状腺滤泡上皮细胞团和淋巴细胞团。

● **诊断明确后应采用什么样的治疗方案？治疗目标是什么？**

答：给予左甲状腺素（L-T₄）替代治疗，结合患者心功能状态，给予小剂量（25μg/d）起始治疗，根据患者症状、心功能及甲状腺功能监测结果进行调整。治疗目标是临床甲减的症状和体征消失，TSH、TT₄、FT₄值维持在正常范围，一般需终生替代治疗。

 主任医师常问主治医师的问题

● **患者的 PRL 水平轻度升高是否需治疗？**

答：甲状腺功能减退症患者 PRL 水平轻度升高一般不需要治疗，甲状腺素替代治疗后，PRL 水平会降低至正常。如果血清 PRL 水平升高明显，且有溢乳症状出现，经甲状腺素替代治疗达标后，仍无法改善，要考虑垂体瘤或细胞增生的可能，需要做鞍区 MRI 等去鉴别。

● **甲状腺功能减退症的诊断思路是什么？**

答：首先通过问诊、查体，观察有无甲状腺功能减退的诱因、症状和体征，接着查甲状腺功能，如果 T₄、FT₄ 降低，TSH 升高，为原发性甲状腺功能减退症；如果 T₄、FT₄ 降低，TSH 降低或正常，考虑中枢性甲状腺功能减退症的可能，需进一步行鞍区 MRI 检查及其他垂体激素水平测定以鉴别有无下丘脑或垂体病变，还有一种特殊情况需考虑，就是甲状腺功能正常的病态综合征（也叫低 T₃ 综合征），患者往往伴随有严重的躯体疾病，血清 TT₃ 减低，rT₃ 增高，TT₄ 正常或轻度增高，TSH 正常，严重时 TT₄ 和 FT₄ 降低，TSH 正常，随着基础疾病的好转，甲状腺功能可恢复正常；如果有甲状腺功能减退的症状和体征，但 TT₄、FT₄ 升高，TSH 正常或升高，需考虑甲状腺激素抵抗综合征或垂体 TSH 瘤的可能，可通过询问家族史、TRH 刺激试验、T₃ 抑制试验和垂体 MRI 检查以鉴别。原发性甲状腺功能减退症诊断后还需考虑病因诊断，根据甲状腺形态（B 超）、TPOAb、TGAb，必要时摄碘率、甲状腺核素扫描、FNAC，以鉴别桥本甲状腺炎、萎缩性甲状腺炎、亚急性甲状腺炎等。

● **什么是亚临床甲状腺功能减退症？亚临床甲状腺功能减退症患者是否需要治疗？**

答：亚临床甲状腺功能减退症是指患者无或有轻微临床症状，甲状

腺功能测定提示 TT_4、FT_4 正常，TSH 升高。当 TSH＞10mIU/L，主张给予左旋甲状腺素（L-T_4）替代治疗，替代的方法和目标与甲状腺功能减退症相同；当 TSH 介于 4～10mIU/L，一般不主张 L-T_4 替代治疗，定期监测 TSH 变化，尤其是伴有 TPOAb 阳性的患者，更需密切监测，因为这些患者容易发展成为临床甲状腺功能减退症。妊娠期亚临床甲状腺功能减退症主张 L-T_4 替代治疗，一般 TSH 要求控制在 0.3～2.5mIU/L，达标的时间越早越好，每 2～4 周监测 1 次甲状腺功能，根据监测结果调整 L-T_4 剂量，达标以后，每 6～8 周监测 1 次甲状腺功能。

● 怎么处理黏液性水肿昏迷？

答：黏液性水肿昏迷是一种罕见的危急重症，多见于老年患者，通常由伴发疾病诱发，临床表现为嗜睡、精神异常、木僵，甚至昏迷、皮肤苍白、低体温、心动过缓、呼吸衰竭、心力衰竭等。治疗方案如下。

（1）去除或治疗诱因　感染诱因占 35%。

（2）补充甲状腺激素　L-T_4 300～400μg 立即静脉注射，继之 L-T_4 50～100μg/d 静脉注射，直至患者可以口服后换用片剂。若没有 L-T_4 注射剂，可将 L-T_4 片剂磨碎后由胃管鼻饲。如果症状无改善，改用 T_3（liothyronine）静脉注射，10μg，每 4h 1 次，或者 25μg，每 8h 1 次。黏液性水肿昏迷时 T_4 向 T_3 转换受到严重抑制，口服制剂肠道吸收差，补充甲状腺激素过急、过快可以诱发和加重心力衰竭。

（3）保温　避免使用电热毯，因其可以导致血管扩张，血容量不足。

（4）补充糖皮质激素　静脉滴注氢化可的松 200～400mg/d。

（5）对症治疗　伴发呼吸衰竭、低血压和贫血采取相应的抢救治疗措施。

（6）其他支持疗法。

主任医师总结 ······

（1）甲状腺功能减退症是甲状腺疾病的功能诊断，还需判断是原发性甲状腺功能减退症，还是中枢性甲状腺功能减退症，或者比较罕见的甲状腺激素抵抗综合征；另外，要注意是否是甲状腺功能正常的病态综合征。原发性甲状腺功能减退症还应该完善病因诊断，如桥本甲状腺炎、毒性弥漫性甲状腺肿[131]I 治疗后、萎缩性甲状腺炎、产后甲状腺炎等。

（2）甲状腺功能减退症的治疗目前推荐 L-T_4 作为本病的主要替代

药物，甲状腺干剂和合成的 T_4 和 T_3 混合制剂，因为剂量的不稳定性和混合比例的不确定性使用受到限制。原发性甲状腺功能减退症的治疗目标是临床症状和体征消失，TSH、TT_4、FT_4 值维持在正常范围内，近年来也陆续提出了将血清 TSH 的上限控制在 <3.0mIU/L 的观点；对妊娠期甲状腺功能减退症和亚临床甲状腺功能减退症，主张将 TSH 控制在 0.3~2.5mIU/L，且达标的时间越早越好。继发于下丘脑和垂体的甲状腺功能减退症，不能把 TSH 作为治疗指标，而是把血清 TT_4、FT_4 达到正常范围作为治疗的目标。治疗起始剂量及达到完全替代剂量所需时间需考虑患者的年龄、体重和心脏状态。补充甲状腺素，重新建立下丘脑-垂体-甲状腺轴的平衡一般需要 4~6 周的时间，所以治疗初期，监测的间隔时间为 4~6 周，治疗达标后需每 6~12 个月进行复查。

（张　贝）

中年女性，反复发热 3 个月——
亚急性甲状腺炎

❀ ［实习医师汇报病历］

　　患者女性，44 岁，因"反复发热 3 个月"入院。3 个月前受凉后出现鼻塞、流涕、干咳等症状，1 天后出现发热，体温 39℃，自服"对乙酰氨基酚（日夜百服宁）"后，体温下降至正常，鼻塞、流涕好转，仍有干咳，医院就诊给予"阿奇霉素"治疗后，干咳好转。1 周后患者再次出现发热，体温在 37.5~38.5℃，伴有夜间盗汗，无鼻塞、流涕、咳嗽、咳痰等，自服"日夜百服宁"体温降至正常，停用后体温再次上升至 37.5~38.5℃，自服头孢菌素类抗生素无效，2 个多月来体温反复波动，多家医院就诊未明病因，在我院风湿免疫科住院查甲状腺功能示 T_3 2.05nmol/L、T_4 188nmol/L、FT_3 5.2pmol/L、FT_4 25.35pmol/L 均升高，TSH<0.01mIU/L，提示甲状腺功能亢进症，转入我科。体检：体温 37.5℃，血压 120/65mmHg，脉率 110 次/分，双眼球无突出，双侧甲状腺 I 度肿大，质韧，表面不光滑，左侧触痛明显，未触及明显结节，未闻及血管杂音，心率 110 次/分，律齐，各瓣膜区未闻及明显瓣膜杂音，双下肢胫前未见黏液性水肿。入院诊断：甲状腺功能亢进症（亚急性甲状腺炎？）。

主任医师常问实习医师的问题

● **目前考虑的诊断是什么？**

答：甲状腺功能亢进症（亚急性甲状腺炎？）。

● **诊断为甲状腺功能亢进症的依据是什么？鉴别诊断是什么？**

答：（1）诊断依据 中年女性，3个月前有上呼吸道感染病史，反复发热3个月，双侧甲状腺Ⅰ度肿大，质韧，表面不光滑，左侧触痛明显，甲状腺功能提示甲亢。

（2）鉴别诊断

① 亚急性甲状腺炎：急性起病，发病前有上呼吸道感染病史，有发热等全身症状及甲状腺疼痛、肿大、质硬，血沉显著增快，血清甲状腺激素浓度升高与甲状腺摄碘率降低的双向分离现象可诊断为本病。

② 急性化脓性甲状腺炎：甲状腺局部或邻近组织红、肿、热、痛及全身显著炎症反应，有时可找到邻近或远处感染灶，白细胞明显增高，核左移，甲状腺功能及摄碘率多数正常。

③ 甲亢危象：多发生于甲亢未治疗或治疗不充分的患者，通常有感染、手术、外伤、精神刺激等诱因，临床表现有高热、大汗、心动过速（心率140次/分以上）、烦躁、焦虑不安、谵妄、恶心、呕吐、腹泻，严重者可有心力衰竭、休克及昏迷。临床表现与该患者不符。

④ 结核病：患者常有乏力、低热、盗汗等症状，肺结核患者可能有咳嗽、咳痰，肠结核患者可能有腹痛、腹泻等，脊柱结核患者可能会有疼痛、局部冷脓肿等，甲状腺结核罕见，该患者有低热、多汗，但无咳嗽、咳痰、腹痛、腹泻等症状，可通过结核菌素试验、胸部CT、脊柱MRI等鉴别。

● **应做哪些检查？各有什么临床意义？**

答：血沉、摄^{131}I率、甲状腺B超、甲状腺核素扫描，必要时可考虑做甲状腺细针穿刺＋细胞学（FNAC）检查。

（1）血沉 病程早期增快，>50mm/h时对亚急性甲状腺炎（亚甲炎）是有利的支持，ESR不增快也不能排除亚急性甲状腺炎。

（2）摄^{131}I率 亚急性甲状腺炎的摄^{131}I率降低，常低于2%，而TT_3、TT_4、FT_3、FT_4升高，TSH降低，这种双向分离现象是亚急性甲状腺炎诊断的有力证据。

（3）甲状腺 B 超　可比较直观地观察甲状腺形态学变化，观察有无甲状腺肿大，回声有无不均，有无低回声区或甲状腺结节，以及血流信号情况，有助于甲状腺疾病的病因诊断。

（4）甲状腺核素扫描　早期甲状腺无摄取或摄取降低有助于亚急性甲状腺炎的诊断。

（5）甲状腺细针穿刺＋细胞学（FNAC）检查　早期典型细胞学涂片可见多核巨细胞、片状上皮样细胞、不同程度的炎性细胞，这有助于诊断，但晚期往往见不到典型表现，所以 FNAC 检查不作为诊断亚急性甲状腺炎的常规检查。

❀ ［住院医师补充病历］

患者女性，44 岁，有上呼吸道感染病史，反复发热 3 个月，双侧甲状腺Ⅰ度肿大，质韧，有触痛；血常规未见明显异常；甲状腺功能提示甲亢；甲状腺 B 超示甲状腺肿，光点稀疏，分布不均，可见多个小片状低回声区；血沉 35mm/h；摄碘率显著降低（图 6-3），甲状腺核素扫描可见双侧甲状腺核素分布稀疏不均（图 6-4）。

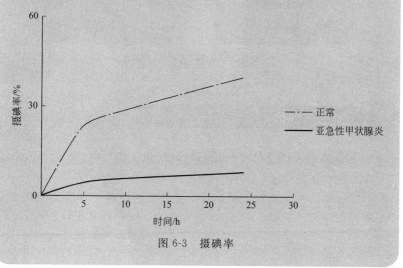

图 6-3　摄碘率

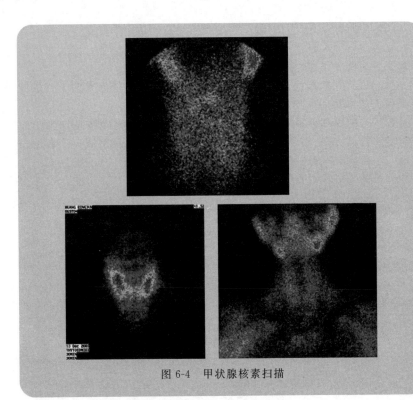

图 6-4　甲状腺核素扫描

主任医师常问住院医师的问题

患者目前的诊断是什么？诊断依据是什么？

答：（1）诊断　亚急性甲状腺炎，甲状腺功能亢进症。

（2）诊断依据　中年女性，有上呼吸道感染病史，反复发热 3 个月，甲状腺肿大，质韧，有触痛，血沉增快，甲状腺 B 超可见多个小片状低回声区，甲功和摄碘率呈双向分离，甲状腺核素扫描可见双侧甲状腺核素分布稀疏不均。

诊断明确后应采用什么样的治疗方案？

答：可考虑给予乙酰水杨酸（1～3g/d，分次口服）、非甾体消炎药（如吲哚美辛 75～150mg/d，分次口服）或环氧酶-2 抑制药，以减轻炎症反应、控制体温、缓解疼痛等；必要时可考虑给予糖皮质激素治疗。

主任医师常问主治医师的问题

患者甲亢是否需要治疗？

答：亚急性甲状腺炎患者甲亢因为无甲状腺激素过量生成，因此无需抗甲状腺药物治疗，甲状腺毒症明显者，可给予β受体阻滞药改善症状。另外，糖皮质激素的应用也可改善甲状腺毒性症状。

什么时候应用糖皮质激素？怎样使用？

答：疼痛剧烈、体温持续显著升高、水杨酸或其他非甾体消炎药治疗无效的亚急性甲状腺炎患者可考虑给予糖皮质激素治疗，初始泼尼松 $20\sim40mg/d$，维持 $1\sim2$ 周，根据症状、体征及 ESR 的变化缓慢减少剂量，总疗程 $6\sim8$ 周以上，过快减量、过早停药可使病情反复，应注意避免。停药或减量过程中出现反复者，仍可使用糖皮质激素，同样可获得较好疗效。

主任医师总结

（1）亚急性甲状腺炎是一种自限性疾病，多于病毒感染后 $1\sim3$ 周发病，甲状腺轻中度肿大，或伴结节，质地较硬，触痛明显，病程早期有甲状腺毒症的表现，血 T_3、T_4 浓度升高，TSH 下降，而后出现甲状腺功能减退阶段，最后甲状腺功能逐渐恢复正常，仅少数成为永久性甲减。

（2）根据急性起病、发热等全身症状及甲状腺疼痛、肿大且质硬，结合 ESR 显著增快，血清甲状腺激素浓度升高与甲状腺摄碘率降低的双向分离现象可诊断为亚急性甲状腺炎。

（3）治疗方面，因亚急性甲状腺炎是一种自限性疾病，轻症患者可不用药，或考虑使用水杨酸或其他非甾体消炎药，疼痛剧烈、体温持续显著升高、水杨酸或其他非甾体消炎药治疗无效的亚急性甲状腺炎患者可考虑给予口服糖皮质激素治疗，但长期口服激素有难停药、易复发、肥胖、骨质疏松、高血糖等副作用。因此，我院采用糖皮质激素甲状腺局部治疗，取得良好的治疗效果，副作用少，是另一种比较有效的治疗方式。甲状腺毒症明显者，可以使用β受体阻滞药。由于亚急性甲状腺炎并无甲状腺激素过量生成，故不使用抗甲状腺药物治疗。甲状腺激素用于甲状腺功能减退症明显、持续时间久者；但由于 TSH 降低不利于甲状腺细胞恢复，故宜短期、小量使用；永久性甲状腺功能减退症需长期替代治疗。

（张 贝）

中年女性，体检发现颈部肿块
2 年——甲状腺结节

❀ ［实习医师汇报病历］

> 患者女性，50 岁，因"体检发现颈部肿块 2 年"入院。现病史：患者于 2 年前体检发现颈部肿块，未重视。入院前于我院门诊行颈部 B 超检查示左侧甲状腺上极实性占位伴钙化。查体：一般情况好，左侧甲状腺可触及一大小约 1.5cm×2.5cm 结节，质略硬，边界清楚，无压痛，活动度欠佳。入院初步诊断：左侧甲状腺占位性质待定。

❓ 主任医师常问实习医师的问题

● 目前考虑的诊断是什么？诊断依据是什么？

答：（1）诊断 左侧甲状腺结节（性质待定）。

（2）诊断依据

① 中年女性。

② 主诉：体检发现颈部肿块 5 年。

③ 颈部 B 超提示左侧甲状腺上极实性占位伴钙化。

④ 查体见左侧甲状腺可触及一大小约 1.5cm×2.5cm 结节。

● 应做哪些检查？各有什么临床意义？

答：颈部超声、甲状腺功能、甲状腺自身抗体、血降钙素、甲状腺核素显象、甲状腺细针穿刺细胞学检查（FNAC）。

（1）颈部超声 是评估甲状腺结节的首选方法。对触诊怀疑，或是在 X 线、CT、MRI 或 18F-氟脱氧葡萄糖（FDG）PET 检查中提示的"甲状腺结节"，均应行颈部超声检查。其可证实"甲状腺结节"是否真正存在，确定甲状腺结节的大小、数量、位置、质地（实性或囊性）、形状、边界、包膜、钙化、血供和与周围组织的关系等情况，同时评估颈部区域有无淋巴结及淋巴结的大小、形态和结构特点。

（2）甲状腺功能　所有甲状腺结节患者均应检测血清 TSH 水平。研究显示，如伴有 TSH 水平降低，其结节恶性比例低于伴有 TSH 水平正常或升高者。

（3）甲状腺自身抗体　血清甲状腺过氧化物酶抗体（TPOAb）和甲状腺球蛋白抗体（TGAb）水平是检测桥本甲状腺炎的金指标之一，特别是血清 TSH 水平增高者。85％以上桥本甲状腺炎患者，血清抗甲状腺抗体水平升高；但是少数桥本甲状腺炎可合并甲状腺乳头状癌或甲状腺淋巴瘤。

（4）血降钙素　降钙素是由甲状腺滤泡旁细胞（C 细胞）分泌。血清降钙素＞1000ng/L 提示髓样癌可能。但髓样癌发病率低，血清降钙素升高但不足 100ng/L 时，诊断特异性较低。

（5）甲状腺核素显象　受显像仪分辨率所限，甲状腺核素显像适用于评估直径＞1cm 的甲状腺结节。在单个或多个结节伴有血清 TSH 降低时，甲状腺^{131}I 或^{99m}Tc 核素显像可判断某个或某些结节是否有自主摄取功能（"热结节"）。"热结节"绝大部分为良性。

（6）FNAC　通过细胞学检测明确甲状腺结节的良恶性，但不能区分甲状腺滤泡状癌和滤泡细胞腺瘤。

⊛ ［住院医师补充病历］

　　患者女性，因发现颈部肿块入院，否认放射史，否认家族史。入院后查甲状腺功能：T_3 1.81nmol/L（正常范围为 1.3～3.1nmol/L），T_4 80.38nmol/L（正常范围为 62～164nmol/L），FT_3 5.0pmol/L（正常范围为 3.1～6.8pmol/L），FT_4 15.41pmol/L（正常范围为 12～22pmol/L），超敏 TSH 5.41mIU/L（正常范围 0.27～4.2mIU/L）；甲状腺抗体：TPOAb 12.39IU/L（正常范围＜12.39IU/L），TGAb 24.50IU/ml（正常范围＜115IU/L），甲状素刺激素受体（TSHRAb）0.6IU/L（正常范围＜1.22IU/L）。颈部超声示双侧甲状腺：右侧叶大小、形态正常，左侧叶体积增大、形态饱满，包膜光整，左侧甲状腺上极一大小约 28mm×15mm 的低回声，边界尚清，内部回声不均匀，可见散在点状强回声，其余实质回声欠均匀；双侧颈部未见明显异常肿大淋巴结回声；考虑左侧甲状腺上极实性占位伴钙化。甲状腺平面显像检查示甲状腺左叶上极凉结节。甲状腺细针穿刺结果示甲状腺滤泡上皮明显增生和有较细微的核异型。

主任医师常问住院医师的问题

● **该患者目前的诊断是什么？首选的治疗措施是什么？**

答：根据临床症状、体征，结合辅助检查（B超提示左侧甲状腺上极实性占位伴钙化，甲状腺平面显像检查提示甲状腺左叶上极凉结节）和实验室检查及穿刺病理结果，目前诊断为左侧甲状腺癌可能。治疗上首选手术治疗。

● **甲状腺结节的分类及病因有哪些？**

答：（1）增生性结节性甲状腺肿　碘摄入量过高或过低、食用致甲状腺肿的物质、服用致甲状腺肿药物或甲状腺激素合成酶缺陷等。

（2）肿瘤性结节　甲状腺良性腺瘤、甲状腺乳头状癌、滤泡细胞癌、Httrthle细胞癌（滤泡癌的一种，恶性度更高）、甲状腺髓样癌、未分化癌、淋巴瘤等甲状腺滤泡细胞和非滤泡细胞恶性肿瘤及转移癌。

（3）囊肿　结节性甲状腺肿、腺瘤退行性变和陈旧性出血伴囊性变、甲状腺癌囊性变、先天性甲状舌骨囊肿和第四鳃裂残余导致的囊肿。

（4）炎症性结节　急性化脓性甲状腺炎、亚急性甲状腺炎、慢性淋巴细胞性甲状腺炎均可以结节形式出现。极少数情况下甲状腺结节为结核或梅毒所致。

● **甲状腺癌的危险因素有哪些？**

答：童年期头颈部放射线照射史或放射性尘埃接触史；全身放射治疗史；有分化型甲状腺癌（DTC）、甲状腺髓样癌或多发性内分泌腺瘤病2型（MEN-2）、家族性多发性息肉病、某些甲状腺癌综合征〔如多发性错构瘤（Cowden）综合征、黏液瘤-皮肤色素沉着-内分泌功能亢进（Carney）综合征、Werner综合征和加德纳（Gardner）综合征等〕的既往史或家族史；男性；结节生长迅速；伴持续性声音嘶哑、发音困难，并可排除声带病变（炎症、息肉等）；伴吞咽困难或呼吸困难；结节形状不规则、与周围组织粘连固定；伴颈部淋巴结病理性肿大等。

 主任医师常问主治医师的问题

● **甲状腺细针穿刺的意义及适应证有哪些？**

答：（1）意义　术前通过FNAC诊断甲状腺癌的灵敏性为83%，

特异性为 92%，假阴性和假阳性率均为 5%，但 FNAC 不能区分甲状腺滤泡状癌和滤泡细胞腺瘤。术前 FNAC 检查有助于减少不必要的甲状腺结节手术，并帮助确定恰当的手术方案。

（2）适应证 凡直径＞1cm 的甲状腺结节，均可考虑 FNAC 检查。但在下述情况下，FNAC 不作为常规：经甲状腺核素显像证实为有自主摄取功能的"热结节"；超声提示为纯囊性的结节；根据超声影像已经高度怀疑为恶性的结节；直径＜1cm 的甲状腺结节，不推荐常规行 FNAC。但如存在下述情况，可考虑超声引导下 FNAC：超声提示结节有恶性征象；伴颈部淋巴结超声影像异常；童年期有颈部放射线照射史或辐射污染接触史；有甲状腺癌或甲状腺癌综合征的病史或家族史；18F-FDG PET 显像阳性；伴有血清降钙素（CT）水平异常升高。

● 甲状腺良、恶性结节的鉴别要点有哪些？

答：（1）病史及临床表现 在儿童期出现的甲状腺结节的恶性程度相对较高，其恶性率为成人的 2 倍，＞60 岁以上的男性孤立结节癌的发生率高；青少年时期头面部、颈部接受过放射治疗者出现甲状腺结节，应警惕恶性肿瘤的可能；用甲状腺激素抑制期间甲状腺结节仍增大，结节生长迅速或近期明显增大且不伴疼痛，结节较硬，表面凹凸不平，与周围组织粘连固定，颈部淋巴结肿大，伴声音嘶哑、吞咽困难及呼吸困难等征象，提示为恶性结节；甲状腺结节呈囊性或囊实性，直径大于 4cm，经多次穿刺抽吸仍反复复发者，高度提示甲状腺癌。

（2）体格检查 行甲状腺触诊时，若结节肿块光滑，移动度大，可上下移动，有弹性，提示为良性结节；若结节质硬而不均匀、形状不规则、生长快速、固定、吞咽时上下活动度差，或伴有侵犯周围神经的表现［如声音嘶哑、吞咽困难和（或）声嘶］，或伴有颈部淋巴结肿大，高度提示为恶性结节。

（3）影像学检查 超声检查是甲状腺结节的首选检查方法，可全面了解甲状腺实质情况，对小结节的检出较为敏感，还可协助实施细针抽吸细胞学检查。超声检查出现以下各项中的两项时，应考虑恶性的可能性：①形状不规则；②边缘模糊或界限不清；③实体回声结构；④低回声状；⑤无晕轮；⑥微小钙化灶；⑦结节内有血管模式。

（4）细针抽吸细胞学检查（FNAC） 是目前鉴别良、恶性结节的最可靠、最有价值的诊断方法，FNAC 的诊断精确性平均达 95%；超声引导下 FNAC 是有效而准确的方法，可使 96% 的甲状腺结节获得正确诊断。同时对桥本甲状腺炎、亚急性甲状腺炎、甲状腺结核及甲状腺脓肿等疾病的诊断也有重要意义。

（5）甲状腺核素扫描、CT、MRI、肿瘤标志物等方法也有助于鉴别诊断。

主任医师总结

（1）甲状腺结节是指甲状腺细胞在局部异常生长所引起的散在病变。虽能触及但在超声检查中未能证实的"结节"，不能诊断为甲状腺结节。体检未能触及而在影像学检查中偶然发现者称为"甲状腺意外结节"。一旦明确诊断为甲状腺结节，评估要点是良恶性鉴别。大多数患者没有临床症状，合并甲功异常时可有相应的临床表现，部分患者由于结节压迫周围组织，出现声音嘶哑、压气感、呼吸困难或吞咽困难等压迫症状。

（2）临床上，甲状腺结节的诊断主要解决3个方面的问题，具体如下。

① 确定是否为甲状腺结节，即颈部结节是否来源于甲状腺。

② 甲状腺结节的数量和功能状况，即甲状腺是单发性还是多发性，结节是否有摄碘功能及摄碘功能的强弱。

③ 核心问题是确定结节的良、恶性。

（3）绝大多数甲状腺的恶性肿瘤需首选手术治疗。由于甲状腺未分化癌恶性度极高，诊断时即已有远处转移存在，单纯手术难以达到治疗目的，故应选用综合治疗。甲状腺淋巴瘤对化疗和放疗敏感，故一旦确诊，应采用化疗或放疗。

（4）良性甲状腺结节的治疗　对于良性甲状腺结节，多数仅需定期随访，无需特殊治疗。当存在以下几种情况时选择手术治疗：出现与结节明显相关的局部压迫症状；合并甲状腺功能亢进症，内科治疗无效者；肿物位于胸骨后或纵隔内；结节进行性生长，临床考虑有恶变倾向或合并甲状腺癌高危因素；因外观或思想顾虑过重影响正常生活而强烈要求手术者，可作为手术的相对适应证。一般不建议常规使用非手术方法治疗，包括 TSH 抑制治疗、^{131}I 治疗、超声引导下经皮无水乙醇注射（PEI）、经皮激光消融术（PLA）和射频消融（RFA）等。其中，PEI 对甲状腺良性囊肿和含有大量液体的甲状腺结节有效，不适用于单发实质性结节或多结节性甲状腺肿。

（陈海燕　石勇铨）

青年女性，肥胖、闭经伴腰背部疼痛
4年——库欣综合征

✿ ［实习医师汇报病历］

> 患者女性，22岁，因"肥胖、闭经伴腰背部疼痛4年"入院。患者于4年前无明显诱因出现肥胖、闭经，1年内体重增加10kg；1年前因手持重物发力致腰背部疼痛，腰部X线片示胸腰椎多个椎体压缩性骨折（胸8～12，腰1～3），骨密度检查示严重骨质疏松，行非手术治疗。内分泌门诊查血皮质醇（8am）517μg/L，ACTH 9.4ng/L，CT示双侧肾上腺增生。之后行左侧肾上腺摘除术，术后病理报左侧肾上腺结节样增生。查体：血压160/100mmHg，身高155cm，体重75kg，体重指数（BMI）31.2kg/m²，满月脸，水牛背，向心性肥胖，多毛，可见颈后脂肪垫、颊部痤疮，腋下、乳房下缘、臀部、股内侧、小腿伸侧满布紫纹，宽度约1cm。既往体健，母亲患有肥胖、高血压病、糖尿病。

主任医师常问实习医师的问题

● **目前考虑的诊断是什么？**

答：库欣综合征。

● **诊断为库欣综合征的依据是什么？鉴别诊断是什么？**

答：（1）诊断依据

① 青年女性。

② 肥胖、闭经、骨质疏松4年余。

③ 查体可见高血压、向心性肥胖、满月脸、水牛背、面部痤疮、皮肤紫纹等一系列库欣综合征的体征。

④ 血皮质醇水平明显升高。

（2）需要与以下疾病鉴别

① 单纯性肥胖：部分肥胖患者可有类似皮质醇增多症的一些表现，如高血压、月经稀发或闭经、腹部可有条纹（大多数为白纹，有时可呈

淡红色，但较细），可有痤疮、多毛，尿皮质醇可高于正常。与早期、较轻、表现不典型的库欣综合征患者不易鉴别。

② 2 型糖尿病：亦常见高血压、肥胖、尿皮质醇偏高等，但无库欣综合征的临床表现，且皮质醇的昼夜节律维持正常。

③ 酗酒兼有肝损害者：可出现假性库欣综合征，包括临床症状，血、尿皮质醇分泌增高（但在戒酒 1 周后生化异常即消失）。

● **应做哪些检查？各有什么临床意义？**

答：皮质醇、促肾上腺皮质激素（ACTH）节律，大剂量、小剂量地塞米松抑制试验，肾上腺、垂体（肾上腺超声、CT，头颅鞍区 MRI 等）的影像学检查。

（1）皮质醇节律、小剂量地塞米松抑制试验　明确皮质醇水平和昼夜节律，如果小剂量地塞米松抑制试验不能被抑制，即能够明确库欣综合征的功能诊断。

（2）ACTH 节律、大剂量地塞米松抑制试验　明确 ACTH 的水平和昼夜节律，大剂量地塞米松抑制试验有助于明确库欣综合征的病因诊断。

（3）肾上腺、垂体的影像学检查　有助于明确库欣综合征的定位诊断。

✿ ［住院医师补充病历］

> 患者青年女性，慢性病程，慢性起病。于 4 年前无明显诱因出现肥胖、继发性闭经、小腿伸侧现紫纹，1 年前因手持重物致胸椎、腰椎压缩性骨折，且紫纹逐渐增多、满布全身，伴血压升高达 160/100mmHg，在我科门诊查皮质醇水平异常升高伴 ACTH 降低，腹部 CT 提示双侧肾上腺皮质增生。行左侧肾上腺摘除术，术后病理提示"左侧肾上腺结节样增生"。术后皮质醇水平稍下降，但仍高于正常，且昼夜节律消失。既往史、查体同前。

? ■ **主任医师常问住院医师的问题**

● **该患者目前的诊断是什么？依据是什么？**

答：（1）诊断　库欣综合征，不依赖 ACTH 的双侧肾上腺增生，左侧肾上腺摘除术后。

（2）诊断依据

① 青年女性，肥胖、继发性闭经、血压升高、紫纹伴骨质疏松 4 年余。

② 查体：满月脸、多毛、痤疮、颈后脂肪垫、全身紫纹等典型的库欣综合征的体征。

③ 血皮质醇明显升高，而 ACTH 降低，腹部 CT 提示双侧肾上腺增生。

④ 1 年前行左侧肾上腺摘除。

● **库欣综合征的诊断思路如何？**

答：该患者库欣综合征表现典型，皮质醇水平异常升高，库欣综合征功能诊断明确，但除功能诊断外，更重要的是病因诊断。从库欣综合征的病因分类上来讲，可以分为以下两大类。

（1）依赖 ACTH 的库欣综合征　激素水平表现为皮质醇水平升高，同时 ACTH 水平异常升高。常见病因如下。

① 库欣病：指垂体 ACTH 分泌过多，伴双侧肾上腺皮质弥漫性增生；垂体多有微腺瘤，少数为大腺瘤。

② 异位 ACTH 综合征：系垂体以外肿瘤分泌 ACTH 增多，伴双侧肾上腺皮质增生。

但该患者 ACTH 是显著降低的，说明皮质醇水平的升高并不依赖于 ACTH，因此不符合该类型。

（2）不依赖 ACTH 的库欣综合征　激素水平表现为皮质醇水平升高，但 ACTH 水平降低。常见病因如下。

① 肾上腺皮质腺瘤：为原发于肾上腺的良性肿瘤，能大量自主分泌皮质醇，反馈抑制垂体 ACTH 的释放。

② 肾上腺皮质癌：为肾上腺恶性肿瘤，生长快，体积较大，患者的病情进展快，伴有严重水电解质代谢紊乱、恶病质等恶性肿瘤表现。

③ 不依赖 ACTH 的双侧肾上腺结节样增生。

该患者皮质醇水平升高，ACTH 水平降低，因此符合该类型，但肾上腺皮质腺瘤、腺癌绝大多数为单侧，该患者腹部 CT 提示双侧肾上腺增生，且手术后病理学检查也提示肾上腺结节样增生，而非腺瘤或腺癌。因此，考虑该患者病因诊断为不依赖 ACTH 的双侧肾上腺结节样增生的可能性大。

有一部分 Cushing 病患者，由于肾上腺在长期 ACTH 刺激下，由弥漫性增生转为大结节性增生，后者逐渐变为自主性，大剂量地塞米松试验不能得到满意抑制，而对外源性 ACTH 大多数患者有反应。但由增生转为不依赖 ACTH 的自主性结节的患者病程一般都较长，发病年龄较弥漫性增生患者约大 10 岁，该患者为年轻女性，病程仅 4 年，似乎可能性不大，需要进一步检查以排除。

● **明确诊断需要完善哪些检查？**

答：（1）大剂量地塞米松抑制试验　如果能够抑制，说明有库欣综合征的可能，如果不能抑制，说明该患者为不依赖 ACTH 的库欣综合征类型。

（2）ACTH 兴奋试验　如果能够兴奋，说明该患者为库欣综合征后肾上腺皮质由弥漫性增生逐渐变为自主性结节；如果不能被兴奋，则此类型可除外。

（3）行胸部、腹部、甲状腺、妇科等部位的影像学检查，查肿瘤标志物，排除垂体以外的恶性肿瘤导致的异位 ACTH 综合征。

（4）借阅既往病历及病理切片，明确手术后肾上腺病理类型，复查肿瘤标志物、肾上腺 CT 影像学检查，除外肾上腺腺瘤、肾上腺癌可能（图 6-5）。

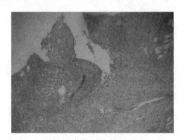 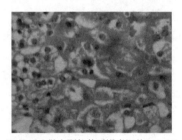

(a) 肾上腺皮质结节(HE×20)　　　　(b) 胞质内散在颗粒状质褐素沉着(HE×40)

图 6-5　病理学检查

● **治疗原则是什么？**

答：不依赖 ACTH 的结节性双侧肾上腺增生，应行双侧肾上腺切除术，术后做激素替代治疗。

❀ ［主治医师补充病历］

　　该患者为 22 岁年轻女性，足月顺产，母乳喂养，出生时即现口唇色素沉着斑。该患者口唇、左侧口腔黏膜、双手指尖可见散在黑色点状色素沉着（图 6-6）；其母亲、舅舅及其部分子女在口唇、口腔黏膜、指尖同样存在类似体征。

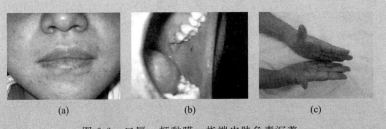

(a)　　　　　　　　(b)　　　　　　　　(c)

图 6-6　口唇、颊黏膜、指端皮肤色素沉着

　　患者母亲，女性，45 岁，向心性肥胖、高血压病十年余，既往有糖尿病、慢性阻塞性肺疾病（COPD）病史。查体：口唇、指端可见黑色点状色素沉着，向心性肥胖体型。遂收入院行进一步检查，发现其母皮质醇水平异常升高，ACTH 降低，大剂量、小剂量地塞米松抑制试验均不能抑制。肾上腺 CT 检查提示双侧肾上腺结节样增生。肾上腺 MRI 检查提示腹部脂肪堆积，双侧肾上腺增生。其父亲体健，母亲、外公（已死亡，病史由其子女代述）、3 个舅舅及其子女均有口唇色素沉着斑。

主任医师常问主治医师的问题

● 此患者的当前诊断是什么？

　　答：库欣综合征，家族性原发色素性结节性肾上腺病（PPNAD），Carney 综合征？左侧肾上腺摘除术后。

● 病因诊断为家族性原发色素性结节性肾上腺病有何依据？

　　答：该患者库欣综合征诊断明确，且皮质醇水平升高、ACTH 下降、双侧肾上腺呈结节样增生，说明肾上腺分泌皮质激素呈自主性，不受 ACTH 调控，故考虑非 ACTH 依赖性结节样增生诊断。结合患者有其特殊的家族史，即母系直系亲属 3 代内均有特殊的口唇、黏膜、指尖点状色素沉着，呈现家族性显性遗传的特点，故疑诊为家族性原发色素性结节性肾上腺病（PPNAD），Carney 综合征，这一少见的病因。

● 已经行哪些检查来明确诊断？结果如何？

　　答：（1）借阅既往病历及病理切片，PPNAD 的肾上腺切面常呈黑色或黄棕色，含多发结节，显微镜下结节由大细胞组成，胞质嗜酸性，含棕色脂褐质，核大，常为多形性，超微结构提示细胞类似束状带细胞。结节以外细胞为典型的胞质明亮的萎缩细胞。该患者术后病理切片、镜下表现均符合 PPNAD 的表现。

（2）详细询问家族史，绘出家族遗传图谱（图 6-7）。PPNAD 患者多为儿童或青年，一部分患者的临床表现同一般的库欣综合征患者，另一部分为家族性，呈显性遗传，往往伴面、颈、躯干皮肤及口唇、结膜、巩膜着色斑及蓝痣，还可伴皮肤、乳房、心房黏液瘤、睾丸肿瘤、垂体生长激素瘤等，称为 Carney 综合征。

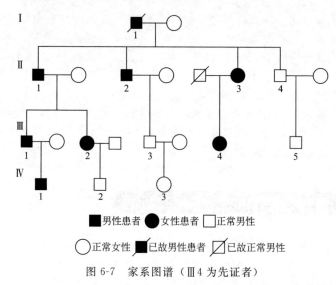

■男性患者　●女性患者　□正常男性

○正常女性　◪已故男性患者　◩已故正常男性

图 6-7　家系图谱（Ⅲ 4 为先证者）

（3）行家系调查，完善家系中各个成员相关检查，如垂体激素（包括 GH、PRL、LH、FSH、ACTH、TSH 等），心脏彩超、垂体、肾上腺、性腺影像学检查，明确有无合并其他 Carney 综合征的表现。

（4）诊断的最终明确有赖于基因诊断。采集患者及家系中 12 名成员外周血单个核细胞 DNA 样本，对 *PRKAR1A* 基因 9 个外显子及邻近的内含子进行测序。结果（图 6-8）显示包括先证者在内，该家系中共 7 名成员存在 *PRKAR1A* 基因内含子 c.440＋4delG 杂合突变，这 7 名成员均有口唇、颊黏膜、指端皮肤色素沉着这一特殊体征。

主任医师总结

（1）本病例是一例少见的库欣综合征。先证者有典型的库欣综合征

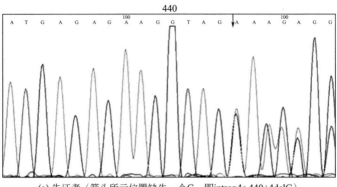

(a) 先证者（箭头所示位置缺失一个G，即intron4c.440+4delG）

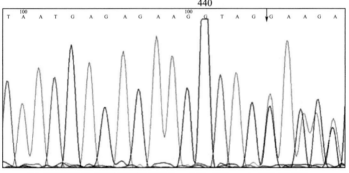

(b) 先证者母亲（箭头所示位置缺失一个G，即intron4c.440+4delG）

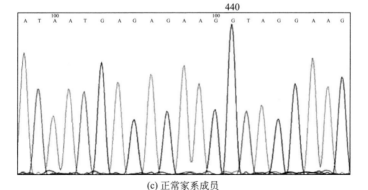

(c) 正常家系成员

图 6-8　先证者、先证者母亲及该家系正常成员的突变位点

临床表现，经激素水平、功能试验、影像学检查诊断为非 ACTH 依赖性的库欣综合征，术后病理符合 PPNAD 诊断。进一步询问病史，发现其母亲也为库欣综合征患者，遂结合患者本人、其母亲及其母系亲属的口唇、黏膜、指尖点状黑色素沉着斑这一特异性、遗传性体征，最终依赖遗传学方法，明确 *PRKAR1A* 基因突变位点，确诊 Carney 综合征（CNC）。

（2）1985 年，Carney 等首次报道了以心房黏液瘤、点状色素沉着、内分泌亢进为特征的综合征，并将其命名为 Carney 综合征（CNC）。CNC 是一种常染色体遗传的多发性内分泌腺瘤。自 1985 年首次被报道以来，全世界报道的病例数不超过 750 例。

（3）*PRKAR1A* 是抑癌基因，编码 PKA Ⅰ α 调节亚基蛋白。在正常情况下与蛋白激酶 A（PKA）的催化亚基 C 构成四聚体（2 个 α 调节亚基和 2 个 C 催化亚基）保持稳定。一旦 PKA 被上游信号激活，α 亚基与 cAMP 结合并从催化亚基解离，使后者发挥催化活性，激活下游 CREB 信号系统，促进 DNA 复制、细胞生长和增殖。这两个 α 亚基分别由两条染色体编码，因此当一条染色体上的基因发生突变使蛋白合成异常时，缺少一个 α 亚基的 PKA 将无法保持其四聚体的稳定结构，导致 PKA 处于失抑制状态，下游信号被持续激活，最终导致细胞的异常生长增殖。CNC 是临床报道的第一个 PKA 基因突变有关的疾病，因此有学者称之为"PKA 病"。目前已报道的 *PRKAR1A* 基因突变共 117 种。

（4）包括已死亡的Ⅰ代成员，该家系中诊断为 CNC 患者共 8 例，符合常染色体显性遗传疾病的特征。该疾病迄今报道较少，可能与临床表现多样化而容易漏诊有关。基因检测对该疾病具有诊断价值，建议所有 PPNAD 且伴有其他 CNC 临床表现的患者行 *PRKAR1A* 基因突变检测，如存在突变，则所有一级亲属应行基因测序，有助于早期诊断。

（5）双侧肾上腺摘除，术后肾上腺皮质激素替代治疗为目前 PPNAD 治疗的首选，本患者仅行单侧肾上腺摘除手术，虽然术后血皮质醇水平有一定程度的下降，但仍存在闭经、皮质醇昼夜节律消失、大剂量地塞米松抑制试验不能被抑制小剂量地塞米松抑制试验不能被抑制等临床情况，故应择期手术切除另一侧肾上腺。

（孙亮亮）

中年女性，反复头晕1年，双下肢乏力、夜尿增多3个月——原发性醛固酮增多症（原醛症）

⊛ [实习医师汇报病历]

患者女性，38岁，因"反复头晕1年，双下肢乏力、夜尿增多3个月"入院。患者1年前无明显诱因偶出现头晕，测血压升高，为150～160/90～100mmHg，病程中血压最高170/100mmHg，于当地医院治疗，给予降压药物治疗，血压控制不佳，就诊前给予"苯磺酸氨氯地平5mg/d"、"缬沙坦80mg/d"、"琥珀酸美托洛尔47.5mg/d"治疗，血压控制欠佳，在140～150/80～90mmHg。近3个月患者无明显诱因逐渐出现下肢乏力，双侧对称，为持续性，但于久坐站立后明显，外院多次查血钾在2.2～3.1mmol/L波动，给予静脉补钾后乏力症状好转。伴夜尿增多，次数由0～1次/晚增加至3～4次/晚，无明显泡沫尿、血尿。否认高血压病家族史。查体：血压155/95mmHg，心率78次/分，律齐，叩诊心界无扩大。双下肢无水肿。双下肢肌力Ⅳ级，肌张力大致正常。门诊肾上腺CT检查示左侧肾上腺可见一个大小1.5cm低密度腺瘤，边界清晰，内部密度均匀，其余肾上腺组织及右侧肾上腺未见异常。入院初步诊断：高血压病，低钾血症原因待查。

❓ **主任医师常问实习医师的问题**

● **目前考虑的诊断是什么？**

答：原发性醛固酮增多症（原醛症）。

● **诊断依据是什么？鉴别诊断是什么？**

答：（1）诊断依据　中年女性，高血压病，低钾血症，肾上腺CT检查见左侧肾上腺占位。

（2）应与以下疾病进行鉴别

① 原发性高血压病：本病用排钾利尿药治疗或伴腹泻、呕吐等情

况时，也可出现低钾血，尤其是低肾素型患者应注意鉴别。但本病通常无血、尿醛固酮升高，普通降压药治疗有效，结合前述一些特殊检查可以鉴别。

②肾动脉狭窄：肾动脉狭窄性高血压、恶性高血压，均由于肾缺血，刺激肾素-血管紧张素系统，导致继发性醛固酮增多而合并低钾血症。但本病患者血压呈进行性升高，较短时间内即出现视网膜损害和肾功能损害，往往有氮质血症和酸中毒表现。肾动脉狭窄者在肾区可听到血管杂音，而肾动脉造影可确诊。另外根据患者肾素-血管紧张素系统活动增高，可与原发性醛固酮增多症（原醛症）鉴别。

③肾小管酸中毒：由于远端肾小管泌 H^+ 障碍或近端小管重吸收 HCO_3^- 障碍引起尿酸化失常、丢失碱储，导致慢性酸中毒和电解质平衡紊乱。其中，远端型肾小管酸中毒因尿中丢失钠、钾盐，常伴有继发性醛固酮增多和明显低钾血症。实验室检查示高氯性酸中毒、尿酸化障碍、血钙磷偏低而碱性磷酸酶升高、氯化铵负荷试验阳性有助于诊断本病。

④肾素瘤：该肿瘤起源于肾小球旁细胞，分泌大量肾素引起高血压、低钾血症，发病年龄轻，高血压严重，血浆肾素活性很高，B超、CT或血管造影检查可显示肿瘤，手术切除肿瘤可治愈，测定血浆肾素活性可鉴别。

⑤其他肾上腺疾病：皮质醇增多易发生明显的高血压、低钾血症和碱血症，但患者有原发病的典型症状、体征，如向心性肥胖、水牛背、皮肤紫纹等，血、尿皮质醇及其代谢产物增多，而醛固酮水平正常，测定激素水平可鉴别。分泌其他盐皮质激素的肾上腺癌可分泌除醛固酮外其他盐皮质激素，亦可引起原醛症样表现，但肾上腺癌瘤体通常较大，常存在多种肾上腺激素分泌异常，可鉴别。

● 应做哪些检查？各有什么临床意义？

答：在进行所有检查前，应停用对于肾素-血管紧张素-醛固酮系统有影响的药物，螺内酯（安体舒通，抗醛固酮作用）至少停用6周，噻嗪类利尿药（引起低钾）至少停用2周，ACEI及钙通道阻滞药、拟交感神经药、肾上腺能阻滞药至少停用1周。应测定血钾、24h尿钾，立/卧位血浆醛固酮浓度、肾素活性，生理盐水抑制试验，肾上腺CT平扫＋增强，选择性肾上腺静脉采血。

（1）血钾、24h尿钾　低血钾的同时有高尿钾，符合原发性醛固酮增多症肾性失钾的特征。

（2）立/卧位血浆醛固酮浓度、肾素活性：血浆醛固酮水平升高（可正常范围内）、肾素活性降低，血醛固酮/肾素活性比值升高，是原发性醛固酮增多症的特征，立位血浆醛固酮/肾素活性比值高于 300［醛固酮 pg/ml，肾素活性 ng/(ml·h)］，被判定为原发性醛固酮增多症筛选试验阳性，并进一步进行确认试验。目前卧位血浆醛固酮、肾素活性的测定意义较少，一般认为立位血浆醛固酮较卧位血浆醛固酮水平增加 30% 以上，特发性醛固酮增多症的可能性大；增加 30% 以下，甚至降低，醛固酮瘤的可能性大，但目前亚型的鉴别主要还是根据肾上腺 CT 及肾上腺静脉采血的结果。

（3）生理盐水抑制试验　当筛查试验为阳性，需要进行确认试验以明确诊断。目前常用的是生理盐水抑制试验，首先测量直立位醛固酮水平，之后静脉滴注 0.9% 氯化钠液 500ml/h，4h 后测量卧位醛固酮水平。试验最后，若不能将醛固酮水平抑制到 60pg/ml 以下，则证实原醛症的诊断成立。

（4）肾上腺 CT 平扫＋增强　肾上腺 CT 可明确肾上腺是否有占位，根据不同特征可以和肾上腺癌、皮质醇增多症、嗜铬细胞瘤等进行鉴别，并可用于对原醛症进行亚型分型。一般单侧肾上腺腺瘤，考虑醛固酮腺瘤；单侧肾上腺结节，考虑为单侧结节增生性原发性醛固酮增多症；双侧肾上腺增生，考虑诊断为特发性醛固酮增多症；若为单侧病变，进一步应进行选择性肾上腺静脉采血。

（5）选择性肾上腺静脉采血　所有拟手术的原醛症患者在术前都应该进行该检查，检查对双侧肾上腺静脉进行采血，测定醛固酮浓度，并用皮质醇浓度进行校正。两侧醛固酮/皮质醇值的比值大于 2，确定为优势分泌；小于 1.5，确定为均等分泌；在 1.5～2，应进行随访，建议重复检查，在确定优势分泌侧后进行单侧手术治疗往往能获得较好的疗效。

⊛ ［住院医师补充病历］

> 患者为中年女性，因头晕、下肢乏力、夜尿增多入院，病程中有明确的高血压、低钾血症，肾上腺 CT 检查示有左侧肾上腺腺瘤。入院后完善检查，血钾为 2.8mmol/L，24h 尿钾为 40mmol，立位血浆醛固酮水平为 175.4pg/ml，肾素活性是 0.02ng/(ml·h)，比值高于 300；生理盐水抑制后血浆醛固酮水平为 112pg/ml。血尿皮质醇、性激素未见异常。

主任医师常问住院医师的问题

● **该患者目前诊断为原醛症的亚型是什么？诊断依据是什么？**

答：亚型是醛固酮瘤。诊断依据是该患者肾上腺 CT 检查提示左侧单个肾上腺腺瘤，肾上腺静脉采血提示左侧血醛固酮/皮质醇是右侧血醛固酮/皮质醇的 2.8 倍，左侧肾上腺为分泌醛固酮优势侧。结合上述两项检查结果，诊断为醛固酮瘤。

● **治疗方案是什么？**

答：对于诊断明确的醛固酮瘤患者，手术摘除是主要的治疗方案，微创手术的疗效也很确切，并且一般能够获得较好的疗效，术后血压、血钾都可恢复正常。

 主任医师常问主治医师的问题

● **原发性醛固酮增多症有哪些疾病特点？诊治过程中应注意哪些事项？**

答：原发性醛固酮增多症以高血压、低钾血症为特点，但偶尔也有患者血压不高于正常，但几乎全部患者都存在血压较基础血压升高，所以在询问病史时应注意询问患者基础血压。出现低钾血症的患者在全部原醛症患者中大约只有 40%，可能和疾病的严重程度及原醛症的亚型有关，醛固酮腺瘤患者往往醛固酮水平更高，血钾水平更低，而特发性醛固酮增多症患者醛固酮水平较低。此外，在长期低血钾的情况下，容易发生肾小管空泡样变，导致患者多尿的症状，但在目前早期诊治的情况下并不多见。

诊治过程中应注意患者应在将血钾补充至正常、在相应影响肾素-血管紧张素-醛固酮系统的药物停用足够时间后再进行激素水平评估。

主任医师总结

（1）原发性醛固酮增多症是目前继发性高血压的主要病因之一，进行治疗后往往血压、血钾可恢复正常或部分恢复，避免了血压长期增高所伴随的并发症。在临床上应注意病史的询问和分析，遇到无高血压病家族史、发病年龄较轻、血压水平高的患者应注意排除继发性高血压。

（2）对于原发性醛固酮增多症的早期诊断、治疗是非常重要的，而原醛症的明确诊断和亚型的诊断，是有效治疗的前提。

（3）对于醛固酮瘤和结节增生性醛固酮增多症，手术是首选，在摘除单侧腺瘤或切除增生结节后，血压及血钾都可恢复正常。对于特发性醛固酮增多症以药物治疗为主，首选螺内酯（安体舒通，醛固酮受体拮抗药），但应注意男性乳房发育等副作用。依普利酮及氨苯蝶啶也可替代螺内酯（安体舒通），且副作用较小。

（4）临床上也常有患者临床表现很像原醛症，存在顽固性高血压及低钾血症，但血醛固酮、肾素水平正常，肾上腺也没有明显占位，对于此类患者也应注意密切随访，完善继发性高血压的鉴别。

（叶　菲）

中年男性，反复阵发性头痛、心悸 1个月——嗜铬细胞瘤

⚙ ［实习医师汇报病历］

患者男性，39岁，因"反复阵发性头痛、心悸1个月"入院。入院前于外院门诊测血压170/105mmHg，予"硝苯地平片10mg/d口服"治疗，疗效欠佳。后于该院行腹部B超检查示左上腹部脾肾之间可见一囊实性包块。入院查体：血压160/100mmHg，双肺呼吸音清，未闻及啰音，心率85次/分，律齐。腹平软，无压痛及反跳痛。既往无特殊慢性病史。入院初步诊断：高血压待查。

 主任医师常问实习医师的问题

● **目前考虑的诊断是什么？诊断依据是什么？**

答：（1）诊断　高血压待查：嗜铬细胞瘤？

（2）诊断依据　典型发作的反复阵发性头痛、心悸症状，口服常规降压药疗效欠佳，外院行腹部B超检查示左上腹部脾肾之间可见一囊实性包块。

● **鉴别诊断是什么？**

答：（1）原发性高血压病　某些原发性高血压病患者呈现高交感神

经兴奋性，表现为心悸、多汗、焦虑、心排血量增加。但患者的血、尿儿茶酚胺是正常的。尤其是在焦虑发作时留尿测定儿茶酚胺更有助于除外嗜铬细胞瘤。

（2）甲状腺功能亢进症　甲亢时呈现高代谢症状，可能伴有高血压。但是舒张压正常，且儿茶酚胺不增高。

（3）颅内病变　在颅内疾病合并有高颅压时，可以出现类似嗜铬细胞瘤的剧烈头痛等症状。患者通常会有其他神经系统损害的体征来支持原发病。但也应警惕嗜铬细胞瘤并发脑出血等情况。

（4）肾实质性高血压　病因为原发或继发性肾脏实质病变，是最常见的继发性高血压病因之一，其血压升高常为难治性，好发于青少年；常见的肾脏实质性疾病包括急、慢性肾小球肾炎，多囊肾，慢性肾小管-间质病变（慢性肾盂肾炎、梗阻性肾病），代谢性疾病肾损害（痛风性肾病、糖尿病肾病），系统性或结缔组织疾病肾损害（狼疮肾炎、硬皮病），肾脏肿瘤（肾素瘤）等。

（5）血管性高血压　肾动脉狭窄。肾动脉主干或分支狭窄，导致患肾缺血，肾素-血管紧张素系统活性明显增高，引起高血压及患肾功能减退，是引起高血压和（或）肾功能不全的重要原因之一，患病率占高血压人群的 $1\% \sim 3\%$。目前，动脉粥样硬化是引起我国肾动脉狭窄的最常见病因，据估计约为 70%，其次为大动脉炎（约 25%）及纤维肌性发育不良（约 5%）。

● **应做哪些检查？各有什么临床意义？**

答：（1）血、尿儿茶酚胺及其代谢物测定　血、尿儿茶酚胺值在本病持续或阵发性发作时明显高于正常。但血浆儿茶酚胺仅反映取血样即时的水平，故其诊断价值不比发作期，24h 尿中儿茶酚胺水平测定更有意义。

（2）肾上腺 CT 检查　因体位改变或注射静脉造影剂可诱发高血压发作，应先用 α 肾上腺素能受体阻滞药控制高血压，CT 检查可检出大部分的肿瘤。

（3）肿瘤标志物检查　可以通过标志物明确或排除其他肿瘤。

✿ ［住院医师补充病历］

患者男性，因"反复阵发性头痛、心悸 1 个月"入院，外院测血压偏高，口服钙通道阻滞药（CCB）类降压药疗效欠佳。入院后患者症状发作时行血儿茶酚胺检验示 2500pg/ml；24h 尿游离儿茶酚胺明显升高；肾上腺 CT 检查（图 6-9）示左上腹部脾、肾之间可见一个 6.5cm×5cm 的囊实性包块，其形态规则，包膜完整。

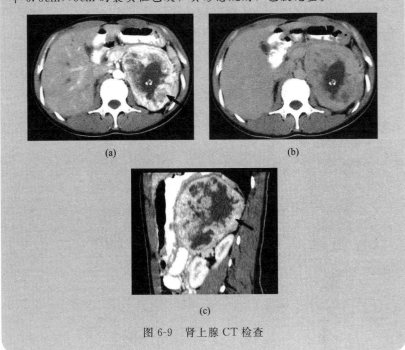

(a)　　　　　　　　　(b)

(c)

图 6-9　肾上腺 CT 检查

主任医师常问住院医师的问题

● **该患者目前的诊断是什么？诊断依据有哪些？**

答：（1）诊断　肾上腺嗜铬细胞瘤。

（2）诊断依据　典型的反复阵发性头痛、心悸症状，口服常规降压药疗效欠佳，发作时血儿茶酚胺升高，24h 尿游离儿茶酚胺升高，CT 定位检查示肾上腺肿瘤。

● **如果患者的儿茶酚胺水平处于临界值，该如何鉴别？**

答：（1）酚妥拉明抑制试验　静脉注射 2.5mg 酚妥拉明，在嗜铬细胞瘤的患者 10min 时血浆儿茶酚胺水平升高，而正常人的反应是儿茶酚胺被抑制在正常范围。

（2）可乐定抑制试验　口服300μg可乐定，如120min和180min时血儿茶酚胺不能被抑制在正常范围则提示有肿瘤存在。

 主任医师常问主治医师的问题

● **该患者下一步的治疗方案是什么？**

答：下一步治疗以手术为主要手段，辅以药物治疗。由于患者的一般情况尚可，而且年龄不大，故考虑行手术治疗，术前予α肾上腺素能受体阻滞药（酚苄明）控制高血压，起始量10mg，1/12h，每数天增加10mg，直至发作停止。

● **如果是恶性肿瘤该如何处理？**

答：恶性肿瘤需要长期服用α受体阻滞药和β受体阻滞药以控制血压；大剂量的[131]I MIBG可用于治疗转移性病灶，但疗效未知；可应用环磷酰胺、多柔比星、长春新碱等药物以改善症状；有骨转移的患者可以使用放疗缓解病情。

主任医师总结

嗜铬细胞瘤为起源于神经外胚层嗜铬组织的肿瘤，主要分泌儿茶酚胺，多来源于肾上腺髓质。患者可因长期高血压致严重的心、脑、肾损害或因突发严重高血压而导致高血压危象，危及生命，但如能及时、早期获得诊断和治疗，是一种可治愈的继发性高血压。

（1）对于诊断，可分为两步走。

① 定性诊断：嗜铬细胞瘤的诊断是建立在血、尿儿茶酚胺及其代谢物测定的基础上的。

② 定位诊断：利用各种影像学检查可协助对嗜铬细胞瘤进行定位，同时可明确肿瘤的性质，来指导治疗。

a. B超：可以检出肾上腺内直径＞2cm的肿瘤，一般瘤体有包膜，边缘回声增强，内部为低回声均质。如肿瘤较大，生长快时内部有出血、坏死或囊性变，超声表现为无回声区。但B超对于过小或是肾上腺外一些特殊部位的肿瘤（如颈部、胸腔内等）不能显示。

b. CT：是目前首选的定位检查手段。嗜铬细胞瘤在CT上多表现为类圆形肿块，密度不均匀，出血区或钙化灶呈高密度，增强扫描时肿瘤实质明显强化，而坏死区无或略有强化。CT 诊断肾上腺内嗜铬细胞瘤的敏感性达到 93%～100%，但特异性不高，只有 70%。对于肾上腺外嗜铬细胞瘤，如腹腔内小而分散的肿瘤不易与肠腔的断面相区分，因此有可能漏诊。

c. MRI：在 MRI 的 T1 加权像实性肿瘤强度类似肝实质，T2 加权像信号较高。坏死、囊变区在 T1 像呈低信号，在 T2 像为高信号。MRI 诊断嗜铬细胞瘤的敏感性及特异性与 CT 相似，其优势在于是三维成像，有利于观察肿瘤与周围器官与血管的解剖关系。

（2）对于治疗方案

① 药物治疗：嗜铬细胞瘤一旦明确的定性及定位诊断，应立即用药物控制，以防出现高血压危象。主要用药为长效 α 受体阻滞药，包括酚苄明和哌唑嗪。合并高血压危象时，可静脉给予酚妥拉明。如疗效不好可静脉输注硝普钠。

② 术前准备和药物治疗

a. α 肾上腺素能受体阻滞药：

• 酚妥拉明：用于高血压的鉴别诊断，治疗高血压危象发作或手术中控制血压。

• 酚苄明：常用于术前准备，术前口服，直至血压接近正常，服药过程中应严密监测卧、立位血压和心率的变化。

• 哌唑嗪、特拉唑嗪、多沙唑嗪：均为选择性突触后 α1 肾上腺素能受体阻滞药，应用时易致严重的直立性低血压，故应在睡前服用，尽量卧床。

• 乌拉地尔（压宁定）可阻断 α1、α2 受体，并可激活中枢 5-羟色胺 1A 受体，降低延髓心血管调节中枢的交感反馈作用，故在降压的同时不增加心率。

b. β 肾上腺素能受体阻滞药：因使用 α 受体阻滞药后，β 受体兴奋性增强而致心动过速、心肌收缩力增强、心肌耗氧量增加，应使用 β 受体阻滞药改善症状。

c. 钙通道阻滞药（CCB）：CCB 可用于术前联合治疗，尤适用于伴冠心病或儿茶酚胺心肌病患者，或与 α、β 受体阻滞药合用进行长期降压治疗。常用硝苯地平。

d. 血管紧张素转化酶抑制药（ACEI）：如卡托普利。

e. 血管扩张药：硝普钠是强有力的血管扩张药，主要用于嗜铬细胞瘤患者的高血压危象发作或手术中血压持续升高者。严密监测血压，调整药物剂量，以防血压骤然下降，并监测氰化物的血药浓度。

③ ¹³¹I-MIBG 治疗：主要用于恶性及手术不能切除的嗜铬细胞瘤。

④ 嗜铬细胞瘤所致高血压危象的治疗：应首先抬高床头，立即静脉注射酚妥拉明。密切观察血压，当血压降至 160/100mmHg 左右时，停止注射。继之缓慢滴注。

⑤ 术后处理：在肿瘤切除后，患者血压很快下降。如术后仍存在持续性高血压，可能是肿瘤未切除干净或已伴有原发性高血压或肾性高血压。儿茶酚胺在手术后 7～10 天即可恢复正常水平。因此在术后 1 周时要测定儿茶酚胺或其代谢物以明确肿瘤是否完全切除。对于不能手术的患者或恶性肿瘤扩散的患者，可以长期药物治疗。多数的肿瘤生长很慢。应用肾上腺素能受体阻滞药及 α 甲基酪氨酸长期治疗可有效抑制儿茶酚胺合成。

⑥ 恶性嗜铬细胞瘤的治疗：恶性嗜铬细胞瘤可以在腹膜后复发或转移到骨、肺、肝脏等处。复发有可能在第 1 次术后的数年或数十年后才发生，需要长期随诊观察。放疗虽效果不是很好，但对控制骨转移有好处。可以联合应用环磷酰胺、长春新碱、达卡巴嗪（甲氮咪胺）化疗。

（3）对于多发性内分泌腺瘤（MEN）　MEN 2 为一常染色体显性遗传疾病，其患病率占普通人群的 1/10 万～10/10 万，携带有 MEN 2 缺陷基因者，其疾病外显率高于 80％。MEN 2 可分为 2 种独立的综合征：MEN 2A，又称 Sipple 综合征，以及 MEN 2B。MEN 2A 的临床表现包括甲状腺髓样癌、嗜铬细胞瘤及甲状旁腺功能亢进症；MEN 2B 则包括甲状腺髓样癌、嗜铬细胞瘤及一些身体异常表现，但甲状旁腺功能亢进症少见。

（薛　嵩）

老年男性，发现血糖升高 28 年，四肢麻木、疼痛 8 年——糖尿病

◎ [实习医师汇报病历]

患者男性，73 岁，因"发现血糖升高 28 年，四肢麻木、疼痛 8 年"入院。患者于 28 年前体检发现空腹血糖 12mmol/L，无明显自觉症状，后复测空腹血糖 10.9mmol/L，诊断为"糖尿病"，口服药物

治疗，血糖控制尚可。13 年前因血糖控制不佳改为"诺和灵 30R"皮下注射治疗。8 年前出现四肢肢端麻木。入院前于外院门诊检查糖化血红蛋白（HbA_1c）8.7%。患者既往有高血压病史 10 年，最高 220/100mmHg，口服"氯沙坦（科素亚）"治疗，血压波动在 120～180/70～100mmHg；有冠心病史 5 年，2006 年行"经皮冠状动脉腔内血管成形术（PTCA）+ 经皮冠状动脉介入治疗（PCI）术"，植入支架 2 枚，休息时无自觉症状，一般体力活动下可出现疲乏、胸闷。体格检查：身高 170cm，体重 75kg，腰围 90cm，右胸部第 3/4 肋间散在分布数个红色丘疹，不超过正中线。入院初步诊断：①糖尿病；②高血压病 3 级（极高危）；③冠状动脉粥样硬化性心脏病，心功能 2 级。

？ 主任医师常问实习医师的问题

● 该患者糖尿病诊断是否明确？糖尿病如何分型？依据病史该患者为哪一型糖尿病？

答：（1）糖尿病的诊断标准　典型糖尿病症状（多饮、多尿、多食、体重下降），加上随机静脉血浆葡萄糖水平≥11.1mmol/L 或空腹血糖≥7.0mmol/L 或葡萄糖负荷后 2h 血糖≥11.1mmol/L；无糖尿病症状者，需改日重新检查。该患者糖尿病诊断明确。

（2）糖尿病分为 4 型　1 型糖尿病、2 型糖尿病、妊娠糖尿病、特殊类型糖尿病。

（3）该患者考虑为 2 型糖尿病，诊断依据如下。

① 老年男性。

② 起病隐匿，病程长。

③ 反复查及空腹血糖升高。

④ 口服药物治疗有效。

⑤ 中心性肥胖体型。

必要时可以进行 C 肽释放试验及胰岛相关抗体检测进一步明确。

● 该患者存在哪些糖尿病并发症？需进行哪些检查？

答：患者存在糖尿病周围神经病变，患者有明确的糖尿病病史，诊断糖尿病20年后出现疼痛、麻木等神经病变临床表现，还应该进行踝反射、针刺痛觉、振动觉（128Hz音叉检查）、压力觉（10g尼龙丝检查）和温度觉检查，有2项以上异常即可临床诊断为周围神经病变。同时，还应排除其他疾病引起的神经病变，如颈腰椎病变、脑梗死、吉兰-巴雷综合征和严重动静脉血管病变等及药物引起的神经毒性作用和肾功能不全引起的代谢毒物对神经的损伤。根据以上结果仍不能确诊或需要进行鉴别诊断者，可进行神经肌电图检查。

✳ ［住院医师补充病历］

患者下肢皮肤针刺样疼痛表现为静息性痛。2周前上呼吸道感染后出现右侧胸前第4～5肋间疼痛，呈半环状分布，沿肋间神经走向，与活动无关，无发热、咳嗽，无胸闷、气促。患者起病以来偶有夜间饥饿感、出汗、晨起头晕。入院后查体：双足皮温下降，足背动脉搏动减弱；足底10g尼龙丝检查提示双侧足底触觉减退；双侧外踝128Hz音叉振动觉减退；双下肢针刺痛觉、温度觉减退，双侧踝反射减弱。实验室检查：C肽释放试验 0min 1.2ng/ml、30min 1.34ng/ml、60min 1.84ng/ml、120min 1.92ng/ml、180min 2.26ng/ml；胰岛细胞自身抗体阴性；肌酐 110μmol/L，尿酸 398μmol/L；血脂示胆固醇 5.38mmol/L，甘油三酯 3.18mmol/L，高密度脂蛋白胆固醇（HDL-C）1.01mmol/L，低密度脂蛋白胆固醇（LDL-C）2.99mmol/L；24h尿蛋白定量 680mg；尿微量白蛋白 83.7mg/L；肌电图提示异常运动感觉神经传导；双侧颈动脉及下肢动脉彩超提示内膜增厚伴斑块形成。

？ 主任医师常问住院医师的问题

● **患者目前的诊断是什么？诊断依据是什么？**

答：（1）诊断　2型糖尿病，糖尿病周围神经病变，糖尿病肾病，糖尿病周围大血管病变；高血压病3级（极高危）；冠状动脉粥样硬化性心脏病，心功能2级。

（2）诊断依据

① 2型糖尿病

a. 老年男性，起病隐匿，病程长。

b. 中心性肥胖体型。

c. 反复查及空腹血糖升高。

d. 口服药物治疗有效。

e. C 肽释放试验提示高峰延迟，峰值降低。

f. 胰岛相关抗体均为阴性。

② 糖尿病周围神经病变

a. 糖尿病病史 28 年，近 8 年出现四肢肢端麻木。

b. 查体提示触觉、振动觉、针刺痛觉、温度觉减退，双侧踝反射减弱。

c. 肌电图提示异常运动感觉神经传导。

③ 糖尿病肾病：患者糖尿病病史较长，尿白蛋白定量水平升高，存在糖尿病周围神经病变，可行眼底视网膜检查进一步明确糖尿病微血管并发症情况。

④ 糖尿病周围大血管病变：双足皮温下降，足背动脉搏动减弱，双侧颈动脉及下肢动脉彩超提示内膜增厚伴斑块形成。

⑤ 高血压病 3 级（很高危）：患者高血压病史明确，最高血压 220/100mmHg，口服氯沙坦钾片（科素亚）治疗有效，伴发糖尿病。

⑥ 冠状动脉粥样硬化性心脏病，心功能 2 级：患者曾型冠状动脉造影及 PTCA＋PCI 术，冠心病的诊断明确，目前体力活动轻度受限。

● **该患者血糖控制的目标是什么？**

答：患者的血糖控制目标是 $HbA_1c \leqslant 7.5\%$。因为该患者年龄 $\geqslant 65$ 岁，已有心血管疾病，口服降糖药物疗效不佳改用胰岛素治疗，且低血糖风险较大。

● **该患者如何选择降压药物？其血压控制目标是什么？**

答：（1）糖尿病患者降压药物治疗包括以下几种

① 肾素-血管紧张素-醛固酮（RAS）阻滞药：推荐血管紧张素转化酶抑制药（ACEI）和血管紧张素Ⅱ受体阻滞药（ARB）为糖尿病合并高血压病的初始降压药或基础用药，但不推荐二者联用。

② 利尿药：噻嗪类利尿药可作为糖尿病患者联合降压治疗用药。对糖尿病合并高容量性高血压、水钠潴留及心功能不全者加用少量噻嗪类利尿药，对糖尿病合并心力衰竭、严重水肿者可适当选择袢利尿药，如呋塞米等；作为联合用药，建议应用小剂量利尿药（如氢氯噻嗪或吲达帕胺）。

③ 钙通道阻滞药（CCB）：可作为糖尿病合并高血压病患者可选择的联合降压药物，尤其对糖尿病合并冠心病、心绞痛或既往有心肌梗死者，可作为初始用药。CCB 可降低尿蛋白，与 ACEI 或 ARB 联合应用效果更佳。

④ β受体阻滞药：对糖尿病合并高血压病患者，不应将非选择性 β受体阻滞药作为首选药物；对年轻、心率较快、β受体高敏状态、无其他并发症的糖尿病合并高血压病患者或伴心肌梗死或心绞痛及慢性心力衰竭者可适当选用。

⑤ α受体阻滞药：不推荐作为糖尿病合并高血压病患者常规用药，仅对重症或顽固性高血压、合并心力衰竭和（或）糖尿病、合并原发性醛固酮增多症患者，在其他降压药不能有效控制血压或患者不能耐受时选用。

（2）该患者因为有糖尿病心血管、肾脏病史，所以其血压控制目标为＜130/85mmHg。建议在应用 ACEI 或 ARB 的基础上联用利尿药和钙通道阻滞药。

 主任医师常问主治医师的问题

● **该患者下肢疼痛的发病机制是什么？如何治疗？**

答：患者下肢疼痛为典型糖尿病痛性神经病变的临床表现，其病理生理学改变包括细胞膜兴奋性增高导致异常放电、抑制丢失、外周及中枢敏感化及出现去神经性超敏感现象等。

有效缓解疼痛为治疗的关键，三环类抗抑郁药是研究最多的治疗神经性疼痛的一线药物。阿米替林和丙米嗪应用最为广泛。抗抑郁药加巴喷丁是目前治疗糖尿病周围神经病变引起的疼痛的一线药物。卡马西平、苯妥英钠也经证实能够有效缓解痛性神经病变疼痛症状，但因副作用大，目前少用于临床。阿片类麻醉镇痛药止痛的原理主要是作用于中枢痛觉传导通路阿片受体，提高痛觉阈值，使疼痛缓解。最常见的副作用是镇静、便秘、恶心、呕吐及成瘾。该患者疼痛部位相对比较局限，也可以采取局部用药，如利多卡因贴皮剂、氯胺酮凝胶、辣椒素软膏、吲哚美辛（消心痛）喷剂、硝酸甘油贴膜剂等均能缓解疼痛。局部用药有全身副作用小、与其他药物相互作用少等优点，因此也是今后镇痛药物的研究方向。

> 该患者夜间饥饿感、出汗、晨起头晕，提示什么？有何危害？如何处理？

答：（1）患者上述症状为夜间低血糖表现。

（2）较轻的低血糖症状可以随着血糖恢复正常而很快消失，但是由于脑细胞只能靠葡萄糖供给能量，低血糖容易造成脑细胞的缺血、缺氧，严重持久（＞6h）的低血糖症可以导致永久性脑功能障碍或死亡。脑功能障碍的症状消除则需要数小时、数天或更长时间。反复低血糖也容易导致记忆力下降，增加老年痴呆的发生概率，同时会减少低血糖的报警症状，甚至发生无先兆症状的低血糖昏迷。发生于老年人的低血糖还容易诱发心律失常、心绞痛、心肌梗死及脑血管意外等并发症，急性低血糖还可能引起脑水肿。

（3）夜间低血糖的常见原因为晚餐吃得太少、晚餐后运动太多及药物治疗不当。因此建议采取以下防治措施。

① 加强夜间血糖监测，明确夜间低血糖情况。

② 放宽血糖控制目标至空腹血糖为 7.0～8.0mmol/L，餐后 2h 血糖为 11.1mmol/L。

③ 改用胰岛素类似物，并联合二甲双胍和阿卡波糖（拜糖平）口服降糖药物治疗，以增加胰岛素敏感性、减少胰岛素用量。

④ 少食多餐，定时定量，每天总能量摄入的 1/10 可作为睡前加餐。

⑤ 避免饮酒，尤其是空腹饮酒，排除阿司匹林、盐酸普萘洛尔（心得安）、吲哚美辛（消炎痛）、保泰松同服等药物诱发低血糖的危险因素。

主任医师总结

（1）2 型糖尿病患者常合并代谢综合征的一个或多个组分的临床表现，随着血糖、血压、血脂等水平的增高及体重增加，2 型糖尿病并发症的发生风险、发展速度及其危害将显著增加。因此，应针对 2 型糖尿病患者采用科学、合理、基于循证医学的综合性治疗策略，包括降糖、降压、调脂、抗凝、控制体重和改善生活方式等治疗措施，控制目标为血压＜130/80mmHg；HDL-C（男性）＞1.0mmol/L，HDL-C（女性）＞1.3mmol/L，甘油三酯＜1.7mmol/L，LDL-C（未合并冠心病）＜2.6mmol/L，LDL-C（合并冠心病）＜2.07mmol/L；体重指数＜24kg/m²；尿白蛋白/肌酐比值（男性）＜22mg/g，尿白蛋白/肌酐比值（女性）＜31mg/g 或尿白蛋白排泄率<20μg/min；主动有氧活动≥150分钟/周。

（2）HbA$_1$c是反映血糖控制水平的主要指标之一。一般情况下，HbA$_1$c的控制目标应小于7%。在调整治疗方案时，可将HbA$_1$c≥7%作为2型糖尿病患者启动临床治疗或需要调整治疗方案的重要判断标准。同时，2型糖尿病理想的综合控制目标视患者的年龄、并发症、并发症等不同而异。儿童、老年人、有频发低血糖倾向、预期寿命较短及并发心血管疾病或严重的急、慢性疾病等患者血糖控制目标宜适当放宽。但是应避免因过度放宽控制标准而出现急性高血糖症状或与其相关的并发症。

（3）2型糖尿病药物治疗的首选药物是二甲双胍，如果没有禁忌证，二甲双胍应一直保留在糖尿病的治疗方案中。不适合二甲双胍治疗者可选择胰岛素促分泌药或α糖苷酶抑制药。如单独使用二甲双胍治疗而血糖仍未达标，则可加用胰岛素促分泌药或α糖苷酶抑制药。不适合使用胰岛素促分泌药或α糖苷酶抑制药者可选用噻唑烷二酮类（TZDs）或二肽基肽酶-4（DPP-4）抑制药。不适合二甲双胍者可采用其他口服药物的联合治疗。两种口服药联合治疗而血糖仍不达标者，可加用胰岛素治疗或采用3种口服药物的联合治疗。胰高血糖素样肽-1（GLP-1）受体激动药可用于三线治疗。如基础胰岛素或预混胰岛素与口服药联合治疗控制血糖仍不达标，则应将治疗方案调整为多次胰岛素治疗。采用预混胰岛素治疗和多次胰岛素治疗时应停用胰岛素促分泌剂。

（汤玮）

中年女性，全身持续不适、酸痛、乏力 3个月——甲状旁腺功能亢进症（甲旁亢）

⊛ ［实习医师汇报病历］

> 患者女性，45岁，因"反复全身持续不适、酸痛、乏力3个月"入院。入院前门诊测血清钙水平升高，行甲状腺B超示左侧甲状腺后方低回声结节，不排除来源于甲状旁腺可能。查体：神倦，左侧甲状腺可及约1cm×1cm肿大结节，质软，无压痛，边界清楚。入院初步诊断：甲状旁腺功能亢进症。

主任医师常问实习医师的问题

● **目前考虑的诊断是什么?**

答:甲状旁腺功能亢进症(甲状旁腺增生?)。

● **诊断为甲状旁腺功能亢进症的依据是什么?鉴别诊断是什么?**

答:(1)诊断依据

① 中年女性。

② 主诉是反复全身持续不适、酸痛、乏力。

③ 血清钙水平升高。

④ 查体:左侧甲状腺可扪及约 1cm×1cm 肿大结节,质软,无压痛,边界清楚。

⑤ 甲状腺 B 超示左侧甲状腺后方低回声结节,不排除来源于甲状旁腺的可能。

(2)应与其他原因引起的高钙血症鉴别

① 药物性高钙血症:维生素 D 中毒可促进肠钙及骨的吸收而引起高血钙。诊断有赖于维生素 D 的摄入史(一般>1 万 U/d),伴高血磷及轻度代谢性碱中毒,糖皮质激素抑制试验有助于鉴别。有条件时可测定维生素 D 或其羟化物的血浓度。

② 恶性肿瘤引起的高钙血症:恶性肿瘤引起的高钙血症,是甲状旁腺功能亢进症(甲旁亢)鉴别诊断中最多见的一类高钙血症。其中尤以多发性骨髓瘤最易与甲状旁腺功能亢进症混淆,患者有广泛的溶骨性骨破坏、骨痛、高血钙、高尿钙及肾功能损害,但碱性磷酸酶正常或仅轻度增高,血磷正常,血中 PTH 正常或降低,且有特异性的免疫球蛋白增高,尿中本周蛋白大多阳性,血沉增快,骨髓活检有骨髓瘤细胞。其他许多恶性肿瘤(常见的有肺、乳腺、肝、肾、肾上腺、前列腺、卵巢等恶性肿瘤)可发生溶骨性转移,也易发生血钙增高,但四肢(尤其远端)罕有受侵犯者。此外,还有一类假性甲旁亢,是由于肿瘤细胞分泌 PTH 样物质(测 iPTH 增高)、生长转化因子(TGF8)、前列腺素、白介素-2(IL-2)、破骨细胞激活因子(OAF)或 $1,25$-$(OH)_2D_3$ 等体液因子,引起高钙血症,而非溶骨性骨转移,一般血氯正常或降低,可呈轻度代谢性碱中毒,常有贫血及血沉增快,病程进展快,有原发肿瘤的局部及全身症状,切除原发肿瘤后血钙可恢复正常。

③ 特发性高尿钙症：此症尿钙明显增高，但血钙正常。

④ 家族性良性高钙血症：其特征是无症状或轻度高钙血症、高镁血症、低钙尿症，血清 PTH 正常或低水平。近年来发现本病并不少见，属常染色体显性遗传性疾病。本病由于肾源性 cAMP 对 PTH 高敏，可能是功能性甲旁亢的一种形式。临床上虽有酷似 PHPT 的高血钙、低血磷、尿磷及尿中 cAMP 增高，但患者的钙与镁清除率低于 PHPT 时，尿钙大多 $<2.5mmol/24h$（$100mg/24h$）；仅少数患者尿钙因继发于高血钙而偏高，并可有多发性草酸钙结合，但很少有高血钙综合征，也无甲旁亢的骨损害，血中 PTH 正常或降低，甲状旁腺正常或增生，不应误行甲状旁腺切除术治疗。

● 应做哪些检查？各有什么临床意义？

答：血清钙磷、甲状旁腺素（PTH）碱性磷酸酶、24h 尿钙测定，维生素 D 或其羟化物的血中浓度测定，甲状旁腺平面显像（ECT），尿本周蛋白及血沉测定，肿瘤标志物测定，骨骼 X 线片。

（1）血清钙、磷、甲状旁腺素（PTH）、碱性磷酸酶、24h 尿钙测定 甲旁亢患者血钙平均在 $2.6\sim2.7mmol/L$ 以上。早期血钙不稳定，应反复多次抽取。同时结合血 PTH 增高，尿钙增高，血清碱性磷酸酶升高，则更具有诊断意义。甲旁亢患者血磷低于正常，大多低于 $1.0mmol/L$，但诊断意义不如血钙测定高。

（2）维生素 D 或其羟化物的血中浓度测定 可排除药物性高钙血症。维生素 D 中毒可促进肠钙及骨的吸收而引起高血钙。诊断有赖于维生素 D 的摄入史（一般 >1 万 U/d）、伴高血磷及轻度代谢性碱中毒，糖皮质激素抑制试验有助于鉴别；有条件时可测定维生素 D 或其羟化物的血中浓度。

（3）甲状旁腺 ECT 甲状旁腺功能亢进症中有 $80\%\sim90\%$ 是由甲状旁腺腺瘤所致。甲状旁腺腺瘤并不多见，ECT 显像对此病的诊断至关重要，其优势是灵敏度、特异性高，能准确显示甲状旁腺瘤的位置、大小、形态，结合血 PTH 检测，能为手术治疗提供准确可靠的诊断和定位。其他影像诊断，如 CT、超声、MRI 检查，其敏感性、特异性和准确性均不如甲状旁腺 ECT 显像。故临床上诊断甲状旁腺腺瘤应首选甲状旁腺 ECT 显像及血 PTH 检测。

（4）尿本周蛋白及血沉测定 恶性肿瘤引起的高钙血症，是甲旁亢鉴别诊断中最多见的一类高钙血症。其中尤以多发性骨髓瘤最易与原发性甲状旁腺功能亢进症混淆，患者有广泛的溶骨性骨破坏、骨痛、高血钙、高尿钙及肾功能损害，但碱性磷酸酶正常或仅轻度增高，血磷正常，血中 PTH 正常或降低，且有特异性的免疫球蛋白增高、尿中本周蛋白大多阳性，血沉增快，骨髓活检有骨髓瘤细胞。所以尿中本周蛋白和血沉的检测可以有效防止漏诊和误诊。

（5）肿瘤标志物测定　可以通过标志物 CEA、CA19-9、CA12-5、CA15-3 初步排除恶性肿瘤导致的高钙血症。

（6）骨骼 X 线片　有骨膜下皮质吸收、囊肿样变化、多发性骨折和畸形等，特别是指骨内侧骨膜下皮质吸收，为甲旁亢的特征之一。

◉ ［住院医师补充病历］

> 　患者女性，因"反复全身持续不适、酸痛、乏力 3 个月"入院。既往有第 5 脚趾骨折史。入院后电解质提示高钙低磷。血清碱性磷酸酶升高。血清 PTH 明显升高。血沉正常。肿瘤标志物 CEA、CA19-9、CA12-5、CA15-3 未见异常。血清 25 羟维生素 D_3 水平正常。24h 尿钙增高。尿本周蛋白阴性。甲状腺 B 超示左侧甲状腺后方低回声结节，不排除来源于甲状旁腺可能。甲状腺 CT 平扫及增强提示左侧甲状腺腺瘤可能，边界清，未压迫食管及气管。甲状旁腺平面显像 ^{99m}Tc-MIBI 显像示甲状旁腺功能亢进，组织显影为原发性甲状旁腺功能亢进症、左甲状旁腺腺瘤。

 主任医师常问住院医师的问题

● **该患者目前的诊断和治疗原则是什么？**

　答：根据临床症状、体征，结合相关系列检查（特别是甲状旁腺平面显像示 ^{99m}Tc-MIBI 显像示甲状旁腺功能亢进，组织显影为原发性甲状旁腺功能亢进症、左甲状旁腺腺瘤）和实验室检查，目前诊断为原发性甲状旁腺功能亢进症（左甲状旁腺腺瘤）。

　治疗上应该考虑手术切除左甲状旁腺腺瘤。

● **具体的治疗方案是什么？**

　答：以手术切除左甲状旁腺腺瘤为主要手段，治疗目的进行根治性治疗。术后应注意甲状旁腺功能减退的可能。

主任医师常问主治医师的问题

● **对于有手术禁忌证的患者,应如何治疗?**

答:西咪替丁阻滞 PTH 的合成和分泌,可用于有手术禁忌证的患者,但停药后出现反跳升高。可的松、普卡霉素(光辉霉素)等也可应用,但停药后均可出现反跳、血钙升高。

● **如果患者出现高钙危象,该如何处理?**

答:甲旁亢患者出现高热、厌食、呕吐、剧烈腹痛、进行性失水、多饮、多尿、进行性肾功能损害、心律失常、定向障碍、精神错乱、昏迷,血清钙>3.75mmol/L、碱性磷酸酶及甲状旁腺素增高,提示出现高钙危象。

抢救措施是力争在 24~48h 内将血钙降至 0.7~2.2mmol/L。具体措施为促进钙的排泄(予以呋塞米、依地酸二钠或透析)、抑制骨钙吸收(予以普卡霉素、降钙素、糖皮质激素)、纠正水、电解质、酸碱平衡紊乱(补充生理盐水及钾、镁、磷)。

(1)预防钙的吸收 减少饮食中钙和维生素 D 的摄入,停用维生素 D 和钙剂。如已用大量维生素 D 者可服泼尼松。

(2)增加尿钙的排出 尿钠和尿钙一起排出,轻者增加口服液体量和含氯化钠的饮食。重症大量补充 0.9%氯化钠液 200ml/h 静脉点滴。呋塞米(速尿)20~100mg,每 2~6h 一次静脉注入(最大量 1000mg/d),它可作用于肾小管抑制钠和钙的再吸收。禁用噻嗪类利尿药。谨防液体过量和心力衰竭的发生,应监测血钾和血镁,注意低血钾和低血镁发生,必要时补充钾和镁。

(3)减少骨吸收和增加骨形成 泼尼松 40~80mg/d。普卡霉素 25μg/kg 一次静脉注入,几小时之内即有抑制骨吸收、降低血钙的作用,可持续有效 2~5 天,72h 后再重复应用;其毒性作用有血小板减少、肝肾损害。降钙素(calcitonin)安全,有中度的立刻降钙作用,100~200U 肌注或皮下注射,每 8~12h 1 次,少数患者有恶心、脸部潮红等反应。磷可抑制内吸收,并与钙形成不溶性盐类沉着于骨,一般口服磷 1~4g/d,重症昏迷者可用 50mmol(1.5g 磷酸盐基质)6~8h 内静脉输入;肾功能衰竭和高血磷时禁用。

(4)还可采用依地酸二钠(乙二胺四乙酸二钠,EDTA-Na$_2$),与钙结合成可溶性络合物而降低血钙浓度，每日静脉注射 1～3g，加入 5％ 葡萄糖液中静脉滴注，对肾脏有毒性作用，应加注意。危急状态下，也可做腹膜透析、血液透析等，应用无钙透析液以降低血钙水平。

● **术后出现严重的低钙血症，该如何处理？**

答：当血钙低于 0.88mmol/L（3.5mg/dl）时，可发生严重的骨骼肌及平滑肌痉挛，导致惊厥、癫痫发作、严重哮喘，症状严重时可引起喉肌痉挛致窒息、心功能不全、心脏骤停。严重的低血钙可出现低钙血症危象，从而危及生命，需积极治疗。

（1）10％氯化钙或 10％葡萄糖酸钙 10～20ml（10ml 葡萄糖酸钙含 90mg 元素钙），静脉缓慢推注。必要时可在 1～2h 内重复 1 次。

（2）若抽搐不止，可 10％氯化钙或 10％葡萄糖酸钙 20～30ml，加入 5％～10％的葡萄糖溶液 1000ml 中，持续静脉滴注。速度小于 4mg 元素钙/(h·kg)，2～3h 后查血钙，到 2.22mmol/L（9mg/dl）左右，不宜过高。

（3）补钙效果不佳，应注意有无低血镁，必要时可补充镁。

（4）症状见好，可改为高钙饮食，口服钙剂加维生素 D（营养性维生素 D 或活性维生素 D）。

主任医师总结

原发性甲状旁腺功能亢进症，在临床上极易被忽略，但当出现不明原因的顽固性消化性溃疡、骨痛、病理性骨折、尿路结石、血尿、尿路感染、高钙血症等情况时，均应想到此病，并做相应检查以确诊。不同病因治疗原则不同，原发性甲旁亢宜尽早手术切除腺瘤，不适宜手术者，则应根据并发症的不同，选择的药物亦有不同。继发性甲旁亢则以治疗原发病为主，继发性甲旁亢应做甲状旁腺次全切除。

（陈向芳）

参 考 文 献

［1］葛俊波，徐永健. 内科学［M］. 第 8 版. 北京：人民卫生出版社，2013.

［2］中华医学会内分泌学分会《中国甲状腺疾病诊治指南》编写组. 甲状腺疾病诊治指南——甲状腺功能减退症［J］. 中华内科杂志，2007，46（11）：967-971.

［3］Hak AE，Pols HA，Visser TJ，et al. Subclinical hypothyroidism is an independent risk factor for atherosclerosis and myocardial infarction in elderly women：the Rotterdam Study［J］. Ann Intern Med，2000，132（4）：270-278.

［4］Gharib H，Tuttle RM，Baskin HJ，et al. Subclinical thyroid dysfunction：a joint statement on management from the American Association of Clinical Endocrinologists，the American Thyroid Association，and the Endocrine Society [J]. Thyroid，2005，90 (1): 581-585，discussion 586-587.

[5] Pearce EN，Farwell AP，Braverman LE. Thymidifis [J]. N Engl J Med，2003，348 (26): 2646-2655.

[6] Fatourechi V，Aniszewski JP，Fatourechi GZ，et al. Clinical features and outcome of subacute thyroiditis in an incidence cohort: Olmsted County，Minnesota，study [J]. J Clin Endocrinol Metab，2003，88 (5): 2100-2105.

[7] 刘新民. 实用内分泌学 [M]. 第3版. 北京：人民军医出版社. 2003，258-290.

[8] 白耀. 甲状腺病学——基础与临床 [M]. 北京：科学技术文献出版社，2004，305-323.

[9] Brent G，Boyle CA. Introduction. The impact of maternal thyroid diseases on the develeping fetus: implications for diagnosis，treatment，and screening. Summary of proceedings，workshop organization，program，and panicipants [J]. Thyroid，2005，15: 36-40.

[10] Hee Jung Moon，Eun-Kyung Kim，et al. 2010. Diagnostic Value of BRAFV600E Mutation Anaysis of Thyroid Nodules According to Ultrasonographic feature and the Time of Aspiration. Annals of Surgical Oncology.

[11] Artur Salmasgoglu，Yesim Erbil，Gamze Crtlak，et al. 2010. Diagnostic value of thyroglobulin measurement in fine-needle aspiration biopsy for detecting metastatic ltmph nodes in patients with papillary thyroid carcinoma. Langenbeck's Arcbives of Surgery.

[12] Shibata Y，Yamashita S，Masyakin VB，et al. 15 years after Chernobyl: new evidence of thyroid cancer. Lancet，358: 1965-1966.

[13] Carmeci C，Jeffrey RB，McDougall IR，et al. Ultrasound- guided fine-needle aspiration biopsy of thyroid masses. Thyroid，8: 283-289.

[14] Brander AE，Viikinkoski VP，Nickels JI，et al. Importance of thyroid abnormalities detected at US screening: a 5-year follow-up. Radiology，215: 801-806.

第七章　风湿性疾病

中年女性，全身多关节肿痛、变形 15 年，加重 3 个月——类风湿关节炎

⚙ [实习医师汇报病历]

患者女性，57 岁。因"全身多关节肿痛、变形 15 年，加重 3 个月"入院。患者于 15 年前无明显诱因先后出现双侧近端指间、掌指、腕关节肿胀，伴活动受限，晨僵 2h 左右。于当地医院就诊，查"类风湿因子升高"，诊断为"类风湿关节炎"，予"布洛芬（芬必得）"、"雷公藤"等治疗后，效果不佳。后症状逐渐累及肘、髋、膝、踝、跖趾关节，并出现双手关节畸形，晨僵持续数小时。近 3 个月以来，多关节疼痛较明显，天气变化时症状加重，服用布洛芬后缓解不明显。发病时无发热、无皮疹、无其他特殊不适。饮食二便均可，体重无明显减轻。入院诊断：类风湿关节炎。

❓ 主任医师常问实习医师的问题

● 目前考虑的关节痛的原因是什么？

答：类风湿关节炎（RA）、骨关节炎、骨代谢异常（如骨质疏松）、其他结缔组织病等。

● 应做哪些检查？各有什么临床意义？

答：（1）血、尿常规　明确有无感染、有无血液系统及肾脏受累表现，如存在血液系统异常及蛋白尿、血尿等表现，需考虑系统性红斑狼疮、血管炎或其他全身性疾病。

（2）血沉、C 反应蛋白（CRP）等炎症指标　明确有无全身炎症表现。

（3）生化检查　包括肝肾功能、24h 尿蛋白、免疫球蛋白、补体，了解患者内环境情况，是否存在疾病慢性消耗或尿蛋白升高、肾脏受累

表现。

（4）自身抗体　包括抗环瓜氨酸肽（CCP）抗体、类风湿因子（RF）、抗核抗体（ANA）、抗可溶性抗原（ENA）抗体、抗 ds-DNA、抗中性粒细胞胞质抗体（ANCA）等，了解是否存在系统性红斑狼疮、血管炎等疾病的标志性抗体。

（5）肿瘤标志物及 M 蛋白：排除肿瘤性疾病引起的骨痛。

（6）双手关节超声、X 线检查　明确患者双手滑膜炎症情况及关节侵蚀、破坏情况。

（7）胸部 CT 检查　了解是否存在肺间质纤维化表现。

（8）骨密度检查　明确患者有无合并骨质疏松。

[住院医师补充病历]

体检：神志清楚，一般状况可，心、肺、腹未见明显异常。双手掌指、指间关节不同程度屈曲、变形，关节脱位（图 7-1）。双腕、双肩、双肘、双膝关节不同程度压痛、活动受限。四肢肌力、肌张力未见明显异常。神经反射正常。辅助检查：白细胞 8.1×10^9/L，中性粒细胞百分比 54.6%，淋巴细胞百分比 40.6%，红细胞 3.87×10^{12}/L，血红蛋白 100g/L，血小板 354×10^9/L；尿潜血（－），尿红细胞计数 5 个/μl，尿蛋白（－），尿糖（－），颗粒管型（－），透明管型（－）；24h 尿蛋白定量 117mg；白蛋白 36g/L，球蛋白 40g/L，谷草转氨酶 33U/L，谷丙转氨酶 24U/L，尿素 3.8mol/L，肌酐 74μmol/L；铁蛋白 88.10mg/L；血沉 145mm/h；C 反应蛋白 65.6mg/L；免疫球蛋白：IgG 16.1g/L，C4 0.37g/L，类风湿因子 460IU；痰细菌培养（－）；自身抗体：抗核抗体 1∶100（＋），余均（－），抗 CCP 抗体（＋）。心脏彩超未见明显异常。胸部 X 线片

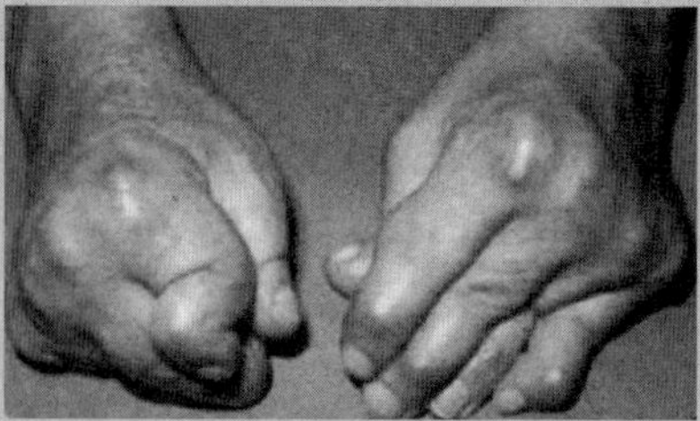

图 7-1　双手关节屈曲畸形

示双肺纹理增粗。关节 B 超示双手、双肘、膝多发滑膜炎症。双手正位片（图 7-2）示双手掌指、指间关节可见多发边缘骨质破坏或见囊性变、关节间隙变窄、关节半脱位、关节间隙消失及关节僵直。心电图、腹部 B 超未见明显异常。腰 L1 T 值－2.6。

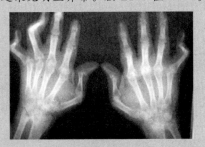

图 7-2 双手 X 线片表现

 主任医师常问主治医师的问题

● 该患者目前的诊断是什么？

答：根据患者病史，慢性起病、多关节肿痛、晨僵，最后导致关节变形；体格检查发现的关节畸形；实验室检查发现血沉、CRP 升高，抗CCP 抗体和类风湿因子（＋）；关节超声示多发滑膜炎症；双手 X 线片显示关节侵蚀、破坏、畸形。故诊断为类风湿关节炎。

● 具体的治疗方案是什么？

答：治疗上主要是非甾体消炎药物与改善病情药物联合应用。一般常选用甲氨蝶呤 10mg，1 次/周作为首选的慢作用药物，并可联合应用来氟米特、羟氯喹、柳氮磺胺吡啶等。如果口服药物控制效果不佳，还可以考虑使用生物制剂。

主任医师常问主治医师的问题

● 类风湿关节炎的诊断标准是什么？

答：美国风湿病学会 1987 年修订的 RA 分类标准，是目前最常用的诊断标准，其具体如下述，≥4 条可以确诊 RA。

（1）晨僵至少 1h（≥6 周）。

（2）3 个或 3 个以上的关节受累（≥6 周）。

（3）手关节（腕、MCP 或 PIP 关节）受累（≥6 周）。

（4）对称性关节炎（≥6 周）。

（5）有类风湿皮下结节。

（6）X 线片改变。

（7）血清类风湿因子阳性（滴度＞1∶32）。

● **抗 CCP 抗体的临床意义是什么？**

答：第一次发现抗 CCP 抗体是在 1964 年，是一种能连接在颊黏膜细胞内的核周颗粒的一种自身抗体，被命名为抗核周因子。在 48% 的 RA 患者身上可以找到核周因子，但在正常对照组中只有 1%。但是抗核周因子对瓜氨酸的作用当时并没有被注意到。1979 年 Young 报道了在 RA 患者的血清中包含了可以对内皮细胞角化层起反应的自身抗体。这些抗体被称为抗角质层抗体，而且只在 RA 患者中存在。后续的研究证实了抗角质层抗体和核周因子识别相同的表位，并且可能是相同的抗体。后续的研究提示肽链上精氨酸错位为瓜氨酸可能为抗角质层抗体和核周因子的作用的靶点。因此以上两种抗体可被大致分类为抗瓜氨酸抗体。检测线状的 CCP 是非常困难的，因此科学家们采用检测环瓜氨酸的方法可有效检测出抗瓜氨酸抗体，称为第一代检测瓜氨酸抗体检测法（抗 CCP1）。但这种方法的较费时费力，而第二代检测方法是对 RA 患者血清中含有的瓜氨酸的肽链进行测序，其含量最高的区域就是所找的区域。现将此方法称为抗 CCP2，是目前应用最为广泛的方法，其敏感度要稍好于抗 CCP1。通过目前的研究结果来看，抗 CCP 抗体较 RF 有较高的敏感性和特异性，对在高危健康人群中筛查 RA 患者、早期关节炎鉴别诊断、判断疾病进展和关节破坏程度及判断治疗效果方面都有较高价值。而研究抗 CCP 抗体与 SE 的关系则可以帮助阐明 RA 发病的机制，就目前的研究来看，遗传易感性和环境因素的刺激可能是抗 CCP 抗体阳性的 RA 患者发病的主要原因。

主任医师总结

类风湿关节炎（RA）是一种病因未明的慢性、以炎性滑膜炎为主的系统性疾病。其特征是手、足小关节的多关节、对称性、侵袭性关节炎症，经常伴有关节外器官受累及血清类风湿因子阳性，可以导致关节畸形及功能丧失。该病发病率高，致残率高。目前认为其发病机制主要是遗传变异与外界环境刺激共同作用导致的免疫紊乱。

该疾病的诊断目前主要依据的是 1987 年美国风湿病学会（ACR）的诊断标准，结合临床表现、实验室检查及影像学检查结果综合判断。

类风湿关节炎治疗的主要目的在于减轻关节炎症反应，抑制病变发展及不可逆骨质破坏，尽可能保护关节和肌肉的功能，最终达到病情完全缓解或低疾病活动度的目标。治疗原则包括患者教育、早期治疗、联合用药、个体化治疗方案及功能锻炼。药物方案应个体化，药物治疗主要包括非甾体消炎药、慢作用抗风湿药、免疫抑制药、免疫和生物制剂及植物药等。

（姜 磊）

中年女性，反复颜面部水肿 6 年，面部蝶形红斑 2 年，发热 2 个月——系统性红斑狼疮

◎ ［实习医师汇报病历］

患者女性，38 岁。因"反复颜面部水肿 6 年，面部蝶形红斑 2 年，发热 2 个月"入院。患者于 6 年前开始出现面部水肿，查尿蛋白（＋＋＋）。在当地医院疑诊为"慢性肾炎"，予泼尼松 20mg/d 治疗，尿蛋白减少，泼尼松逐渐减量至 5mg/d 维持。2 年前日晒后出现面部蝶形红斑，白细胞减少，抗核抗体阳性，抗双链 DNA（＋），在当地医院诊断为 SLE。给予激素、雷公藤多苷等药物治疗。8 个月前出现发热、脱发及胸腔积液，予泼尼松 40mg/d，症状控制后渐减量至 20mg/d，又出现发热。曾间断用环磷酰胺（CTX）治疗 4~5 次（具体剂量不详）。每 4~5 个月发热 1 次。2 个月前因再次发热，最高体温 39.7℃，无寒战，无咳嗽、咳痰、咯血等，在当地医院住院治疗，查胸部 X 线片示左侧胸腔积液，血常规 WBC $2.2×10^9$/L，Hb 78g/L，PLT $202×10^9$/L，多次血培养（－）。用多种抗生素治疗无效后，当地医院考虑狼疮活动，给予甲泼尼龙 40mg/d（4 天），仍发热，甲泼尼龙增至 80mg/d（4 天），120mg/d（2 天），每日仍发热。为进一步诊治收住我科。入院诊断：系统性红斑狼疮（SLE）。

主任医师常问实习医师的问题

● 目前考虑的诊断是什么？

答：系统性红斑狼疮，狼疮肾病；发热待查。

● 诊断为系统性红斑狼疮、狼疮肾病的依据是什么？鉴别诊断是什么？

答：(1) 诊断依据 患者为女性，38 岁，病程中有面部红斑、蛋白尿（＋＋＋）、白细胞减少、贫血、抗核抗体阳性、抗双链 DNA 阳性。可以诊断为系统性红斑狼疮，狼疮肾病。近 2 年病程中多次出现发热，近 2 个月以来，患者出现持续发热、白细胞减少、贫血、血沉增高、多次血培养阴性，在当地医院经多种抗生素治疗无效后激素加至 120mg/d，患者仍每日发热，考虑诊断为发热待查。

(2) 患者系统性红斑狼疮、狼疮肾病的诊断明确，最主要是发热待查的鉴别诊断。

① 感染：患者是狼疮患者，长期使用激素和免疫抑制药，故首先考虑有无感染，包括结核感染等，需进一步行血培养、降钙素原、内毒素、结核杆菌感染 T 细胞斑点（T-SPOT. TB）等检查。

② 肿瘤：患者反复发热，需要考虑肿瘤的可能性，可进一步行肿瘤标志物、腹部 B 超、胸部 CT 等检查。

③ 狼疮活动：患者有长期发热、白细胞降低、胸腔积液，但病程中无反复皮疹、脱发，无关节痛，无肌炎，无神经系统症状，无蛋白尿，补体正常，抗 ds-DNA 阴性。故目前不支持狼疮活动。

● 应做哪些检查？各有什么临床意义？

答：(1) 血常规、血沉、CRP、补体 C_3、补体 C_4、抗双链 DNA、尿蛋白定量等，评估狼疮活动性。

(2) 查肿瘤标志物、腹部 B 超、胸部 CT 等排除肿瘤，必要时查胃镜、肠镜、PET-CT 等。

(3) 复查胸腔积液，并做细菌、真菌、结核杆菌等培养，行 T-SPOT. TB 检查、PCT、内毒素等检查。

⊛ ﹝住院医师补充病历﹞

患者入院后查血常规示 WBC 2.2×10^9/L，RBC 3.4×10^{12}/L，Hb 69g/L，PLT 206×10^9/L，尿常规：尿蛋白（－），肝、肾功能正常，血沉 33mm/h，Coomb's 试验（－），血补体正常，HBV 表面抗原、HCV 抗体（－），肿瘤标志物均（－），IFANA 1∶160（颗粒型），抗 ds-DNA（－），抗 Sm（＋），抗 RNP、抗 SSA、抗 SSB 抗体均（－），ACL（－），T-SPOT.TB（＋）。胸水检查：常规示淡红色，混浊；李氏试验（＋），RBC 30000×10^9/L，WBC 196×10^6/L，多核细胞20%，单核细胞80%，蛋白 27g/L，结核杆菌培养阳性，脱落细胞检查未找到肿瘤细胞。肺部 CT（图7-3）示双侧胸腔积液，纵隔内未见明显肿大淋巴结。肿瘤代谢显像（PET）示右中腹近椭圆形片状高度异常浓聚影，不除外恶性占位或慢性炎症可能。肠镜检查提示炎性肠病（图7-4）；病理学检查示升结肠溃疡（5处），结肠黏膜层和黏膜下层见多个类上皮肉芽肿结节，其中一个肉芽肿伴有干酪样坏死，提示肠结核。

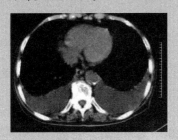

图7-3 肺部 CT

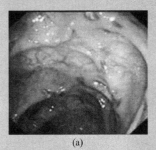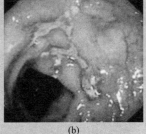

(a)　　　　　　　　　　(b)

图7-4 肠镜

主任医师常问住院医师的问题

● **该患者目前的诊断和治疗原则是什么?**

答：根据临床症状、体征，结合肠镜检查和胸水穿刺病理结果，目前诊断为：系统性红斑狼疮，狼疮肾病；肠结核；结核性胸膜炎。治疗原则为正规抗结核治疗：2SHRZ/4HRSLE，治疗可做相应调整，减少激素用量。

● **具体的治疗方案是什么?**

答：患者需先正规抗结核治疗，2SHRZ/4HRSLE，减少激素用量，加用羟氯喹 0.2g，2 次/日治疗 SLE。

● **胸腔积液应与哪些疾病鉴别?**

答：胸腔积液应首先鉴别渗出液与漏出液。渗出性胸腔积液最常见的病因为结核性胸膜炎，以年轻患者为多，结核菌素试验阳性，体检除胸腔积液体征外无重要发现，胸腔积液呈草黄色，淋巴细胞为主，胸膜活检无特殊改变。漏出性胸腔积液可能与左心衰竭、低蛋白血症等有关。

结核性与恶性胸腔积液常需鉴别。恶性肿瘤侵犯胸膜引起胸腔积液称为恶性胸腔积液，多呈血性、大量、增长迅速、pH<7.4，CEA 超过 10~15μg/L，LDH>500U/L，常由肺癌、乳腺癌转移至胸膜所致。结核性胸膜炎多有发热，pH 多低于 7.3，ADA 活性明显高于其他原因所致胸腔积液，CEA 及铁蛋白通常并不增高。结合胸腔积液脱落细胞检查、胸膜活检、胸部影像（CT、MRI）、纤维支气管镜及胸腔镜等，有助于进一步鉴别。

 主任医师常问主治医师的问题

● **如何选择二线药物?**

答：该患者目前不考虑狼疮活动，目前有结核感染征象，故选择免疫抑制较弱的药物，如羟氯喹等。等结核感染控制以后，评估狼疮的活动性，再考虑重新调整。

● **如果抗结核过程中再次出现发热，该如何处理?**

答：（1）考虑是否有二重感染　该狼疮患者，使用过大剂量激素，抗结核过程中出现再次发热，还要考虑有无细菌或真菌感染，进一步查血培养、咽拭子、CRP、降钙素原等，根据化验结果及药物敏感试验使用抗感染药物。

（2）考虑是否有狼疮活动　根据狼疮活动指标评估病情，考虑激素加量。

主任医师总结

（1）对狼疮发热的治疗，应在循证医学的指引下，同时兼顾个体化的原则。但是还是要以综合治疗为基础。

（2）狼疮病程中并发结核感染非常常见，我国又是结核病高发地区，人群中有 44.5％感染过结核杆菌，发病率呈逐年上升趋势。SLE 患者感染结核杆菌，最常累及的部位是肺，其次是尿道、骨关节、软组织和中枢神经系统。当 SLE 患者出现长期发热、咳嗽、咳痰，体检有难以解释的肺部浸润、淋巴结肿大、胸水、腹水时，应当高度怀疑结核感染。重度 SLE 及大剂量应用激素者易发生严重的结核杆菌感染，且预后差。治疗方面，要正规抗结核治疗，在此基础上，狼疮无活动征象，激素减量，加用羟氯喹治疗，观察病情变化。

（周凌）

青年男性，反复腰背部疼痛半年，加重伴左髋关节疼痛 1 个月——强直性脊柱炎

✾ [实习医师汇报病历]

患者男性，28 岁，因"反复腰背部疼痛半年，加重伴左髋关节疼痛 1 个月"入院。入院前于外院门诊行骶髂关节 X 线片示骶髂关节边缘模糊，近关节区域硬化，关节间隙轻度狭窄。查体：一般情况可，神志清楚，心、肺肝、未见异常，指-地实验距离 55cm，腰椎在前屈、侧弯和后仰 3 个方向皆受限，腰椎活动度（Schober 试验）2.5cm。入院初步诊断：强直性脊柱炎（AS）。

主任医师常问实习医师的问题

● **目前考虑的诊断是什么？**

答：强直性脊柱炎。

● **诊断为强直性脊柱炎的依据是什么？鉴别诊断是什么？**

答：（1）诊断依据

① 青年男性。

② 主诉是反复腰背部疼痛半年，加重伴左髋关节疼痛 1 个月。

③ 查体见腰椎在前屈、侧弯和后仰 3 个方向皆受限，指-地距离增加，Schober 试验距离减小。

④ 骶髂关节 X 线片发现骶髂关节边缘模糊，近关节区域硬化，关节间隙轻度狭窄。

（2）需要与以下疾病鉴别

① 类风湿关节炎（RA）：AS 在男性多发而 RA 女性居多；AS 多有骶髂关节受累，RA 则无；AS 为全脊柱自下而上地受累，RA 易侵犯颈椎；外周关节炎在 AS 为少数关节、非对称性，且以下肢关节为主，而 RA 则为多关节、对称性且四周大小关节均可受累。

② 腰骶关节劳损：慢性腰骶关节劳损为持续性、弥漫性腰痛，以腰骶部最重，脊椎活动不受限，腰骶部 X 线片无特殊改变。急性腰骶关节劳损，疼痛因活动而加重，休息后可缓解。

③ 骨关节炎：常发生于老年人，特征为骨骼及软骨变性、肥厚，滑膜增厚，受损关节以负重的脊柱和膝关节等较常见。累及脊椎者常以慢性腰背痛为主要症状，与 AS 易混淆。但本病不发生关节强直及肌肉萎缩，无全身症状，骶髂关节 X 线片表现为骨赘生成和椎间隙变窄。

● **应做哪些检查？各有什么临床意义？**

答：HLA-B27，类风湿因子（RF）、抗环瓜氨酸肽（CCP）抗体、颈椎/胸椎/腰椎 X 线片、髋关节 MRI、ESR、CRP，疾病活动指数（BASDI）/功能指数（BASFI）评分。

（1）HLA-B27　AS 有家族遗传倾向，遗传因素在 AS 的发病中具有重要作用。据流行病学调查，AS 患者 HLA-B27 阳性率高达 90％～96％。可行该项检查进一步明确诊断。

（2）RF、抗 CCP 抗体　可以进一步排除患者有无类风湿关节炎。

（3）颈椎/胸椎/腰椎 X 线片、髋关节 MRI　强直性脊柱炎以骶髂关节和脊柱附着点炎症为主要症状，亦可累及髋关节、膝关节等外周关节。行影像学检查进一步明确诊断及评估患者病变累及部位。

（4）ESR、CRP 在活动期可升高，可用于评估患者病情活动度；BASDI/BASFI 评分量表，也可用于评估患者的病情活动度。

⚙ ［住院医师补充病历］

患者男性，因"反复腰背部疼痛半年，加重伴左髋关节疼痛 1 个月"入院。追问病史发现有反复虹睫炎病史多年，家中有一叔叔亦有反复腰骶部疼痛病史。入院后颈椎、胸椎 X 线片（图 7-5、图 7-6）示颈 2/颈 3 前缘骨桥形成；胸椎前缘的凹度消失，成"方椎"样改变。髋关节 MRI STIR 序列（图 7-7）示双侧髋关节积液，左侧股骨头骨髓水肿。HLA-B27 阳性，RF、抗 CCP 抗体均阴性，ESR 85mm/h、CRP 40mg/L；BASDI 评分 7.2，BASFI 评分 85。

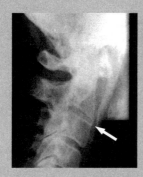
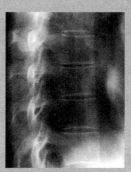

图 7-5　颈椎 X 线　　　　　图 7-6　胸椎 X 线

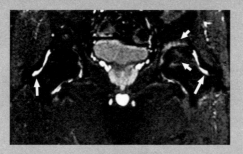

图 7-7　髋关节 MRI

❓ 主任医师常问住院医师的问题

● 该患者目前的诊断和治疗原则是什么？

答：根据临床症状、体征，结合影像学检查（骶髂关节 X 线片提示双侧骶髂关节炎）和实验室检查，目前可诊断为强直性脊柱炎。患者 28 岁，病程半年，病情发展迅速，且目前出现髋关节受损，治疗原则应在消炎镇痛对症治疗的基础上，加强延缓病情的药物治疗。

● 具体的治疗方案是什么？

答：(1) 消炎镇痛　非甾体消炎药（NSAIDS）塞来昔布（西乐葆）200mg，口服，2 次/日。

（2）筛查乙肝、结核，排除生物制剂的使用禁忌证，可给予肿瘤坏死因子（TNF）拮抗药治疗。

❓ 主任医师常问主治医师的问题

● 炎性背痛的诊断标准是什么？

答：炎性背痛的标准包括：发病年龄<40 岁；隐匿起病；运动后改善；休息后不能改善；夜间痛（起床后改善）。如果患者满足其中 4 条，则可判断其存在炎性背痛（敏感性 77%，特异性 91.7%）。

● 2009 年脊柱关节病（SpA）评价工作组（ASAS）制订的新的强直性脊柱炎标准与 1984 年纽约标准相比，有何不同？

答：新标准加入了 MRI 检查结果，从而提高了诊断 SpA 的敏感性和特异性。同时新标准将早期 AS（未出现传统影像学表现者）与确诊 AS 视为同一疾病的连续发展阶段，有助于患者得到早期诊断和治疗，具体见图 7-8。

● 应用肿瘤坏死因子拮抗药治疗强直性脊柱炎，哪些患者需要进行结核病筛查？哪些患者需要预防性抗结核治疗？

答：每位准备接受肿瘤坏死因子（TNF-α）拮抗药治疗的患者都应在用药前进行结核病筛查。活动性结核病与结核感染（状态）的患者不推荐 TNF-α 拮抗药治疗。结核潜伏感染（LTBI）及陈旧性结核病患者在接受 TNF-α 拮抗药治疗前，需给予预防性抗结核治疗。LTBI 人群指

2009年ASAS中强直性脊柱关节病分类标准[1]

腰背痛≥3个月，首发年龄<45岁的患者

| 影像学提示骶髂关节炎*
 同时≥1个SpA特征** | 或 | HLA-B27阳性同时
 ≥2个其他SpA特征** |

*影像学提示骶髂关节炎：
- MRI提示骶髂关节活动性（急性）炎症，高度提示与SpA相关的骶髂关节炎

或

- 明确的、骶髂关节炎影像学改变（根据1984年修订的纽约标准）

**SpA的特征：
- 炎症性背痛
- 关节炎
- NSAIDs有效
- SpA家族史
- HLA-B27阳性
- CRP升高

- 附着点炎（后跟）
- 葡萄膜炎
- 指炎、趾炎
- 银屑病
- 克罗恩病或溃疡性结肠炎

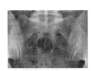
正常骶髂关节的X线表现

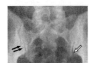
Ⅱ级骶髂关节X线示右侧（实心箭头处）髂骨硬化伴轻微骨破坏；左侧（空心箭头）骶髂关节前缘模糊

1984年修订的强直性脊柱炎纽约标准[2]

1. 下腰背痛持续至少3个月，疼痛随活动改善，但休息不减轻；
2. 腰椎在前后和侧屈方向活动受限；
3. 胸廓扩展范围小于同年龄和性别的正常值；
4. 双侧骶髂关节炎Ⅰ～Ⅳ级，或单侧骶髂关节炎Ⅲ～Ⅳ级

如患者具备4并分别附加1～3条中的任何1条可确诊为强直性脊柱炎

1. Rudwaleit Metal.Ann Rheum Dis 2009;68(6):770-6
2. Van der Linden S,et al. Arthritis Rheum. 1984;27:361-368

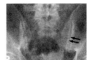
Ⅲ级骶髂关节炎X线示

Ⅳ级骶髂关节炎X线示双侧骶髂关节强直

图 7-8　2009 年 ASAS 中强直性脊柱炎标准与
1984 年纽约标准比较

γ 干扰素释放试验（IGRAs）阳性或结核菌素皮肤试验（TST）硬结≥10mm，且无结核病中毒症状，胸部 X 线片正常的患者；陈旧性结核病患者指既往有或无结核病史，胸部 X 线片或胸部 CT 等检查证实为陈旧性结核病，但从未经过抗结核治疗的患者。

主任医师总结

（1）脊柱关节病（SpA）是一个病族，既往又称血清阴性脊柱关节病（seronegative spondyloarthropathies）或脊柱关节病（spondyloar-thropathies，SpAs），这是一组慢性炎症性风湿性疾病，具有特定的病理生理、临床、放射学和遗传特征。炎性腰背痛伴或不伴外周关节炎，加上一定特征的关节外表现，是这类疾病特有的症状和体征。这一类疾病包括强直性脊柱炎（ankylosing spondylitis，AS）、反应性关节炎（re-active arthritis，ReA）、银屑病关节炎（psoriatic arthritis，PsA）、炎性

肠病性关节炎（inflammatory bowel disease，IBD）、未分化脊柱关节炎和幼年慢性关节炎。脊柱关节病与 HLA-B27 基因有很强的相关性，这使其概念得到了很好的统一。

（2）脊柱关节病患者常见体格检查方法

① 腰椎活动度（Schober 试验）：患者直立，在背部正中线髂嵴水平做标记为零，向下 5cm 做标记，向上 10cm 再做另一标记，然后让患者弯腰（注意保持双膝直立），测量两个标记间的距离，若增加<4cm，提示腰椎活动度降低。

② 枕-墙距：患者背及双足跟贴墙直立，双腿伸直，收颏，眼平视，测量枕骨结节与墙之间的水平距离。正常应为 0cm。>0cm（即枕部触不到墙）为异常。此距离的测量常可发现脊柱早期受累的情况。

③ 指-地距：患者直立，弯腰，伸臂，测量指尖与地面之间的距离。应注意，该距离仅反映总的适应性和髋部状态，不代表脊柱本身的运动。

④ 胸廓活动度：患者直立，用刻度皮尺测其第 4 肋间隙水平于深吸气和深呼气之胸围差，大于 2.5cm 为正常。

（3）在脊柱关节病早期，X 线检查往往阴性，为提高早期诊断率，改善患者预后，新标准提出了 MRI 检查。MRI 检查诊断 SpA 的黄金标准是骶髂关节是否有骨髓水肿。骨髓水肿的显示方法是 MRI T2FS（脂肪抑制）或 STIR 呈白色，单靠影像学中滑膜炎、关节囊炎、肌腱端炎不足以确诊 SpA。

（4）对于脊柱关节病，目前的治疗策略是基于对患者症状控制及功能改善的评价。但是，AS 患者新骨形成严重影响患者日常生活。因此，抑制结构破坏的进展是 AS 治疗的最重要目标，目前有研究提出假说：使用 TNF-α 拮抗药治疗 AS 患者，其放射学进展与炎症部位相对的急性期与成熟期相关。早期急性期病变在 TNF-α 拮抗药治疗后病变能够缓解且无新骨形成的修复。而相对成熟的炎症病变在治疗后仍会出现修复和新骨形成。另外，有研究证实 AS 患者骨赘更易发生于后外侧，为炎症起始处，机械因素可能促进骨赘生长。早期诊断和治疗对抑制炎症反应、抑制新骨形成和疾病控制是必要的。

（叶玲英）

中年女性，反复口干、眼干、乏力 3 年——干燥综合征

 ［实习医师汇报病历］

> 患者女性，48 岁，因"反复口干、眼干、乏力 3 年"入院。查体：结膜充血，舌干裂，多发龋齿，双侧腮腺肿大，双锁骨上窝、腋窝均可及数枚蚕豆大小淋巴结，质软活动可，无压痛，无融合，局部皮肤无红肿、破溃。外院查角膜染色（＋），自身抗体：抗 SSA、抗 SSB（＋）。既往无其他结缔组织病史。入院诊断：干燥综合征。

主任医师常问实习医师的问题

● 目前考虑的诊断是什么？

答：原发性干燥综合征。

● 诊断为原发性干燥综合征的依据是什么？鉴别诊断是什么？

答：（1）诊断依据　中年女性，慢性病程，起病隐匿。主要症状表现为反复口干、眼干持续大于 3 个月。查体可见结膜充血、舌干裂、多发龋齿、双侧腮腺肿大、多处淋巴结肿大。检查角膜染色（＋），自身抗体：抗 SSA、抗 SSB（＋）。既往史：成年后出现腮腺反复肿痛，无其他结缔组织病史。

（2）需要与以下疾病鉴别

① 系统性红斑狼疮：系统性红斑狼疮多见于年轻女性，症状以面部红斑、脱发、口腔溃疡、肾小球肾炎常见，有抗双链 DNA 及抗 Sm 抗体阳性。原发性干燥综合征多见于中老年妇女，发热（尤其高热）不多见，无颧部皮疹，口、眼干明显，肾小管酸中毒为常见而主要的肾损害，高球蛋白血症明显，低补体血症少见，预后良好。

② 类风湿关节炎：原发性干燥综合征的关节炎远不如类风湿关节炎明显和严重，极少有关节骨破坏、畸形和功能受限。类风湿关节炎极少出现抗 SSA 和抗 SSB 抗体。若类风湿关节炎诊断明确，且患者具备干燥综合征的临床症状和体征，则考虑继发性干燥综合征。

③ 非自身免疫的口干：淋巴瘤、淀粉样变性、慢性胰腺炎、结核、肝硬化、沙眼、淋病、HIV 感染、乙型或丙型肝炎等疾病均可引起泪腺和唾液腺的淋巴细胞浸润，出现口、眼干燥症状。老年性外分泌腺体功能的下降及一些药物（阿托品、降压药）的应用也可引起口、眼干燥。鉴别诊断有赖于病史及各个病的自身特点以鉴别。

④ 米库利兹病：是一种非痛性的泪腺和唾液腺的肿胀。诊断依据包括持续泪腺和唾液腺的肿胀（大于 3 个月）；泪腺和唾液腺病理主要为单核细胞的侵润；排除其他原因引起的泪腺和唾液腺的肿胀。

● **应做哪些检查？各有什么临床意义？**

答：血常规、尿常规、血沉、类风湿因子、血生化、免疫球蛋白、自身抗体、眼部及口腔检查、病毒检测、胸部 X 线片或 CT、全身深浅淋巴结 B 超等。

（1）血常规　可有血小板减少、白细胞减少，偶有溶血性贫血。

（2）尿常规　尿 pH＞6。肾小球损害时，可出现蛋白尿。

（3）血沉　90％患者血沉增快。

（4）类风湿因子　大部分患者（70％～80％）可出现类风湿因子阳性，且滴度较高常伴有高球蛋白血症。

（5）血生化　伴肾小球酸中毒时可有低钾血症，合并原发性胆汁性肝硬化的患者可有肝功能异常。

（6）免疫球蛋白　常出现高免疫球蛋白血症，均为多克隆性，见于90％的患者。免疫球蛋白均可增加，但主要为 IgG 的增多。

（7）自身抗体　抗 SSA 抗体是本病中最常见的自身抗体，见于70％的患者。抗 SSB 抗体是本病的标志性抗体，见于 45％的患者。另外，抗核抗体、抗 ds/ss-DNA 抗体、抗中性粒细胞胞质抗体（ANCA）抗体、抗 Sm 抗体、抗核糖核酸蛋白（RNP）抗体、冷球蛋白、抗心磷脂抗体、狼疮抗凝物、补体 C3、补体 C4 等检查有助于诊断合并或鉴别其他自身免疫性疾病。

（8）眼部检查

① Schirmer I 实验阳性，即≤5mm/5min。

② 角膜染色阳性，双眼各自的染点数＞10。

③ 泪膜破碎时间（＋），即≤10s。

（9）口腔检查

① 唾液留率（＋）：即 15min 收集到的自然流出的唾液≤1.5ml。

② 腮腺造影（+）：即可见末端造影剂外溢呈点状、球状的阴影，提示腺体及导管破坏。

③ 唾液腺同位素检查（+）：即唾液腺吸收、浓聚、排除核素功能低于正常。

④ 唇腺活检：在 $4m^2$ 组织内有 50 个淋巴细胞聚集则称为一个灶，凡有淋巴细胞灶数≥1 者为阳性。

（10）病毒检测 近年研究发现丙型肝炎病毒及人类免疫缺陷病毒感染常与原发性干燥综合征有关。

（11）胸部 X 线片或 CT 原发性干燥综合征可出现肺间质性病变，早期肺间质性病变并不明显，只有肺高分辨 CT 方能发现。

（12）全身深浅淋巴结 B 超 原发性干燥综合征常伴淋巴结肿大。

◎ ［住院医师补充病历］

> 患者中年女性，因"反复口干、眼干、乏力 3 年"入院。入院后查血常规：血小板 $27×10^9/L$；尿常规：尿 pH>6，蛋白（+ +）；血沉 90mm/h；类风湿因子 50IU/L；血生化：钾 3.0mmol/L；免疫球蛋白：血清 IgG 40.3g/L；自身抗体：抗核抗体 1∶1000（+），复查抗 SSA、抗 SSB（+），抗 ds/ss-DNA 抗体、ANCA、抗 Sm 抗体、RNP 抗原、冷球蛋白、抗心磷脂抗体、狼疮抗凝物均阴性；复查双眼角膜染色（+）；右眼泪膜破裂时间 8s，左眼泪膜破裂时间 5s；Schirmer Ⅰ 实验（+）；唇腺活检：局灶腺泡萎缩，纤维组织增生，伴淋巴细胞侵润（50 个淋巴细胞侵润灶>2 个）；腮腺造影（+）；胸部 CT 检查示肺间质性病变，纵隔及腋下多发淋巴结肿大。丙型肝炎、人类免疫缺陷病毒检测（－）；骨髓检查、腋窝下淋巴结穿刺未见异常。

？ 主任医师常问住院医师的问题

● **该患者的诊断和治疗原则是什么？**

答：根据"2002 年干燥综合征（SS）国际分类标准的项目"（表 7-1），该患者具备具体分类中的六条，基本除外淋巴瘤、结节病、移植物抗宿主（GVH）病、颈头面部放疗史、丙型肝炎感染、AIDS 及抗乙酰胆碱药物的应用史（表 7-2），目前诊断为原发性干燥综合征。原发性干燥综合征的治疗原则主要是缓解患者症状、阻止疾病的发展和延长患者的生存期。目前尚无根治疾病的方法，理想治疗是终止或抑制患者体内的异常免疫反应，保护患者脏器功能，并减少淋巴瘤的发生。

表 7-1　2002 年干燥综合征国际分类标准的项目

1. 口腔症状(3 项中有 1 项或 1 项以上)
(1)每日感口干持续 3 个月以上；
(2)成年后腮腺反复或持续肿大；
(3)吞咽干性食物时需要用水帮助
2. 眼部症状(3 项中有 1 项或 1 项以上)
(1)每日感到不能忍受的眼干持续 3 个月以上；
(2)有反复的砂子进眼或磨砂感觉；
(3)每日需用人工眼液 3 次或 3 次以上
3. 眼部体征：下述检查任 1 项或 1 项以上阳性
(1)Schirmer Ⅰ试验(＋)(≤5mm/5min)；
(2)角膜染色(＋)(≥4 van Bijsteveld 计分法)
4. 组织学检查
组织学检查：下唇腺病理示淋巴细胞灶≥1(指 4mm² 组织内至少有 50 个淋巴细胞聚集于唇腺间质者为一灶)
5. 唾液腺受损(下述检查任 1 项或 1 项以上阳性)
(1)唾液流率(＋)(≤1.5ml/15min)；
(2)腮腺造影(＋)；
(3)唾液腺同位素检查(＋)
6. 自身抗体
抗 SSA 或抗 SSA(＋)双扩散法

表 7-2　2002 年干燥综合征国际分类标准项目的具体分类

1. 原发性干燥综合征
无任何潜在疾病的情况下，有下述 2 条则可诊断：
① 符合表 7-1 中 4 条或 4 条以上，但必须含有条目 4(组织学检查)和(或)条目 6(自身抗体)；
② 条目 3、4、5、6 条中任 3 条阳性
2. 继发性干燥综合征
患者有潜在的疾病(如任一结缔组织病)；而符合表 7-1 的一和二中任 1 条，同时符合条目 3、4、5 中的任 2 条
3. 必须除外
颈头面部放疗史，丙型肝炎病毒感染，AIDS，淋巴瘤，结节病，移植物抗宿主病(GVH 病)，抗乙酰胆碱药的应用(阿托品、山莨菪碱、溴丙胺太林、颠茄等)

● **具体的治疗方案是什么？**

答：（1）口干燥症 大量饮水，保持口腔清洁，勤漱口，以减少龋齿和口腔继发感染可能，停止吸烟、饮酒，避免服用引起口干的药物。使用含氟漱口液以减少龋齿发生。必要时选用人工唾液，含羟甲基纤维素、聚丙烯酸、黄胶原或亚麻仁聚多糖等成分。人工唾液作用时间短，口感较差；Oralbalence 是胶状物，作用时间较长，一般在夜间使用。

（2）干燥性角膜炎 予人工泪液滴眼，夜间可使用含甲基纤维素的润眼眼膏，以保护角膜、结膜。含糖皮质激素的眼药水对眼干效果不佳且能引起角结膜上皮细胞的变性和穿孔，故不宜使用。

（3）肾小管酸中毒合并低钾血症 长期低钾可导致乏力，钾盐的替代疗法用于肾小管中毒合并低血钾者，有低钾性瘫痪者宜静脉补充氯化钾，缓解期可服用钾盐（枸橼酸钾或缓释钾片），大部分患者需终身服用。

（4）血小板减少 静脉用大剂量免疫球蛋白（IVIG），$0.4g/(kg \cdot d)$，连用 3～5 天，需要时可重复使用。

（5）免疫抑制和免疫调节治疗 该患者合并肾小球肾炎、肺间质改变、血小板减少，应给予糖皮质激素治疗，具体方案为甲泼尼龙 80mg，1 次/日静滴；羟氯喹 200mg，2 次/日，有助于降低患者免疫球蛋白水平，缓解乏力，改善唾液腺功能等。

主任医师常问主治医师的问题

● **对合并重要脏器损害者，应如何治疗？**

答：对合并重要脏器损害者，宜在应用糖皮质激素的同时加用免疫抑制药，常用的免疫抑制药包括甲氨蝶呤每周 $0.2～0.3mg/kg$，硫唑嘌呤 $1～2mg/(kg \cdot d)$、环孢素 $2.5～5mg/(kg \cdot d)$、环磷酰胺每 4 周 $0.5～1g/m^2$，其中环磷酰胺最常用。如果出现由原发性干燥综合征（pSS）导致的中枢神经系统病变，因采用大剂量糖皮质激素冲击治疗，同时应用环磷酰胺。对于合并原发性胆汁性肝硬化的患者应同时使用熊去氧胆酸治疗。

● **一线治疗失败，应如何选择二线治疗？**

答：目前有越来越多的临床试验表明，使用生物制剂（如抗 CD20 和 CD22 抗体）进行 B 细胞清除治疗可以改善原发性干燥综合征的病情。利妥昔单抗（抗 CD20 单克隆抗体）最早被用于 B 细胞淋巴瘤的治疗，它对原发性干燥综合征常规治疗效果不佳的患者，对严重关节炎、严重血细胞减少、周围神经病变及相关的淋巴瘤均有较好的疗效。研究报道，利妥昔单抗 375mg/m²，每周 1 次治疗 pSS 患者，12 周后患者主观症状显著缓解，唾液腺有残余功能的患者唾液流率也有显著增加。干燥综合征使用利妥昔单抗发生血清病样不良反应的概率较高，同时使用较大剂量的糖皮质激素有可能减少这种不良反应的发生。但是利妥昔单抗是否能最终改变原发性干燥综合征病程，还需要更长时间、更大样本的观察。

主任医师总结

（1）干燥综合征是一个主要累及外分泌腺体的慢性炎症性自身免疫性疾病。由于其免疫性炎症反应主要表现在外分泌腺的上皮细胞，临床上除有唾液腺和泪腺受损功能下降而出现口干、眼干外，尚有其他外分泌腺体及腺体外其他器官受累而出现多系统损害的症状。其血清中存在多种自身抗体和高免疫球蛋白。

（2）本病分为原发性和继发性两类，前者指不具有明确的结缔组织病的干燥综合征，后者指继发于另一诊断明确的结缔组织病，如类风湿关节炎、系统性红斑狼疮等。该病根据"2002 年干燥综合征国际分类标准的项目"不难诊断。

（3）治疗包括 3 个层次具体如下。

① 唾液和泪液的替代治疗以改善症状。

② 增强外分泌腺体的残余功能，刺激唾液和泪液的分泌。

③ 系统用药改变免疫病理过程，最终保护患者的外分泌腺体和脏器功能。

（4）本病预后良好，有内脏损害者经恰当治疗后可以控制病情达到缓解，但停止治疗又可复发。内脏损害中出现进行性肺纤维化、中枢神经病变、肾小球受损伴肾功能不全、恶性淋巴瘤者预后较差。本病淋巴肿瘤的发生率为正常人群的 44 倍。预示可能出现恶性淋巴瘤的危险因素包括淋巴结或唾液腺肿大、皮肤紫癜、脾肿大、肾小球肾炎、长期发热、血液黏稠综合征、高球蛋白血症、低补体、贫血、白细胞低下、冷球蛋白血症、β₂ 微球蛋白升高等。一旦确诊恶性淋巴瘤应进行化疗。

（刘耀阳）

中年女性，全身多关节肿痛 6 个月，
发热十余天——原发性血管炎

◉ ［实习医师汇报病历］

> 患者女性，58 岁。因"全身多关节肿痛 6 个月，发热十余天"入院。患者 6 个月前无明显诱因先后出现双膝、双腕、肘、肩、踝、颞颌关节游走性肿痛，反复发作，活动受限，伴晨僵，持续时间约 15min，休息后好转。偶有咳嗽、咳痰，痰量少、色红、较黏稠，自服镇痛药未见明显好转。1 个月前反复出现双下肢紫红色皮疹，皮疹大小不一，形态不规则，不高于周围皮肤，压之不退色，伴瘙痒，无脱屑，数日后可自行退去，不遗留色素沉着。十余天前逐渐出现午后低热，夜间体温最高，可至 38℃，伴头晕、头痛、畏寒、嗜睡，抗生素治疗效果不佳。入院初步诊断：关节痛待查。

主任医师常问实习医师的问题

● **目前考虑关节痛的原因是什么？**

答：感染、结缔组织病、肿瘤、骨代谢异常（如骨质疏松）。

● **应做哪些检查？各有什么临床意义？**

答：（1）血、尿常规　明确有无血液系统及肾脏受累表现，如存在血液系统异常及蛋白尿、血尿等表现需考虑系统性红斑狼疮、血管炎等疾病。

（2）血沉、CRP 等炎症指标　明确有无炎症表现。

（3）生化检查　包括肝功能、肾功能、24h 尿蛋白、免疫球蛋白、补体，了解患者内环境情况、是否存在疾病慢性消耗或尿蛋白升高、肾脏受累表现。

（4）自身抗体　包括抗核抗体（ANA）、抗可溶性抗原抗体（ENA）、抗 ds-DNA、抗中性粒细胞胞质抗体（ANCA）等，了解是否存在系统性红斑狼疮、血管炎等疾病的标志性抗体。

（5）肿瘤标志物及 M 蛋白　排除肿瘤性疾病引起的骨痛。

（6）肺 CT 检查　了解是否存在肺间质纤维化表现。

（7）病理学检查　病理金标准明确诊断。

※ [住院医师补充病历]

体检：神志清楚，左小腿内侧有一大小约 4cm×5cm 紫红色皮疹（图7-9），上有抓痕，略瘙痒。心脏、肺脏、腹部检查未见明显异常。双膝关节略肿，伴压痛、活动受限，双腕、肘、肩关节压痛明显，无明显肿胀、皮肤发红。四肢肌力、肌张力未见明显异常。神经系统正常。

辅助检查：白细胞 $3.4×10^9/L$，中性粒细胞百分比 54%，淋巴细胞百分比 32%，红细胞 $4.07×10^{12}/L$，血红蛋白 96g/L，血小板 $312×10^9/L$；尿潜血（+），尿红细胞计数 39.4/μl，尿蛋白（-），尿糖（-），颗粒管型（-），透明管型（-）；尿红细胞形态学：30% 异型红细胞；24h 尿蛋白定量 312mg；白蛋白 33g/L，球蛋白 39g/L，谷草转氨酶 12U/L，谷丙转氨酶 16U/L，尿素 3.3mol/L，肌酐 62μmol/L；铁蛋白 71.15mg/L；血沉 47mm/h；C 反应蛋白 11.2g/L；免疫球蛋白：IgG 16.1g/L，C4 0.37g/L，类风湿因子 8IU；痰细菌培养（-）；自身抗体：抗核抗体 1:100（+），核膜型，MPO-ANCA（+），PR3-ANCA（-）；PPD 试验（-）。心脏彩超：未见明显异常，肺动脉压力 34mmHg。胸部 CT 示左肺门钙化灶，心影增大，两肺底间质性改变（图7-10）。双手正位片、心电图、腹部 B 超未见明显异常。皮疹处皮肤活检病理学结果：表皮下小血管结构部分或完全破坏，伴大量中性粒细胞、嗜酸性粒细胞和单个核慢性炎症细胞浸润，局部有红细胞漏出，符合血管炎改变（图7-11）。直接免疫荧光检查（图7-12）可见破坏的血管壁上有 MPO-ANCA，CD163（+）细胞明显沉积，而 CD4（+）、CD8（+）细胞仅有少量沉积。

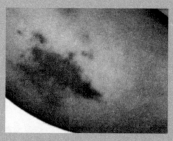

图7-9　右小腿腓肠肌外侧
紫红色皮疹（4cm×5cm）

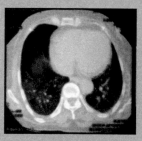

图7-10　两下肺毛玻璃样
间质性改变

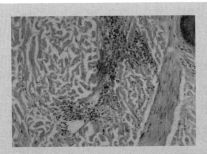

图 7-11　皮疹处皮肤活检（HE 染色）可见此处血管塌陷，
血管周围大量炎性细胞浸润，其间有红细胞漏出

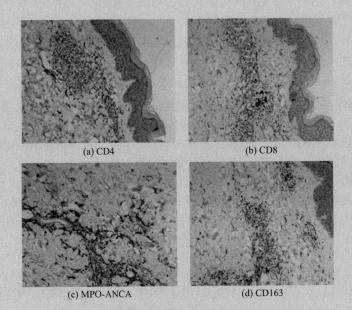

(a) CD4　　　　　　　　　(b) CD8

(c) MPO-ANCA　　　　　　(d) CD163

图 7-12　皮疹处皮肤活检（直接免疫荧光）示相关
细胞因子在受损血管处沉积

主任医师常问住院医师的问题

● **该患者目前的诊断是什么？**

答：根据患者体格检查发现皮疹，实验室检查发现白细胞降低，血

沉、CRP升高，MPO-ANCA（＋），肺部CT平扫提示肺间质改变，特别是皮肤活检病理学检查示血管炎表现，且ANCA在局部沉积，故诊断为ANCA相关血管炎。

具体的治疗方案是什么？

答：治疗上主要是激素和免疫抑制药联合应用。可用甲泼尼龙 [1mg/（kg·d）] 联合环磷酰胺 （0.8～1g/m² 静脉滴注，每月1次）等均可有效治疗血管炎。

 主任医师常问主治医师的问题

什么是 ANCA 相关血管炎？

答：抗中性粒细胞胞质抗体（ANCA）相关血管炎是指以小血管壁炎症和（或）纤维素样坏死为病理基础的一组自身免疫性疾病，可累及多系统，以肾脏最易受累，表现为血尿、蛋白尿和肾功能损害等。

ANCA 的临床意义是什么？

答：抗中性粒细胞胞浆抗体（ANCA）是指与中性粒细胞及单核细胞胞质中溶酶体酶发生反应的抗体。当中性粒细胞受抗原刺激后，胞质中的α-颗粒释放蛋白酶-3、髓过氧化物酶物质及白细胞抗原生成，刺激机体而产生ANCA。用经典的间接免疫荧光技术（IIF）检测ANCA，阳性荧光染色模型分两种：胞质型（cANCA）和核周型（pANCA）。据报道还有一种特殊的荧光谱称为非典型ANCA（xANCA）。ANCA常与疾病的活动性有关，疾病缓解期滴度下降或消失。cANCA抗原主要是蛋白酶-3（PR3-proteinase）。cANCA主要见于韦格纳肉芽肿（阳性率占80%，且与病程、严重性和活动性有关），系韦格纳肉芽肿病的特异性抗体。c-ANCA对呼吸道有亲和性，可致上、下呼吸道坏死，肉芽肿形成。c-ANCA阳性也可见于少数显微镜下多动脉炎（MPA）、变应性肉芽肿性血管炎（Churg-Strauss综合征，CSS）、结节性多动脉炎（PAN）、少数巨细胞动脉炎、过敏性紫癜、白细胞破碎性皮肤性血管炎和贝赫切特综合征（白塞病）。pANCA抗原主要为髓过氧化物酶（MPO）。pANCA不如cANCA具有诊断特异性。pANCA阳性主要见于特发性坏死性新月体性肾小球肾炎（NCGN）、显微镜下多动脉炎（MPA），也可见于变应性肉芽肿性血管炎（CSS）、结节性多动脉炎（PAN）、SLE、RA、SS、SSc。在NCGN、MPA中，pANCA和cANCA

阳性率几乎相同。相对而言，pANCA 患者的血管炎病变程度重，常有多系统损害。xANCA 代表 pANCA 和 cANCA 的混合物，阳性见于溃疡性结肠炎、自身免疫性肝炎和慢性炎症疾病。

主任医师总结

（1）ANCA 相关性血管炎（AASV）是一类以 ANCA 为特征的血管炎性疾病，广泛累及多系统大、小血管。目前对于 AASV 的分类，主要包括肉芽肿性血管炎（GPA）、MPA 及变应性肉芽肿性血管炎（CSS），其发病机制主要是由抗中性粒细胞抗体激活 ANCA 而导致的坏死性血管炎。

（2）1993 年的 Chapel Hill 会议对 AASV 提出了明确的界定：GPA、MPA 及 CSS 与其他系统性血管炎的区别是前三者无免疫沉积；MPA 与GPA、CSS 的区别是出现坏死性血管炎，且无肉芽肿形成；ANCA 的血清学检查具有显著的意义，但并不作为必需的诊断标准。

（3）文献报道患 MPA 时，肺脏为仅次于肾脏的最易受累器官，临床表现为咳嗽、咳痰、痰中带血、咯血、呼吸困难及胸痛等。

（4）药物是治疗 MPA 的关键。与其他系统性血管炎一样，糖皮质激素和细胞毒药物是治疗 MPA 的主要药物。

（李 婷）

老年女性，颜面部红斑、肌肉痛 2 个月余，伴吞咽困难 1 个月——皮肌炎

⊛ ［实习医师汇报病历］

患者女性，62 岁，因"颜面部红斑、肌肉痛 2 个月余，伴吞咽困难 1 个月"入院。患者于 2 个多月前出现全身散发红斑，为紫红色，位于左侧上睑和双侧颊部，大小不一，随后出现全身肌肉酸痛，十余天后红斑逐渐消退，出现肌肉无力，梳头、翻身、弯腰、上下台阶和行走等均困难，1 个月前出现吞咽困难。查体：全身肌肉压痛明显，上肢近端及远端肌力 3 级、下肢近端肌力 4 级、远端肌力 5级，四肢感觉无异常，四肢肌张力及腱反射未见异常，病理征未引出。入院初步诊断：皮肌炎。

主任医师常问实习医师的问题

● **目前考虑的诊断是什么？**

答：皮肌炎。

● **诊断为皮肌炎的依据是什么？鉴别诊断是什么？**

答：(1) 诊断依据

① 中老年女性，亚急性起病，逐渐进展。

② 主诉是颜面部紫红色皮疹、肌肉痛、肌无力伴吞咽困难。

③ 查体：全身肌肉压痛明显，上肢近端及远端肌力 3 级，下肢近端肌力 4 级、远端肌力 5 级。

(2) 需要与以下疾病鉴别

① 系统性红斑狼疮：该疾病皮损以颧颊部水肿性蝶形红斑为特征，常有多系统受累，且有特征性自身抗体，如抗 ds-DNA 和抗 Sm 抗体等。该患者皮疹特点与蝶形红斑不符，主要症状为肢体近端肌肉疼痛、无力并伴吞咽困难，可能性不大，可待检测自身抗体等结果后进一步排除。

② 吉兰-巴雷综合征：本病起病隐匿，常见对称分布的肢体远端及近端无力，自远端向近端发展，腱反射减弱或消失，可伴有感觉异常或感觉障碍。该患者腱反射正常，无感觉异常，可排除。

③ 药物性肌病：能够引起肌病症状的药物很多，常见的有他汀类降脂药、类固醇激素等，常有明确的用药史，停药后症状逐渐好转。该患者无明确用药史，故可排除。

④ 风湿性多肌痛：通常患者年龄在 40 岁以上，上肢近端发生弥漫性疼痛较下肢为多，伴全身乏力，无肌无力，血清肌酶正常，肌电图正常或轻度肌病性变化。该患者有明显的肌无力症状，故不考虑该疾病。

⑤ 肌营养不良症：为一组原发于肌肉的遗传性疾病，主要临床表现为缓慢进行的对称性骨骼、肌肉无力和萎缩。该组疾病一般发病年龄较早，有一定的遗传特点。该患者为老年女性，无类似家族遗传病史，不考虑该组疾病。

● **应做哪些检查？各有什么临床意义？**

答：常规实验室检查，血沉（ESR）、C 反应蛋白（CRP）等炎症指标，肌酶，自身抗体和补体，肌电图、下肢肌肉 MRI、肌肉活检，胸部 CT，肿瘤标志物和 PET-CT。

(1) 常规实验室检查 包括血常规、尿常规、粪常规、肝功能、肾功能、电解质等常规化验和心电图、B 超等常规检查，属于入院常规，可以明确疾病受累脏器，评估病情。

(2) ESR、CRP 等炎症指标 可以初步了解病因，区分炎症性疾病和非炎症性疾病。

(3) 肌酶 明确肌痛和肌无力原因是否为肌源性损害，并评估疾病进展。

(4) 自身抗体和补体 明确病因，并排除其他风湿性疾病。

(5) 肌电图、下肢肌肉 MRI、肌肉活检 进一步明确是否为肌源性损害，排除神经源性疾病。

(6) 胸部 CT 肺间质纤维化为炎症性肌病常见的器官损害及死亡原因，可以进一步明确有无肺部受累，及早治疗。

(7) 肿瘤标志物和 PET-CT 该疾病常伴发肿瘤，尤其是年龄大的患者更应注意排除肿瘤。

⊛ ［住院医师补充病历］

> 患者女性，因皮疹、肌痛、肌无力伴吞咽困难入院。入院后：血沉 51mm/H，肌酶：CK 189U/L、CK-MM 180U/L、CK-MB 9U/L；肌电图：异常针极肌电图，提示肌源性损害；左大腿 MRI：左侧大腿肌群、筋膜及股骨旁软组织异常信号。常规化验、CRP、肿瘤指标、自身抗体、补体、心电图、腹部超声、胸部平扫未见明显异常。

主任医师常问住院医师的问题

● **该患者目前的诊断和治疗原则是什么？**

答：根据临床症状、体征，结合实验室检查和影像学检查，目前诊断为皮肌炎。皮肌炎是一种异质性疾病，治疗上应该遵循个体化的原则，首选糖皮质激素治疗。

● **具体的治疗方案是什么？**

答：糖皮质激素的用量无统一标准，一般开始剂量为泼尼松 1～2mg/(kg·d) (60～100mg/d) 或等效剂量的其他糖皮质激素。常在 1～2 个月后症状开始改善，然后开始逐渐减量。激素的减量应遵循个体化原则，减药过快出现病情复发，则需重新加大剂量控制病情。

主任医师常问主治医师的问题

● **激素治疗无效的患者，应考虑哪些原因？**

答：首先应该考虑诊断是否正确，诊断正确应加用免疫抑制药治疗。另外还应考虑是否初始治疗时间过短或减药太快所致，是否出现了激素性肌病。

● **诊断正确但激素治疗无效，下一步应该采取什么治疗措施？**

答：甲氨蝶呤（MTX）是治疗皮肌炎最常用的二线药物，剂量为每周 7.5～20mg；常用的还有硫唑嘌呤（AZA），1～2mg/(kg·d)，但是起效较慢，通常用药 6 个月后才能判断是否有明显的治疗效果；对于 MTX 或 AZA 治疗无效的难治性患者，可用环孢素（CsA）治疗，常用剂量为 3～5mg/(kg·d)；对于伴有肺间质病变的患者，还可用环磷酰胺（CYC）治疗。复发或难治患者还可考虑加用免疫球蛋白注射治疗。

● **对于特发性炎症性肌病，目前还有没有其他的新疗法？**

答：目前有很多生物制剂用来治疗风湿病，近年来有不少用抗肿瘤坏死因子单抗、抗 B 细胞抗体或抗补体 C5 治疗难治性的特发性炎症性肌病可能有效，但大部分研究都是小样本或个案报告，确切的疗效有待于进一步的大样本研究。另外，有研究表明血浆置换治疗对特发性炎症性肌病治疗无明显效果，可能只有"生化的改善"，即短暂的肌酶下降，而对整体病程无明显的作用。

主任医师总结

（1）特发性炎症性肌病为一组异质性疾病，含有多种亚型，常见的有多发性肌炎、皮肌炎、肌炎合并恶性肿瘤、包涵体肌炎等。治疗效果与疾病类型有一定的关系。一般来说，与其他结缔组织病伴发的肌炎对治疗反应很好，较少复发。多发性肌炎和皮肌炎在病程中可有复发，皮肌炎总的治疗反应尚好，肌力可恢复，复发少；多发性肌炎对治疗反应较差，肌力常不易恢复。包涵体肌炎对治疗反应不好。该类疾病发现后应尽早治疗，越早效果越好，应制订个体化的治疗方案。

（2）糖皮质激素治疗该类疾病疗效可靠，因而为首选药。对于激素治疗 6 周以上而无效的患者，或初期有效，但以后不再改善的患者；或虽对激素治疗有效，但因副作用较大不能耐受的患者；以及激素减量易复发的患者，应考虑加用其他免疫抑制药，其中最常见的为 MTX 和 AZA。对于严重患者现在主张早期应用免疫抑制药与糖皮质激素联合治疗。这样可以增进疗效，减少复发，还能减少激素用量，从而减轻副作用。

（林　丽）

中年女性，双手雷诺现象 2 年，伴多关节疼痛、面部麻木感 1 年——系统性硬化症

◎ ［实习医师汇报病历］

> 患者女性，52 岁，因"双手雷诺现象 2 年，伴面部及双下肢麻木感 1 年"入院。患者 2 年前无明显诱因出现双手遇冷后皮肤发白、青紫，遇热后变红。1 年前逐渐出现颜面部、口唇麻木感，遇冷加重，伴口干，喝水不能缓解，伴面部表情僵硬；左腕关节、右肘关节及双膝关节反复疼痛。入院前外院查体见面部皮肤变薄，双手肿胀，皮肤弹性减低，紧绷，颜色呈暗紫色；血液检查示抗核抗体（ANA）阳性、抗 u1-RNP 抗体阳性、抗 SSA 抗体阳性。胸部 X 线片示双下肺纹理增多。入院初步诊断：雷诺现象原因待查。

？ 主任医师常问实习医师的问题

● **目前考虑的诊断是什么？**

答：系统性硬化症。

● **诊断为系统性硬化症的依据是什么？鉴别诊断是什么？**

答：（1）诊断依据

① 中年女性。

② 主诉是双手雷诺现象并伴有多关节疼痛、面部麻木感。

③ 外院血液检查提示 ANA 阳性、抗 u1-RNP 抗体阳性、抗 SSA 抗体阳性。

④ 胸部 X 线片示双下肺纹理增多。

⑤ 查体见面部皮肤变薄，双手肿胀，皮肤弹性减低，紧绷，颜色呈暗紫色。

（2）需要与以下疾病鉴别

① 混合性结缔组织病：可以出现雷诺现象、多关节疼痛、高滴度斑点型 ANA 抗体及抗 u1-RNP 抗体阳性，但综合临床表现又无法诊断某一明确的结缔组织病，方能诊断混合性结缔组织病。

② 系统性红斑狼疮：可以出现双手雷诺现象、多关节疼痛、ANA 抗体阳性、抗 u1-RNP 抗体阳性及抗 SSA 抗体阳性，但系统性红斑狼疮多有多系统受累症状，可累及血液系统、泌尿系统、神经系统、消化系统等，可合并有皮肤狼疮的表现。系统性红斑狼疮的自身抗体以抗 Sm 抗体、抗 dsDNA 抗体阳性多见。

③ 类风湿关节炎：可有双手雷诺现象、多关节疼痛的症状，但关节疼痛的症状多呈游走性、对称性发作，常伴有关节明显红肿、皮温升高、活动受限。血液检查常出现类风湿因子（RF）升高、抗环瓜氨酸肽（抗 CCP）抗体阳性，炎症指标（如 ESR、CRP）升高。典型的影像学表现可见关节间隙狭窄、关节面破坏及关节融合或脱位。

④ 骨关节炎：可有多关节疼痛，但通常不伴有 ANA 阳性、抗 u1-RNP 抗体阳性，典型的影像学表现为软骨下骨质硬化、软骨下囊性变及骨赘形成。

⑤ 肿瘤性疾病：部分肿瘤性疾病也可出现雷诺现象、多关节疼痛，可以通过肿瘤标志物、影像学检查等予以鉴别。

● 应做哪些检查？各有什么临床意义？

答：胸部 CT、心脏彩超、腹部超声、自身抗体谱、肿瘤标志物、24h 尿蛋白、泪膜破裂试验及角膜染色。必要时可行肾脏穿刺活检、唇腺活检，明确病情。

（1）胸部 CT　可以进一步明确是否合并有间质性肺炎，同时也为今后的疗效及病情变化提供重要依据。其优点是较胸部 X 线片更清楚地显示肺部受累情况。

（2）心脏彩超　明确患者心脏功能，排除是否合并有肺动脉高压的情况。与右心导管检查相比，其优势是属于无创性检查。

（3）腹部超声　腹部超声可以筛查是否有内脏受累的情况。

（4）自身抗体谱　进一步明确自身抗体谱表现，包括抗 ds-DNA

抗体、抗 Sm 抗体、抗中性粒细胞胞质抗体（ANCA）、抗心磷脂抗体（ACL）等。

（5）肿瘤标志物 可以通过标志物 CEA、CA19-9、CA125、AFP 等筛查罹患肿瘤的可能。

（6）24h 尿蛋白 可以协助明确患者肾脏受累情况。

（7）泪膜破裂试验及角膜染色 可以协助鉴别诊断患者是否合并干眼症。

（8）肾脏穿刺活检 观察肾脏受累的病理改变。

（9）唇腺活检 主要用于干燥综合征的诊断，观察淋巴细胞浸润的程度，若唇腺病理学检查示淋巴细胞灶≥1 个/4mm²（4mm² 组织内至少有 50 个淋巴细胞聚集），有助于诊断干燥综合征。

❀ ［住院医师补充病历］

　　患者女性，因雷诺现象伴多关节疼痛、颜面部麻木感入院。入院后胸部增强 CT（图 7-13）示两下肺间质性改变。自身抗体谱显示 ANA 抗体 1∶10000 阳性，抗 SSA 抗体阳性，抗 u1-RNP 抗体阳性，抗 Sm 抗体、抗 ds-DNA 抗体、ANCA 均阴性。血沉、CRP 升高，补体降低。24h 尿蛋白＞500mg。泪膜破裂试验左眼 3s，右眼 3s。肾脏活检病理学检查（图 7-14）示系膜增殖性肾小球肾炎伴硬化。唇腺活检病理学检查（图 7-15）示腺体、导管周围有淋巴细胞和浆细胞浸润，导管扩张，小叶数量减少。心脏彩超、腹部超声、肿瘤标志物检查均未见明显异常。

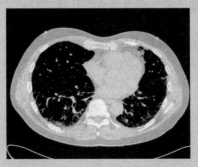

图 7-13 胸部 CT 片

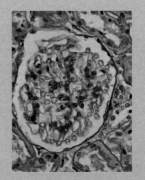

图 7-14　肾脏活检病理学检查

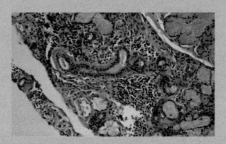

图 7-15　唇腺活检病理学检查

![] 主任医师常问住院医师的问题

● **该患者目前的诊断和治疗原则是什么?**

答:根据临床症状、体征,结合影像学检查和实验室检查及肾脏病理结果,目前诊断为系统性硬化症、继发性干燥综合征。继发性干燥综合征的诊断依据是患者有口干病史,抗 SSA 抗体阳性,唇腺活检可见淋巴细胞灶及泪膜破裂试验阳性,同时患者有系统性硬化症,因此继发性干燥综合征诊断成立。此患者疾病的治疗原则是阻止新的皮肤和脏器受累,改善已有症状,进行抗炎及免疫调节治疗,针对血管病变治疗及抗纤维化治疗。

● **具体的治疗方案是什么?**

答:患者有皮肤病变,属于早期(水肿期),且有雷诺现象、关节痛、继发干燥综合征、间质性肺病及肾脏受累，可考虑给予泼尼松 30～40mg/d 口服抗炎及免疫调节，硫唑嘌呤 100mg/d 口服免疫抑制，青霉胺 0.125g/d 口服抗纤维化，硝苯地平每次 20mg、每日 3 次口服减少雷诺现象的发生和严重程度。同时要注意教育患者正确认识本病，预防感染发生，四肢末端注意保暖，避免劳累、精神紧张。

 主任医师常问主治医师的问题

● **一线治疗失败，应如何选择二线治疗？**

答：可以考虑换用环磷酰胺控制病情，按照 0.5～1.0g/m² 体表面积，加入 0.9％氯化钠液 250ml 中静脉滴注，每 3～4 周 1 次。

● **如果患者出现肾脏危象，该如何处理？**

答：有些系统性硬化症患者在病程中可能会突发肾脏危象，发生率占 10％～25％，临床表现是突然发生的严重高血压、急进性肾功能衰竭和血浆肾素水平明显升高。如果不及时处理，患者常于数周内死于心力衰竭及尿毒症。

肾脏危象的处理原则就是控制血压，早期阻断肾素-血管紧张素的产生，加强肾脏保护。因此，系统性硬化症患者出现肾脏危象早期就要及时给予 ACEI 类药物控制病情，并持续用药，在血肌酐小于 265μmol/L（3mg/dl）的患者可以避免透析。若在用药治疗后患者血压仍无法控制，并且肾功能进行性下降，可采用血液或腹膜透析联合应用 ACEI 类药物治疗，控制病情。同时注意监测血压，维持生命体征稳定。

主任医师总结

虽然近几年系统性硬化症的治疗有了很大进展，但现有的循证医学证据的研究仍然很少，皮肤受累范围及程度、内脏器官受累的情况决定了它的预后。要以综合治疗为基础，同时兼顾个体化的原则。

（1）肺动脉高压是系统性硬化症患者常见的并发症，若出现这种情况，其治疗主要如下。

① 氧疗：对低氧血症患者应给予吸氧。

② 大剂量激素和免疫抑制药的使用，首选环磷酰胺。

③ 利尿药和强心剂：地高辛用于治疗收缩功能不全的充血性心力衰竭。此外，右心室明显扩张、基础心率大于 100 次/分、合并快速型

房颤等也是应用地高辛的指征。对于合并右心功能不全的肺动脉高压患者，初始治疗应给予利尿药，但应注意肺动脉高压患者有低钾倾向，补钾应积极且需要密切监测血钾。

④ 肺动脉血管扩张药：目前临床使用的血管扩张药有钙通道阻滞药、前列环素及其类似物、内皮素-1 受体拮抗药及 5 型磷酸二酯酶抑制药等。

（2）系统性硬化症的消化道受累很常见，质子泵抑制药对于胃食管反流病、食管溃疡和食管狭窄有效。胃平滑肌萎缩可以导致胃轻瘫和小肠运动减弱，促胃动力药物（如甲氧氯普胺片和多潘立酮）可用于治疗系统性硬化症相关的功能性消化道动力失调，如吞咽困难、胃食管反流病、饱腹感等。胃胀气和腹泻提示小肠细菌过度生长，治疗可以用抗生素，但需经常变换抗生素种类，以避免耐药。

（3）系统性硬化症的其他治疗包括如下几个方面。

① 维 A 酸类：维 A 酸类药物可以调节结缔组织代谢，表现出抗纤维化活性，改善系统性硬化症患者的临床表现。

② 静脉注射丙种球蛋白及血浆置换：静脉注射免疫球蛋白具有免疫调节和免疫替代的双重治疗作用，对于改善病情、抑制或降低自身抗体效价均有满意疗效。

③ 干细胞移植：国内外多项研究已经证实，人体造血干细胞移植通过破坏患者原有的异常免疫系统，重建正常的免疫系统治疗系统性硬化症，可以使传统免疫抑制药治疗无效的患者病情缓解。

④ 光疗：长波紫外线（UVA1，340～400nm）可以调节系统性硬化症受损的血管内皮细胞功能，降低真皮神经元特异性烯醇化酶的表达。补骨脂素长波紫外线疗法（PUVA）可以直接抑制胶原的合成或通过激活胶原酶的活性来降低胶原的数量。

⑤ 甲磺酸伊马替尼：这是一种小分子化合物，能阻断腺苷三磷酸根与活化的激酶位点结合，特异性抑制一些酪氨酸激酶。动物实验显示，甲磺酸伊马替尼能有效地阻止各种器官（如肾、肺、肝、皮肤等）纤维化的发展。但是它有许多不良反应，包括充血性心力衰竭、水肿、肌痉挛、腹泻、贫血、中性粒细胞减少及血小板减少等。

（4）目前系统性硬化症治疗的研究新进展主要是生物制剂在系统性硬化症治疗中的应用。利妥昔单抗是人 CD20 单克隆抗体，主要用于 B 细胞淋巴瘤的治疗。近年来已在多种自身免疫性疾病的治疗中取得了令人鼓舞的结果。目前已有 3 项小样本研究显示，利妥昔单抗可以改善系统性硬化症患者的皮肤纤维化，并伴随组织胶原沉积减少、血清生物标志物水平下降。其中一项研究观察到肺功能的改善，但其他两项研究未发现利妥昔单抗对内脏的保护作用，仍需大样本研究以获得更确切的结果。

（吴 歆）

中年男性，反复发作性右侧第一跖趾关节红、肿、热、痛伴活动受限 4 年，再发 1 天——痛风

⊛ ［实习医师汇报病历］

> 患者男性，52 岁，因"反复发作性右侧第一跖趾关节红、肿、热、痛伴活动受限 4 年，再发 1 天"入院。发病前有饱餐、饮酒史。入院查体，体温 38.2℃，右侧第一跖趾关节红、肿、热，有明显压痛，活动受限。既往有痛风病史 4 年，未正规治疗，未饮食控制。高脂血症病史 5 年。入院诊断：痛风。

主任医师常问实习医师的问题

● **目前考虑的诊断是什么？**

答：痛风（急性发作）。

● **诊断为痛风的依据是什么？鉴别诊断是什么？**

答：（1）诊断依据

① 中年男性。

② 主诉是反复发作性右侧第一跖趾关节红、肿、热、痛伴活动受限。

③ 此次发作前饱餐、饮酒。

④ 查体：右侧第一跖趾关节红、肿、热，有明显压痛，活动受限。

⑤ 有痛风病史 4 年，未正规治疗，未饮食控制。

（2）需要与以下疾病鉴别

① 创伤性关节炎：与创伤有关。

② 化脓性关节炎：受累关节多为下肢大关节，不对称，局部红、肿、热、痛，有全身中毒症状，血尿酸不高。

③ 结核性关节炎：常有结核病史，症状不如痛风性关节炎急骤，

结核菌素试验阳性。

④ 类风湿关节炎：多呈对称性，RF 阳性，ESR 增快。

⑤ 丹毒：具有毛细淋巴管炎及全身症状。

⑥ 假性痛风性关节炎（焦磷酸盐或炭灰石结晶）：老年性，膝关节等发作性炎症，关节 X 线片有软骨钙化表现。

● **应做哪些检查？各有什么临床意义？**

答：血尿酸、尿尿酸、滑液检查、关节 X 线片、双能 CT（DECT）检查。

（1）血尿酸和尿尿酸 对判断高尿酸血症有重要意义。

（2）滑液检查 在光学及偏振光显微镜下可见有诊断特征性的尿酸钠盐结晶被吞噬到白细胞内或游离状、针状双折光现象。

（3）关节 X 线片 在早期急性关节炎时仅有软组织肿胀，关节间隙狭窄，逐渐软骨下骨及骨髓内可出现痛风石沉积，骨质疏松，以致骨质呈凿孔样损害。

（4）双能 CT（DECT）检查 可发现尿酸晶体在关节及软组织内沉积，灵敏度高于常规 CT。

✿ ［住院医师补充病历］

患者男性，有痛风病史 4 年，未正规治疗，此次发病前一天饱餐、饮酒，后夜间出现第一跖趾关节红、肿、热、痛，伴发热。入院查血常规提示白细胞 $1.1 \times 10^9/L$，血尿酸 $483\mu mol/L$，血沉 $31mm/h$。右足 X 线片（图 7-16）示右侧第一跖趾关节旁团块状阴影。右足双能 CT（图 7-17）示右侧第一跖趾关节旁团块状尿酸晶体沉积。关节超声（图 7-18）示右足第一跖趾关节内滑膜增生、晶体沉积。

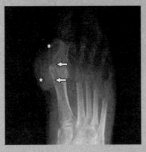 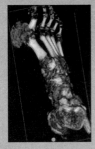

图 7-16 右足 X 线片　　图 7-17 右足双能 CT

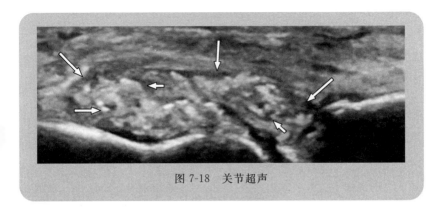

图 7-18　关节超声

 主任医师常问住院医师的问题

● **该患者目前的诊断和治疗原则是什么?**

答：结合该患者的临床表现、病史特点、体征和血尿酸等实验室检查及影像学检查（右足 X 线片、双能 CT 和关节超声均提示右侧第一跖趾关节晶体沉积），目前诊断为痛风（急性发作）。痛风的治疗原则是急性期以抗炎镇痛、对症支持为主，间歇期及慢性期以促进尿酸排泄、减少尿酸生成为主。

● **具体的治疗方案是什么?**

答：（1）秋水仙碱　0.5～1.0mg，每 2h 1 次，至有恶心、腹泻停药，24h 总剂量不应超过 6mg，但应注意不良反应，同时加用非甾体消炎药，可减少秋水仙碱用量。

（2）非甾体消炎药　双氯芬酸（扶他林）、塞来昔布（西乐葆）、美洛昔康（莫比可）等，同时可用扶他林乳剂外用。

（3）激素　倍他米松（得宝松）、甲泼尼龙、地塞米松、泼尼松等。

 主任医师常问主治医师的问题

● **痛风急性期与间歇期、慢性期治疗上有何不同?**

答：（1）一般治疗　低嘌呤饮食，少食动物内脏，忌暴饮暴食，忌酗酒。每日饮水＞2000ml，并服用碱性药物，有利于尿酸溶解。防止肥胖。

（2）急性期药物治疗

① 秋水仙碱：0.5～1.0mg，每2h1次，至有恶心、腹泻停药，24h总剂量不应超过6mg，但应注意不良反应，同时加用非甾体类消炎药，可减少秋水仙碱用量。

② 非甾体类消炎药：扶他林、西乐葆、莫比可等，同时可用扶他林乳剂外用。

③ 激素：倍他米松（得宝松）、甲泼尼龙、地塞米松、泼尼松等。

（3）间歇期及慢性期用药

① 抑制尿酸生成：别嘌醇100mg，每日3次。

② 促进尿酸排泄：苯溴马隆25mg/d逐渐增加至100mg/d；别嘌醇（通益风宁）可根据病情每日服用1～2片；非布司他40～80mg，每日1次。

● **在间歇期及慢性期药物选择需注意什么？**

答：全面评估患者的肝肾功能，若有肾功能不全，则选择抑制尿酸生成药物。并定期检测患者尿酸水平及肝、肾功能，及时调整用药，积极对症处理。

主任医师总结

（1）根据患者临床表现、既往病史、各项实验室检查及影像学检查，痛风（急性发作）诊断明确。

（2）痛风的急性期及慢性期治疗有别。急性期以抗炎镇痛、对症支持为主，间歇期及慢性期以促进尿酸排泄、减少尿酸生成为主。急性期，抗炎镇痛、缓解症状治疗的同时全面评估患者肝肾功能情况，是否存在肝肾功能不全，这对间歇期及慢性期治疗有提示作用。如有肾功能不全，则在一般治疗的基础上，应以减少尿酸排泄为主。由于药物的副作用，需定期复查患者的血尿酸、肝、肾功能情况，及时调整用药。目前新上市的非布司他可以降低高尿酸血症痛风患者血液中的尿酸水平，对中重度肝肾功能不全患者无需调整剂量。

（陈 凌）

参 考 文 献

[1] 蒋明，DAVID YU，林孝义等. 中华风湿病学 [M]. 北京：华夏出版社，2004，1091-1105.

[2] （美）菲尔斯坦，栗占国，唐福林. 凯利风湿病学 [M]. 北京：北京大学医学出版社，2011，1120-1142.

［3］ 唐福林，冷晓梅. 风湿免疫科医师效率手册［M］. 北京：中国协和医科大学出版社，2010，122-125.

［4］ 于孟学. 风湿科主治医生 1053 问［M］. 北京：中国协和医科大学出版社，2010，199-207.

［5］ 中华医学会风湿病学分会，林懋贤. 多发性肌炎和皮肌炎诊疗指南（草案）［J］. 2004，8（5）：317-319.

［6］ Subcommittee for Scleroderma Criteria of The American Rheumatism Association Diagnostic and Therapeutic Criteria Committee. Preliminary criteria for the classification of systemic sclerosis（scleroderma）［J］. Arthritis Rheum，1980，23（5）：581-590.

［7］ Rose S，Young MA，Reynolds JC. Gastrointestinal manifestations of scleroderma［J］. Gastroenterol Clin North Am，1998，27（3）：563-594.

［8］ Rubin LJ，Badesch DB，Barst RJ，et al. Bosentan therapy for pulmonary arterial hypertension［J］. N Engl J Med，2002，346（12）：896-903.

［9］ DeMarco PJ，Weisman MH，Seibold JR，et al. Predictors and outcomes of scleroderma renal crisis. The high-dose versus low-dose D-penicillamine in early diffuse system sclerosis trial［J］. Arthritis Rheum，2002，46（11）：2983-2989.

［10］ McSweeney PA，Nash RA，Sullivan KM，et al. High-dose immunosuppressive therapy for severe systemic sclerosis. Initial outcomes［J］. Blood，2002，100（5）：1602-1610.